编委会名单

名誉主编 黄荷凤 谢 幸 林 俊

主　　编 徐 键

副 主 编 丁志明 贺 晶 万小云 上官雪军

编　　委 (以姓氏笔画为序)

丁志明 上官雪军 万小云 毛愉燕 王正平
王鑫炎 韦浪花 龙景培 吕卫国 孙 革
许 泓 何赛男 吴明远 张信美 杨小福
陆秀娥 陈丹青 陈亚侠 陈益定 周坚红
林 俊 金杭美 胡文胜 胡东晓 贺 晶
徐开红 徐建云 徐 键 高惠娟 梁峰冰
黄丽丽 黄秀峰 黄荷凤 程晓东 程 蓓
谢 幸 韩秀君 缪敏芳 潘永苗

CLINICAL GUIDELINES IN OBSTETRICS AND GYNECOLOGY

妇产科常见疾病诊治指南（上篇）

名誉主编 黄荷凤 谢 幸 林 俊
主　　编 徐 键
副 主 编 丁志明 贺 晶
万小云 上官雪军

ZHEJIANG UNIVERSITY PRESS
浙江大学出版社

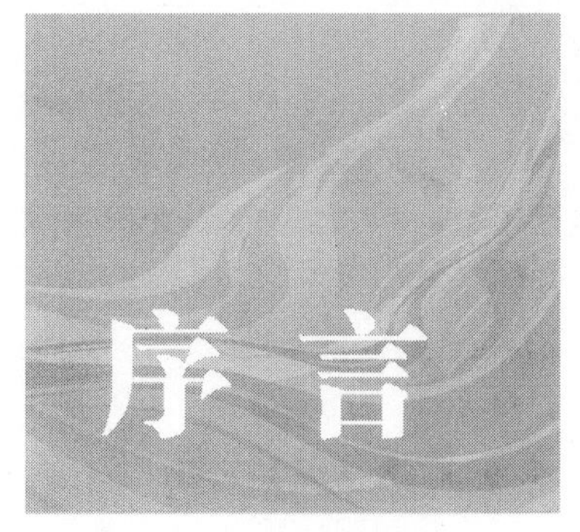

序言

《妇产科常见疾病诊治指南(上篇)》经过两年的辛勤写作终于问世了,这是一部凝结着"妇院人"心血和汗水、闪现着集体智慧和光芒的临床实用手册。

现代医学迅速发展,妇产科学也取得了长足进步,对妇产科疾病的诊断和治疗也由过去由临床医生的个人经验决定向基于专业共识的循证指南指导下进行转变。诊治指南集中了新近最佳临床科学研究和专家意见,制订出对某一疾病的诊疗常规,对这一疾病的诊断和不同治疗手段的有效性提供适宜的推荐意见,供各级医师参考。诊治指南体现了多数人的共识,有经过正确评价的科学证据的支持,它通过降低临床实践的不一致性,从而成为降低医疗费用、减少住院时间和提高医疗质量的有用工具。

《妇产科常见疾病诊治指南(上篇)》在期盼声中顺利结集成册,希望对提升临床工作能力有所裨益,当然,任何指南都不是固定不变的,本书内容与编排也难免有不妥之处,殷切希望使用本指南的妇产科同道们提出,以便不断总结、修改和完善,使它们与时俱进,充满活力,真正起到指导作用。

2010年春于杭州

目 录

第一篇 产 科

第一章 妊娠期高血压疾病

一、概 述 …… 3
二、诊断标准 …… 3
三、入院检查项目 …… 4
四、治 疗 …… 4

第二章 妊娠期糖尿病

一、概 述 …… 11
二、临床特征 …… 11
三、辅助检查 …… 12
四、诊 断 …… 12
附录 75g 糖耐量试验(NDDG 法) …… 13
五、治 疗 …… 14

第三章 妊娠期肝内胆汁淤积症

一、概 述 …… 19
二、临床特征 …… 19
三、辅助检查——实验室检查 …… 19
四、诊 断 …… 20
五、处 理 …… 20

第四章 胎盘早剥

一、概 述 …… 23
二、类型及临床特征 …… 23
三、辅助检查 …… 24
四、诊 断 …… 24
五、鉴别诊断 …… 25

六、治疗原则 …… 25
七、预　防 …… 27
八、重点推荐 …… 27

第五章 羊水栓塞

一、概　述 …… 29
二、临床表现 …… 29
三、诊　断 …… 30
四、治　疗 …… 31

第六章 乙肝母婴阻断

一、乙肝的母婴传播途径 …… 34
二、乙肝母婴阻断措施 …… 35

第七章 早　产

一、概　述 …… 38
二、临床特征 …… 38
三、辅助检查 …… 39
四、诊　断 …… 39
五、治　疗 …… 39
附录1 早产的危险因素 …… 42
附录2 抑制宫缩具体方案 …… 42
附录3 常见早产感染性因素治疗方法 …… 44

第八章 产后出血

一、概　述 …… 46
二、诊　断 …… 49
三、辅助检查 …… 49
四、PPH 的预防 …… 50
五、PPH 的处理 …… 50
六、难治性 PPH …… 52
七、子宫切除后大出血 …… 53

第二篇 妇　科

第一章 异位妊娠(输卵管妊娠)

一、概　述 …… 59
二、临床特征 …… 59
三、辅助检查 …… 60
四、诊断步骤 …… 62
五、治　疗 …… 63

第二章　子宫肌瘤

一、概　述 …… 68
二、临床特征 …… 68
三、辅助检查 …… 69
四、诊　断 …… 69
五、治　疗 …… 70
六、预后与随访 …… 73

第三章　盆腔子宫内膜异位症

一、概　述 …… 75
二、临床特征 …… 75
三、辅助检查 …… 76
四、诊　断 …… 76
五、治　疗 …… 78
六、预后及随访 …… 82

第四章　宫颈癌

一、概　述 …… 84
二、临床特征 …… 84
三、辅助检查 …… 85
四、分　期 …… 87
五、病理分型 …… 88
六、治　疗 …… 89
七、随　访 …… 91
八、复发的处理 …… 91

第五章　卵巢肿瘤

第一节　总　论 …… 93
一、概　述 …… 93
二、临床特征 …… 93
三、辅助检查 …… 94
四、诊　断 …… 95
五、治　疗 …… 96
六、预后与随访 …… 97
第二节　卵巢上皮性癌的处理 …… 98
一、早期卵巢上皮性癌的处理 …… 98
二、晚期卵巢上皮性癌的治疗 …… 98
第三节　卵巢恶性生殖细胞肿瘤 …… 99
一、病理分类 …… 99
二、治　疗 …… 99

第四节　卵巢性索间质肿瘤 ……… 100
一、诊　断 ……… 100
二、处理原则 ……… 101
第五节　卵巢交界性肿瘤 ……… 102

第六章　子宫内膜癌

一、概　述 ……… 104
二、临床特征 ……… 104
三、辅助检查 ……… 105
四、诊　断 ……… 105
五、常规治疗 ……… 106
六、非常规治疗 ……… 109
七、子宫内膜癌术后治疗的选择 ……… 110
八、复发性子宫内膜癌的处理 ……… 111
九、特殊情况下子宫内膜癌的处理 ……… 112
十、随　访 ……… 113

第七章　妊娠滋养细胞疾病

第一节　葡萄胎 ……… 115
一、概　述 ……… 115
二、临床表现 ……… 115
三、诊　断 ……… 116
四、治疗原则及方案 ……… 117
第二节　妊娠滋养细胞肿瘤 ……… 118
一、概　述 ……… 118
二、临床表现 ……… 119
三、诊　断 ……… 119
四、治疗前评估 ……… 120
五、治疗原则及方案 ……… 122
第三节　胎盘部位滋养细胞肿瘤 ……… 125
一、概　述 ……… 125
二、临床表现 ……… 125
三、诊断要点 ……… 125
四、治疗方案及原则 ……… 125
第四节　滋养细胞肿瘤的化疗方案 ……… 126
一、单一药物化疗方案 ……… 126
二、联合化疗方案 ……… 127

第八章　盆腔器官脱垂

一、概　述 ……… 130
二、临床特征 ……… 130

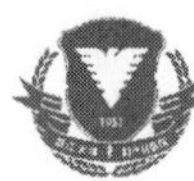

三、辅助检查 …… 131
四、诊 断 …… 131
五、治 疗 …… 133
六、预后与随访 …… 135

第三篇 生 殖

第一章 多囊卵巢综合征

一、概 述 …… 141
二、临床特征 …… 141
三、辅助检查 …… 141
四、诊 断 …… 142
五、治 疗 …… 143
六、预后与随访 …… 147

第二章 输卵管性不孕

一、概 述 …… 149
二、临床特征 …… 149
三、辅助检查和诊断 …… 149
四、治 疗 …… 151

第四篇 计 生

第一章 人工流产不全

一、概 述 …… 157
二、临床特征 …… 157
三、诊断要点 …… 158
四、治疗原则和方案 …… 158
五、术后随访 …… 160
六、预 防 …… 160

第二章 药物流产异常出血

一、概 述 …… 161
二、药物流产异常出血的原因 …… 161
三、临床特征 …… 162
四、辅助检查 …… 162
五、诊 断 …… 162
六、治 疗 …… 163
七、预后与随访 …… 163

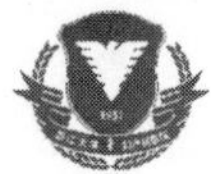

第五篇 新生儿科

第一章 新生儿低血糖

一、概　述 …… 167
二、临床特征 …… 167
三、辅助检查 …… 167
四、诊　断 …… 167
五、治　疗 …… 168

第二章 新生儿呼吸窘迫综合征

一、概　述 …… 170
二、临床特征 …… 170
三、辅助检查 …… 171
四、诊　断 …… 171
五、治　疗 …… 171

第三章 早产儿慢性肺疾病

一、概　述 …… 175
二、临床特征 …… 175
三、辅助检查 …… 175
四、诊断标准 …… 175
五、治　疗 …… 176
六、预后与随访 …… 177

第六篇 外　科

乳腺癌

一、概　述 …… 181
二、临床特征 …… 181
三、辅助检查 …… 182
四、诊　断 …… 184
五、治　疗 …… 184
六、乳腺癌的监测与随访 …… 193
附录 1 美国癌症联合委员会(AJCC)乳腺癌 TNM 分期(第六版,2003 年) …… 195
附录 2 乳腺癌组织学分类与分级 …… 198
附录 3 实体肿瘤的疗效评价标准(Response Evaluation Criteria in Solid Tumors,RECIST) …… 200
附录 4 绝经的定义 …… 202

第一篇

产　　科

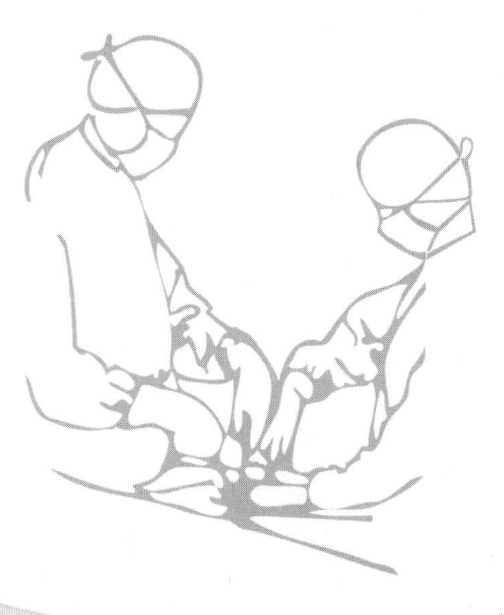

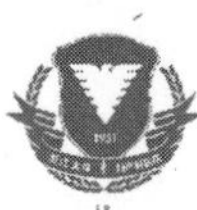

第一章

妊娠期高血压疾病

一、概 述

妊娠期高血压疾病(hypertensive disorder complicating pregnancy)是妊娠期特有的疾病,是孕产妇和围生儿病死的主要原因。子痫前期-子痫(pre-eclampsia-eclampsia,PE-E)是妊娠期特有的严重并发症,常常累及心、脑、肝、肾和胎盘等重要器官,引起终末靶器官损害。尤其是早发型重度子痫前期(early onset of severe pre-eclampsia),存在着最为尖锐的母胎之间的利益冲突,目前唯一有效的治疗方法是终止妊娠,但过早终止妊娠因胎儿不成熟,使新生儿并发症和死亡率大大增加,且再次妊娠再发生的概率更高,围生儿结局依然不良。相反,过多延长孕周将导致母亲严重并发症,使临床处理处于两难境地。所以加强监测疾病发展及并发症的发生,制定正确的临床策略显得尤为重要,努力在保证母亲安全的同时获得健康存活的婴儿。

二、诊断标准

(一) 妊娠期高血压(gestational hypertension)

血压≥140/90mmHg(1mmHg=0.133kPa),妊娠期首次出现,并于产后12周恢复正常;尿蛋白(—);患者可伴有上腹部不适或血小板减少,产后方可确诊。

(二) 子痫前期(pre-eclampsia)

(1) 轻度:血压≥140/90mmHg,尿蛋白≥300mg/24h或(+)和(或)水肿,可伴有上腹部疼痛、头痛等症状。

(2) 重度:血压≥160/110mmHg,尿蛋白≥2.0g/24h或(++);血肌酐>106μmol/L;血小板<100×10^9/L;微血管病性溶血(血LDH升高);血清ALT或AST升高;持续性头痛或其他脑神经或视觉障碍;持续上腹部不适。

(三) 子痫(eclampsia)

子痫前期孕妇抽搐不能用其他原因解释。

（四）慢性高血压并发子痫前期(pre-eclampsia superimposed upon chronic hypertension)

高血压孕妇妊娠20周以前无尿蛋白，若出现尿蛋白≥300mg/24h；高血压孕妇孕20周前突然尿蛋白增加，血压进一步升高或血小板＜100×10^9/L。

（五）妊娠合并慢性高血压(chronic hypertension)

血压≥140/90mmHg，孕前或孕20周以前或孕20周后首次诊断高血压并持续到产后12周后。

临床应高度警惕以下临床症状和体征(level C)：

（1）收缩压≥160～180mmHg，或舒张压≥110mmHg。

（2）24h尿蛋白＞5g。

（3）血清肌酐升高。

（4）少尿，24h尿＜500mL。

（5）肺水肿。

（6）微血管性溶血。

（7）血小板减少。

（8）肝细胞功能障碍（血清转氨酶——AST、ALT升高）。

（9）胎儿生长受限或羊水过少。

（10）症状提示显著的末梢器官受累（头痛、视觉障碍、上腹部或右上腹部痛）。

三、入院检查项目

（一）针对高血压的检查

眼底检查、血压、脉搏监护、24h动态血压。

（二）针对器官受损的检查

血常规、血型、DIC、肝肾功能（包括乳酸脱氢酶和尿酸）、电解质、血黏度、血胆酸、血气分析、肝炎抗体全套、STD、24h尿蛋白定量。

（三）胎儿的检查

NST、胎儿心电图、胎儿脐动脉血流S/D、B超等。

四、治　疗

（一）治疗目的和原则

争取母体可完全恢复健康，胎儿出生后可存活，以对母儿影响最小的分娩方式终止妊

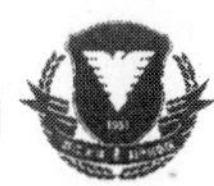

娠。降低孕产妇及围产儿病率、死亡率及严重后遗症。

（二）治疗方法

镇静、解痉、降压、适时终止妊娠，有指征者扩容和利尿；监测及促进胎儿生长发育。

1. 一般治疗

（1）休息。

（2）左侧卧位。

（3）平衡膳食，补充铁、钙及多种维生素，控制钠的过度摄入。

（4）间歇吸氧。

（5）自数胎动。

2. 镇静

用于紧张、焦虑、入睡困难、子痫或临床表现即将发生抽搐者。镇静剂兼有镇静及抗惊厥作用。

（1）地西泮（安定）：10mg 肌内注射或静脉注射（必须在 2min 以上），必要时间隔 15min 后可重复一次。

（2）冬眠合剂：适用于一般镇静药物无效者。

① 度非合剂半量：哌替啶（度冷丁）50mg＋异丙嗪（非那根）25mg im，间隔 12h 可重复，6h 内分娩者禁用。

② 冬眠合剂 1 号（氯丙嗪、异丙嗪各 50mg，哌替啶 100mg）加入 10％GS 500mL ivgtt；紧急时 1/3～1/2 量肌内注射或加入 50％GS 20mL 静脉注射（＞5min），余静脉滴注。

③ 其他：阿米妥钠：适用于已发生抽搐，用硫酸镁未能控制者。0.2～0.5g＋50％GS 20mL iv 5～10min 推完。注意呼吸抑制。

（3）吗啡：子痫抽搐时皮下注射 10～15mg 可较快见效。注意呼吸抑制、排尿量、颅内压。多用于剖宫产后止痛，防止产后子痫。

（4）苯巴比妥：0.03～0.06g tid 催眠作用较长。注意呼吸抑制。

3. 解痉

用于子痫及重度子痫前期患者解除血管痉挛，预防抽搐已很明确。用于妊娠期高血压及轻度子痫前期预防抽搐存在争议。硫酸镁常作为首选药，抗胆碱药物、硫酸舒喘灵不常规使用。

（1）根据病情选择下述任一方案。

方案Ⅰ：硫酸镁 15g 溶于 1000mL 液体静脉滴注，1.0～2.0g/h（根据体重及用药反应调整用量），停止滴注 6h 后，肌内注射硫酸镁 5g。

方案Ⅱ：硫酸镁 5g 肌内注射＋方案Ⅰ。

方案Ⅲ：硫酸镁 2.5～5.0g 缓慢静脉注射＋方案Ⅰ。

方案Ⅳ：硫酸镁 2.5～5.0g 缓慢静脉注射，5g 肌内注射＋方案Ⅰ。

24h 硫酸镁总量 25～30g。用药前及用药过程中监测：膝反射、呼吸（≥16 次/min）、尿量（≥25mL/h）。一旦出现中毒反应：10％葡萄糖酸钙针 10mL iv st。

（2）抗胆碱药物：山莨菪碱（654－2）：10～20mg 日服 3 次，或 10mg 肌内注射，每日 2 次，也可用 10～20mg 溶于 5％葡萄糖液 500mL 中静脉滴注，根据血压、心率调整滴速；青光眼患者忌用。

(3) 硫酸舒喘灵(β受体兴奋剂)：2.4～4.8mg q6h 或 q8h。注意心率增加，达 110 次/min 以上，注意胎心率。

4. 降血压

以不影响心排出量、肾血流量与胎盘灌注量为原则。适用于重度子痫前期血压≥160/100～110mmHg，凡舒张压≥110mmHg 者当予以静脉滴注。血压宜控制在 140～150/90～100mmHg。孕期禁用血管紧张素转换酶(ACE)抑制剂、血管紧张素Ⅱ受体拮抗剂。

(1) 钙离子通道阻滞剂：

① 短效心痛定(硝苯地平)：主要扩张外周血管。10mg 口服 q8h。不主张舌下含化，24h 总量在 60mg 以内。

② 长效心痛定：20mg 口服 q12h。

③ 苯磺酸左旋氨氯地平片(施慧达)：2.5mg qd。

④ 尼莫地平(尼莫通)：40mg 日服 3 次，24h 最大用量为 240mg。选择性扩张脑血管。

(2) 肾上腺素能受体阻滞剂：降低血压但不影响肾及胎盘血流量、对抗血小板凝集、促胎肺成熟。

① 拉贝洛尔(柳氨苄心定)(α、β受体阻滞剂)：100mg，日服 2 次。

② 倍他乐克(β受体阻滞剂)：口服 12.5mg q8h 或 25mg q12h。

③ 利喜定针(乌拉地尔)(α受体阻滞剂)：50mg＋0.9％NS 40mL/iv，先推 5mL，以后 3mL/h，根据血压调整。

④ 酚妥拉明(立其丁)(α受体阻滞剂)：50mg 日服 4 次，逐渐增加剂量达 75～100mg。若日服 4 次仍无效，应停用或 10～20mg 溶于 5％葡萄糖液 250mL 中静脉滴注，严密监测血压变化，血容量不足时应纠正后使用。

(3) 血管运动中枢的α受体兴奋剂：甲基多巴：250mg 口服 tid。

(4) 其他：

① 硝酸甘油：0.5mg/次，舌下含化；伴有心功能不良时 10mg＋0.9％NS 49mL/iv 3mL/h，根据血压调整。青光眼及颅内压增高者禁用。

② 硝普钠：50mg 加入 5％葡萄糖液 500mL 中，静脉滴注，从 6 滴/min 开始，严密监测血压，每 5min 增加 2 滴，至出现效果后维持，24h 总量不超过 100mg。产前不提倡，注意配制后即刻使用，滴注时要避光。仅适用于快速、短期降压。产后可应用。

③ 卡托普利(开搏通)(ACE 抑制剂)：12.5～25mg 口服 bid。产后可应用。

5. 扩容

适用于：红细胞压积＞0.35；尿少且尿比重＞1.020；血容量不足。

有以下情况者应禁用：心率＞100 次/min；肺水肿、心功能衰竭；肾功能不全。

(1) 低分子右旋糖酐 500mL 加 5％葡萄糖液 500mL，为 1 个扩容单位。

(2) 静脉应用胶体溶液：白蛋白、血浆、全血。适用于贫血、低蛋白血症者。

6. 利尿

适用于：肺水肿；全身性浮肿者；血容量过高，重度贫血者；24h 出量明显少于进量者；心力衰竭。

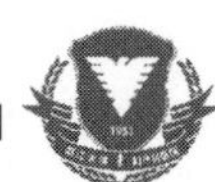

(1) 呋塞米(速尿):20～40mg 肌内注射或溶于5%葡萄糖液20～40mL 中缓慢静脉注射(5min以上),必要时可用200mg加入5%葡萄糖500mL静脉滴注。适用于肺水肿、心功能衰竭者。

(2) 甘露醇:20%甘露醇250mL,静脉滴注,30min滴完,每4～6h可以重复。仅适用于脑水肿,注意并限于无心力衰竭者方可使用。

7. 病情监测与疗效评估

根据血压、症状、体征及实验室检查判定疗效及病情。

(1) 血压监测规定:用合适的袖带测血压,每4h一次(除夜间高血压外,入夜到晨起不必测)。

(2) 血液及脏器功能:病情稳定者可每周检测1次,病情不稳定者1～3d检测一次,甚至1d检测数次。根据可能受损器官,选择下列项目。

① 血液:常规、网织红细胞、出凝血时间、纤维蛋白原、凝血酶原时间及活动度、抗凝血酶Ⅲ、外周血涂片有无异常红细胞。

② 肾脏:尿常规、24h尿蛋白定量、尿量、尿酸、肌肝、尿素氮。

③ 心脏:心电图、超声心动图。

④ 肝脏:转氨酶、乳酸脱氢酶、白/球蛋白、胆红素等,B型超声波。

⑤ 脑:脑电图、脑血流图、脑计算机断层扫描。

⑥ 眼底:行眼底检查。

⑦ 其他:血气分析,必要时行肺功能检查。

(3) 胎儿宫内状况检测

① 妊娠图。

② 胎动监测。

③ 电子胎心监护:发病即做,间隔时间酌情而定。

④ 胎盘功能监测:雌激素/肌酐(E/C)比值,雌三醇(E_3),胎盘催乳素,妊娠特异性β_1糖蛋白。

⑤ 胎肺成熟度。

⑥ B超:检查羊水量、胎儿生长发育、胎盘成熟度、胎盘后血肿、脐血流及胎儿大脑中动脉血流频谱、生物物理5项评分等。

8. 终止妊娠

终止妊娠是彻底治疗子痫前期的手段。

(1) 终止妊娠的时间

① 妊娠期高血压:不超过预产期。

② 轻度子痫前期:妊娠37周左右。

③ 重度子痫前期:妊娠34周左右,有条件者还可适当提早。病情重,出现母、胎并发症,控制病情后及时终止妊娠(注意促胎肺成熟)。

④ 极危重子痫前期,出现下列症状之一者考虑终止妊娠:

a. 24h尿蛋白>5g。

b. 血清肌酐升高。

c. 少尿，24h 尿＜500mL。

d. 肺水肿。

e. 微血管病性溶血。

f. 血小板进行性减少。

g. 肝细胞功能障碍(血清转氨酶 AST、ALT 升高)。

h. 胎儿生长受限或羊水过少。

i. 症状提示显著的末梢器官受累(头痛、视觉障碍、上腹部或右上腹部痛)。

j. 子痫控制后 2h 终止妊娠。

(2) 分娩方式

① 阴道分娩：病情稳定，宫颈成熟估计引产能够成功或已临产，又不存在产科指征者可以阴道分娩。产程中严密监测母胎情况，继续控制病情，缩短第二产程，第三产程注意预防产后出血，24h 内预防子痫及产后循环衰竭。

② 剖宫产：病情重、不具备阴道分娩条件者，宜行剖宫产术。

剖宫产指征：

a. 凡病情严重，特别是平均动脉压≥140mmHg 者。

b. 重症患者而子宫颈条件不成熟，不能在短期内经阴道分娩者。

c. 人工破膜引产失败者。

d. 胎儿、胎盘功能明显低下或 B 超检查生物物理指标评分在 6 分以下者。

e. 子痫反复发作，给足量的解痉、降压、镇静剂仍不能控制者。

f. 初产妇子痫前期心脏病、肺水肿、心衰控制后，也以剖宫产较妥。

剖宫产注意事项：

a. 以持续硬膜外麻醉为安全，注意体位及麻醉平面，以防子宫胎盘血流量降低。

b. 术后 24h 内可继续用硫酸镁静脉滴注，对防止产后子痫有利。

c. 术后 24h 内哌替啶(度冷丁)50mg q6h，防止伤口疼痛。应用催产素，在应用硫酸镁的情况下加强宫缩。

d. 患者处于高凝状态，宫口未开行剖宫产者产后注意宫腔积血。

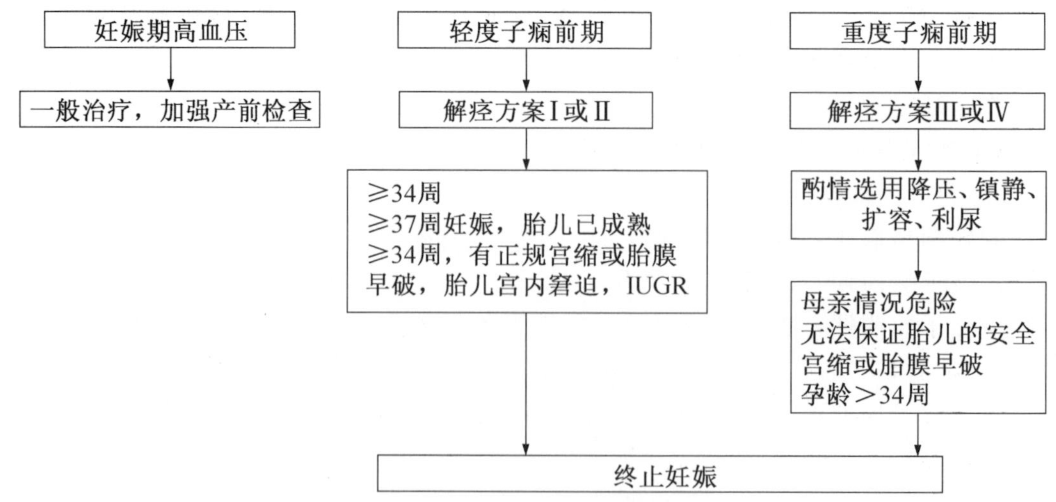

图 1-1-1 临床处理方案与途径

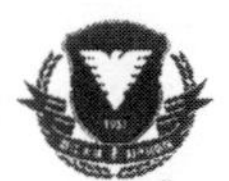

9. 子痫的治疗

根据子痫的病理生理变化基础而应用多种药物治疗，对于控制抽搐和防止并发症有益。

给药方法：

(1) 地西泮 10mg，静脉缓注。

(2) 硫酸镁 2.5g 加 10%葡萄糖液 20mL，静脉缓注，继用硫酸镁 7.5～15g 加 5%～10%葡萄糖液 500～1000mL，静脉滴注（一般均用 1.5g/h）。

(3) 盐酸乌拉地尔注射液（利喜定）或硝酸甘油静推，根据血压调整。

(4) 为降低颅内压，需要甘露醇 250mL，快速静脉滴注。

(5) 如患者仍有烦躁，可加用度非合剂半量或冬眠合剂 1/3 量，肌内注射。

(6) 同时用去乙酰毛花苷（西地兰）改善心功能。

(7) 应用广谱抗生素，预防吸入性肺炎。

(8) 呋塞米 20～40mg，静脉推注，有利防治肺水肿。

(9) 抽搐控制后，再根据具体情况，决定终止妊娠的方式。

10. 特殊类型妊娠高血压疾病

(1) 早发型重度子痫前期

诊断标准：<34 周的重度子痫前期。

临床特点：发病早，病情重，严重影响母儿预后，常致多个脏器功能受损。

处理原则：<23 周建议终止妊娠；23～32 周促胎肺成熟，抗高血压治疗，每天评估母儿情况，尽量至 34 周分娩；33～34 周促胎肺成熟后终止妊娠。

(2) Hellp 综合征

诊断标准：妊娠期高血压疾病患者并发溶血、肝酶升高、血小板减少。

临床特点：典型的临床表现为乏力、右上腹疼痛不适。近期出现黄疸、视力模糊。实验室检查网织红细胞增多；外周血涂片可见红细胞变形、破碎。

处理原则：重型 Hellp 综合征立即终止妊娠。≥32 周或胎肺已成熟、胎儿宫内窘迫、先兆肝破裂及病情恶化者也须及时终止妊娠。短期观察的适应证：病情稳定，<32 周、胎肺不成熟及胎儿宫内情况良好，对症处理 4 日内终止妊娠。

（韩秀君　贺　晶）

【参考文献】

1. Cunningham FG, Gant NF, Leveno KJ, et al. Williams Obstetrics. 21st Edition. New York et al: McGraw-Hill Medical Publishing Division, 2001: 591-608.

2. Sibai BM. Diagnosis and management of gestational hypertension and priclampsia. Obstet Gynecol, 2003,102(1): 181-191.

3. 乐杰. 妇产科学. 第 6 版. 北京：人民卫生出版社，2005：103-104.

4. Gracia VD, Paulino, Rueda M, et al. Expectant management of severe preeclampsia and preeclampsia superimposed on chronic hypertension between 24 and 34 weeks' gestation. European Journal of Obstetrics and Gynecology and Reproductive Biology, 2003, 107(1): 24-27.

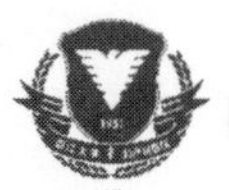

5. Livingston JG, Livingston LWR, et al. Msgnesium sulfate in women with mild preeclampsia randomized controlled trial. Obstet Gynecol, 2003,101(2): 217-220.

6. Bolte, Antoinette C, Geijn V, et al. Management and monitoring of severe preeclampsia. European Journal of Obstetrics and Gynecology and Reproductive Biology, 2001, 96(1): 8-20.

7. Montan S. Drugs used in hypertension diseases in pregnancy. Curr Opin Obstet Gynecol, 2004,16(2): 111-113.

8. Newman MG, Robichaux AG, Sledman CM, et al. Perinatal outcomes in preclampsia that is complicated by massive proteinuria. Am J Obstet Gynecol, 2003,188: 264-268.

9. 曹泽毅. 中华妇产科学. 北京：人民卫生出版社,1999：375-386.

10. Sibai, Baha M. Diagnosis and management of gestational hypertension and preeclampsia. Obstetrics and Gynecology, 2003, 102(1): 181-192.

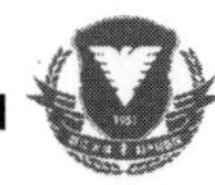

第二章

妊娠期糖尿病

一、概 述

妊娠合并糖尿病是妊娠期最常见的内科合并症之一，它包括孕前患有糖尿病者妊娠，以及妊娠期糖尿病（gestational diabetes mellitus，GDM）。GDM 是指妊娠期发生或首次发现不同程度的糖耐量受损，约占妊娠合并糖尿病的 90％。妊娠合并糖尿病发病率各国报道相差悬殊，约为 1.5％～8.3％。

近年来，随着国内学者对 GDM 认识的提高，重视了孕期糖尿病的筛查，使得该病检出率明显提高。目前，通过严格控制妊娠合并糖尿病孕妇的血糖、加强胎儿监测，孕妇的合并症明显降低，围产儿死亡率明显下降。但孕期未得到及时诊治的糖尿病孕妇，其母儿近期、远期并发症仍较高。如何进行 GDM 的规范筛查和诊断、治疗是目前产科医生关注的问题。

二、临床特征

（一）症 状

1. 妊娠合并糖尿病

（1）孕前患有糖尿病。

（2）或妊娠前从未进行过血糖检查，早孕期出现多饮、多食、多尿、体重不升或下降，甚至出现酮症酸中毒，伴血糖升高。

（3）妊娠 20 周前，空腹血糖≥7.0mmol/L。

（4）本次孕期往往需要胰岛素治疗。

2. 妊娠期糖尿病

（1）往往没有典型的多饮、多食、多尿症状。

（2）本次妊娠羊水过多或巨大儿及大于同胎龄儿。

（3）或既往有原因不明的异常分娩史，如流产、早产、死产、死胎、畸形儿史。

（4）反复发作外阴阴道假丝酵母菌病。

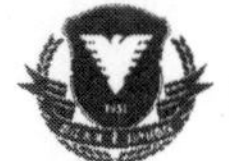

(5) 过度肥胖。

(6) 连续 2 次或以上空腹尿糖阳性。

(二) 体 征

产前检查时发现宫高及腹围明显大于同胎龄孕妇。四步触诊时发现羊水多,甚至胎心音遥远。

三、辅助检查

1. 尿糖

正常肾糖阈为 8.9～10mmol/L(160～180mg/dL),超过此水平即可出现尿糖。妊娠期肾糖阈降低,血糖正常时亦可出现尿糖,属于生理性尿糖。但是尿糖量多在(+)左右,大量排出尿糖应考虑糖尿病的可能。

2. 血糖

根据标本来源,血糖检测有静脉血糖和毛细血管血糖两种方法。静脉血糖指标有血浆血糖和全血血糖。一般情况下血糖指的是全血血糖,血浆血糖需要特别指明。毛细血管血糖检测方法较方便,依从性好,但是影响因素较多,可作为血糖自我监测的方法。

3. 糖化血红蛋白(HbA1c)

糖化血红蛋白在糖尿病合并妊娠的患者中作为筛查和诊断的指标,它反映患者 2 个月前血糖水平,敏感性降低,应用价值不大。但是作为疗效评估、预后判断等方面的指标有一定的价值。

4. 肝功能

一般情况下糖尿病合并妊娠不会导致肝功能的严重损害。但是除了糖尿病,严重的肝脏疾病亦可以导致血糖升高。妊娠一旦出现血糖异常,要进行肝功能检查,排除肝脏疾病引起的继发性糖尿病。

5. 肾功能

严重的糖尿病会出现肾脏的并发症,在妊娠期加重。因此,糖尿病合并妊娠的患者均要进行肾功能检查,评估孕妇的肾功能,是否存在糖尿病的肾脏并发症。

四、诊 断

糖尿病合并妊娠患者孕前已经明确糖尿病诊断。而妊娠期首次诊断的糖尿病往往无典型的临床症状,对于存在下列高危因素的孕妇需要做葡萄糖筛查试验:

(1) 多囊卵巢综合征史。

(2) 糖尿病家族史。

(3) 原因不明的异常分娩史,如流产、早产、死产、死胎、畸胎与巨大胎儿史,以及足月新生儿呼吸窘迫综合征分娩史。

(4) 既往有妊娠期糖尿病史。

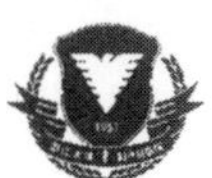

(5) 本次妊娠羊水过多和巨大儿。

(6) 有多饮、多尿与多食等“三多”症。

(7) 反复发作外阴阴道假丝酵母菌病。

(8) 过度肥胖(BMI＞$25kg/m^2$)。

(9) 连续2次或以上空腹尿糖阳性。

(一) 妊娠期糖尿病50g葡萄糖筛查(GCT)操作步骤(图1-2-1)

筛查时机：24～28周或28周以后在我院首次就诊。

筛查方法：空腹将50g葡萄糖加150～200mL开水5min之内服完，口服1h后抽静脉血测定血糖。

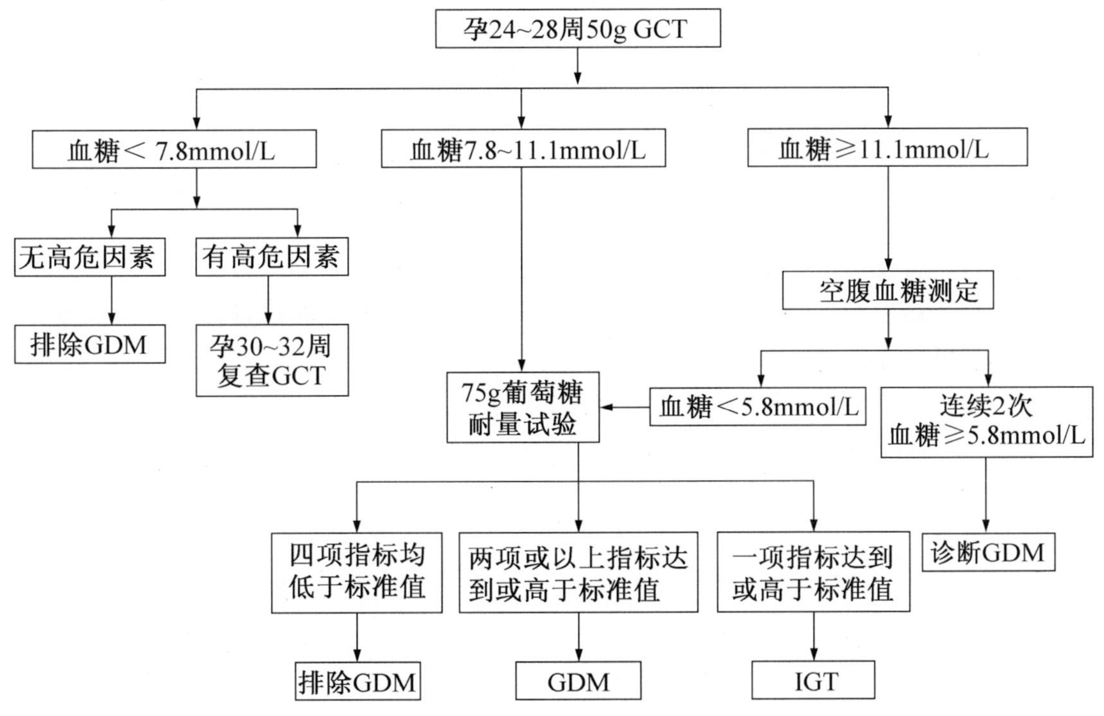

图1-2-1 妊娠期糖尿病50g葡萄糖筛查(GCT)操作步骤

附录 75g糖耐量试验(NDDG法)

测定应于禁食8～14h内进行，75g葡萄糖加250～300mL开水5min内口服完，分别测定空腹、餐后1h、餐后2h、餐后3h血糖。受试者应静坐，不准进食或饮料。标准值(mmol/L)：

空腹	餐后1h	餐后2h	餐后3h
5.8	10.6	9.2	8.1

葡萄糖耐量试验应该注意以下几方面的问题：

(1) 试验前三天未进行饮食控制；

(2) 吸烟者在试验前要求禁烟；

(3) 75g 葡萄糖溶于 250～300mL 开水中，于 5min 内喝完。
(4) 试验期间，孕妇一直坐着，处于静息状态。
(5) 试验期间，孕妇情绪稳定，情绪波动可导致血糖升高。
(6) 试验期间，不能进食其他食品。

(二) 诊断标准

符合下列标准之一，即可诊断：
1. OGTT 中只要有两项大于标准值就可以诊断为妊娠期糖尿病(GDM)。
2. 两次或以上空腹血糖≥5.8mmol/L。
3. 50g GCT 血糖≥11.1mmol/L，以及空腹血糖≥5.8mmol/L。
一项大于标准值为妊娠期糖耐量受损(IGT)。

(三) 妊娠合并糖尿病分类(White Classification)

A1 级：孕期诊断，不需要胰岛素治疗。
A2 级：孕期诊断，需要胰岛素治疗。
B 级：糖尿病发病年龄 20 岁以上，病程<10 年。
C 级：糖尿病发病年龄 10～19 年，或病程达 10～19 年。
D 级：糖尿病发病年龄小于 10 岁，或病程≥20 年，或者眼底有背景性视网膜病变。
F 级：糖尿病性肾病。
R 级：眼底有增值性视网膜病变，或玻璃体出血。
H 级：冠状动脉粥样硬化性心脏病。
T 级：器官移植。

五、治 疗

(一) 治疗原则

(1) 严格控制血糖，防止低血糖。
(2) 加强母儿监护。
(3) 防治并发症。

(二) 妊娠合并糖尿病的孕前处理

由于妊娠合并糖尿病母儿并发症和孕期血糖相关，所以控制孕期血糖至正常，加强母儿监测，将明显改善母儿的预后。糖尿病患者妊娠前开始控制血糖，血糖正常后再怀孕并加强孕期监测，改善围产儿预后。具体方案见图 1-2-2 所示。

(三) 孕期处理

妊娠合并糖尿病血糖标准与非孕期糖尿病不完全相同，妊娠期糖尿病患者的血糖应由

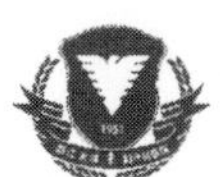

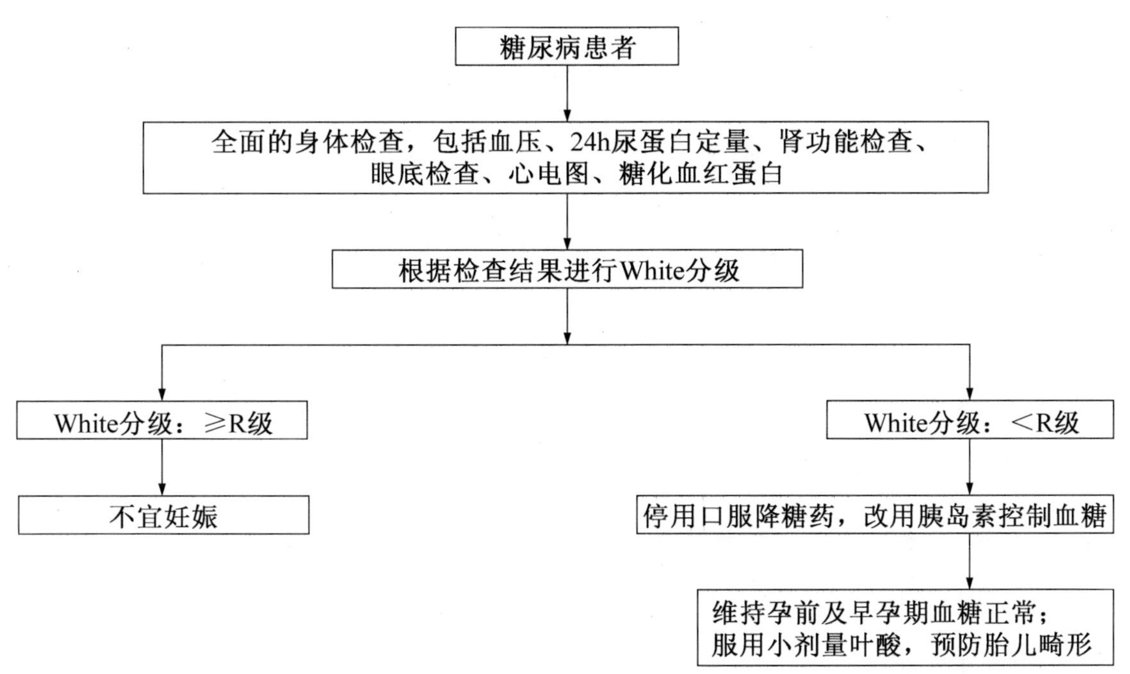

图 1－2－2

糖尿病专家及产科医生共同管理。处理原则是：

(1) 饮食调节和适当的运动是控制血糖的关键，但是仍有20%的患者需要胰岛素治疗。

(2) 饮食调节或运动以后每周有3次以上空腹血糖超过5.8mmol/L和(或)餐后2h血糖大于6.7mmol/L(静脉血)就有应用胰岛素指征。

(3) 在妊娠中晚期血糖要求空腹血糖≤5.8mmol/L(空腹时静脉与末梢血相同)，餐后2h血糖≤6.7mmol/L(静脉血)，末梢血测定血糖可达8.0mmol/L；亦有人建议应用餐后1h血糖≤7.8mmol/L(静脉)作为指标。具体方案见图1－2－3所示。

(四) 糖尿病酮症酸中毒的处理

糖尿病酮症酸中毒(DKA)是糖尿病急性代谢并发症，是糖尿病孕妇、胎儿围产期死亡的主要原因。

1. DKA定义

DKA定义包括如图1－2－4所示三点。

2. DKA临床表现

(1) 常见症状：食欲减退；恶心、呕吐；"三多"加重，疲乏无力，头痛、腹痛。

(2) 诊断：

① 病史：糖尿病病史和酮症酸中毒症状；

② 实验室检查：血糖≥13.9mmol/L，尿糖(＋＋＋＋)，尿酮(＋)，pH<7.35，血 K^+ 正常或低，血 Na^+ 正常或高。

3. DKA的治疗

由产科医生和内科医生制定治疗方案，关键是尽快用胰岛素，纠正代谢紊乱。

诊断为妊娠期糖尿病
饮食+运动+血糖测定，观察一周(注1)
空腹血糖＜5.8mmol/L
餐后2h血糖＜6.7mmol/L
体重增加0.5kg/周
一周内空腹和(或)餐后2h
血糖有3次大于标准值
血糖控制理想但体重
增加＜0.5kg/周
继续运动+饮食
建议住院胰岛素治疗
增加能量摄入
血糖控制稳定后出院继续胰岛素治疗，并监测血糖
增加产前检查次数
超声、胎儿电子监护等(注2)
有并发症收入院
无并发症
早产硫酸镁保胎；
DXM羊膜腔注射(注4)
血糖监测正常；
胎儿发育速度正常(注3)
血糖监测指标持续正常
血糖监测指标异常
孕38~39周入院待产
入院治疗
引产终止妊娠
有产科指征剖宫产
新生儿监护(注5)
产妇继续血糖检测、鼓励母乳喂养
新生儿血糖值升高、继续胰岛
素治疗(根据血糖值调整剂量)
血糖正常
内科随访
产后42d左右OGTT
正常：每1~2年复查OGTT
(空腹以及服糖后2h血糖)
异常：内科就诊

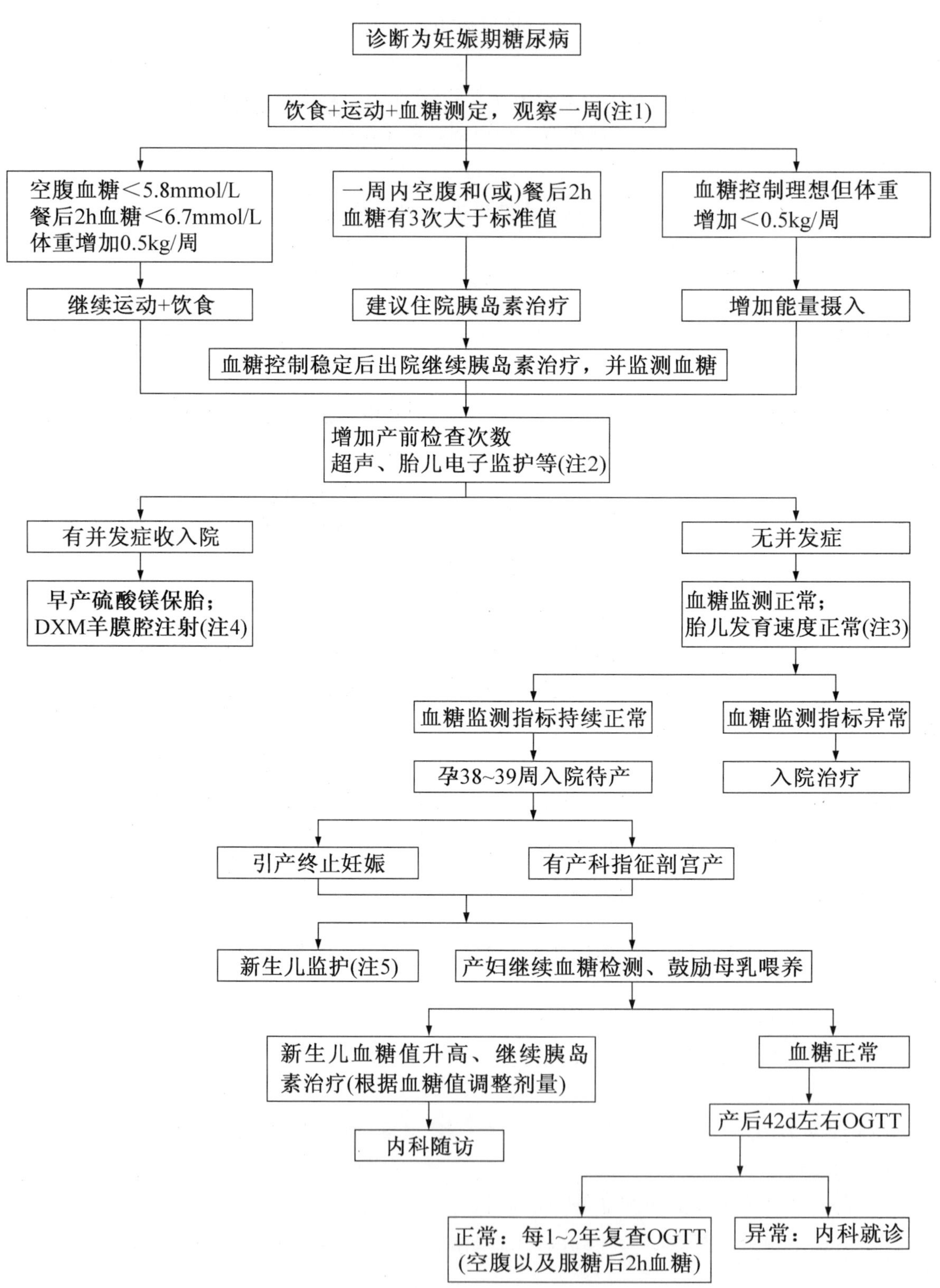

图 1－2－3

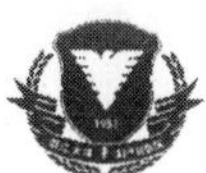

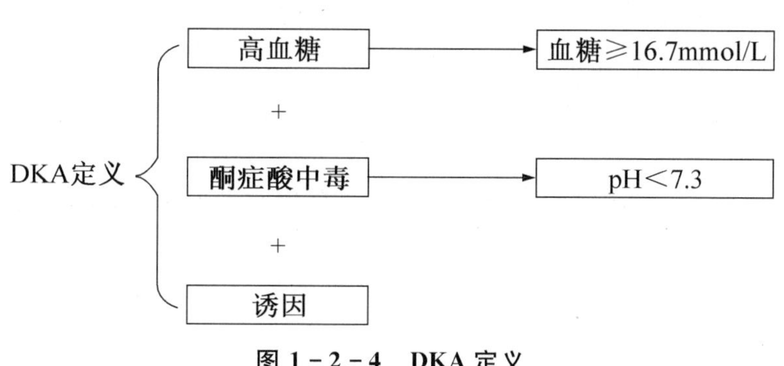

图 1-2-4 DKA 定义

方法：小剂量胰岛素静滴，分两阶段，具体方案见图 1-2-5 所示。

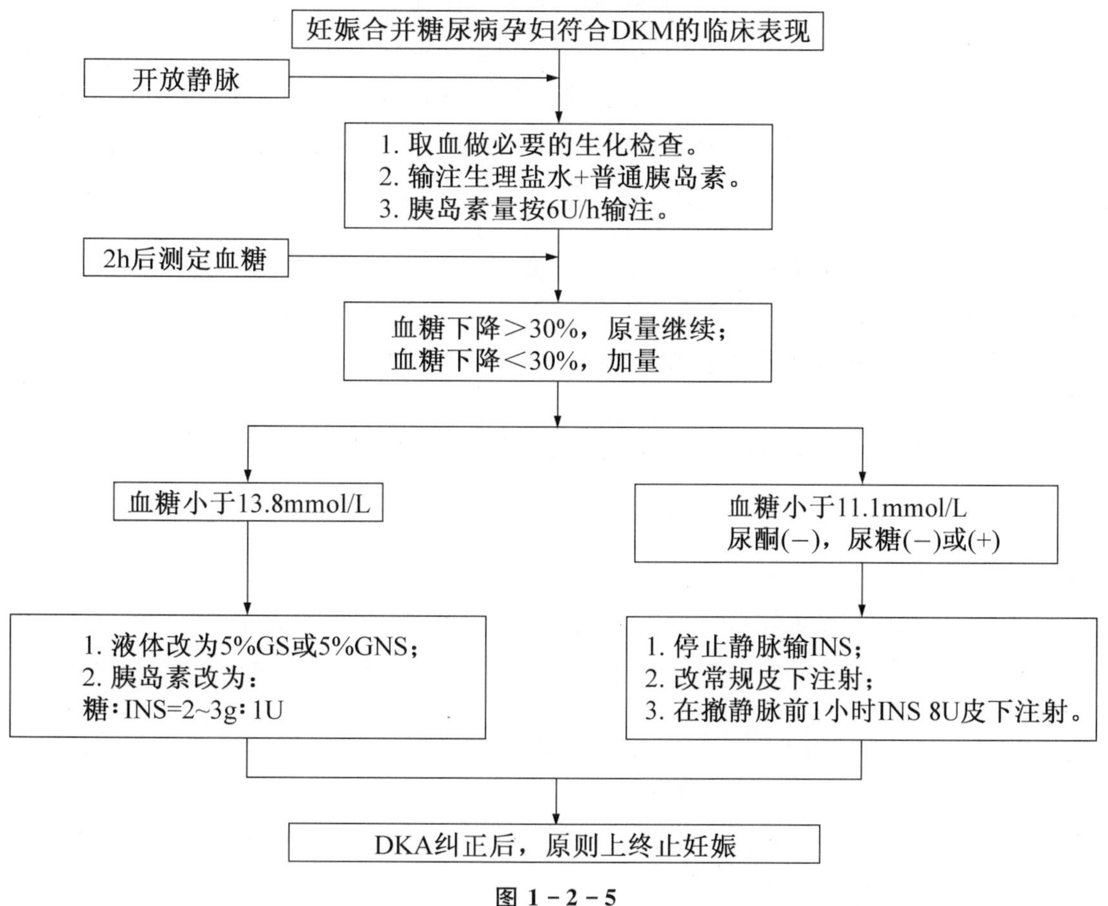

图 1-2-5

注 1： 妊娠合并糖尿病孕妇的饮食控制要求遵循以下几方面的原则：

(1) 每天需要的热量要根据孕妇的肥胖程度和工作强度决定；一般体型的孕妇的能量摄入量为 30～35kcal/kg。

(2) 低糖饮食是否对妊娠期糖尿病有利目前尚未有充分的证据。建议的饮食结构为碳水化合物 50%～60%，蛋白质 15%～20%，脂肪≤30%。

(3) 饮食结构不是固定的，当空腹血糖正常，但餐后血糖升高，降低饮食中的碳水化合物比例，可以降低餐后血糖的浓度。

(4) 由于饮食中的糖分有快速升高血糖的作用，因此妊娠期糖尿病患者不宜进食纯糖；

(5) 进食足量的纤维素有利于降低血糖；

(6) 少量多次进食：糖尿病孕妇的一天饮食均匀分配到三餐和1～2次的点心中，其中夜间临睡前的点心非常重要；

(7) 有条件者建议毛细血管血糖监测，单纯饮食控制者要求4次以上(三餐后2h、睡觉前)；

(8) 妊娠合并糖尿病控制血糖治疗的孕妇及家属要了解低血糖的症状以及处理方法，以防止低血糖的出现并能及时治疗。

有规律的、定量的活动对于妊娠期糖尿病患者控制血糖是十分安全、有效的方法，但运动量要根据个体的具体情况而定。

注2：① HbA1c，糖尿病合并妊娠者，每1～2个月测定1次。② 糖尿病合并妊娠者应在妊娠早、中、晚3个阶段进行肾功能、眼底检查和血脂测定。③ NST，糖尿病合并妊娠者以及GDM A2级，孕32周起每周1次NST，孕36周后每周2次NST。GDM A1级或GIGT，孕36周开始做NST。④ B超检查：妊娠18～20周常规B超检查，排除胎儿致命性畸形。妊娠28周后每4～6周复查1次B超。⑤ 胎儿超声心动检查，孕前糖尿病患者于孕23～28周进行胎儿超声心动检查，排除胎儿先天性心脏病。

注3：空腹血糖＜5.8mmol/L，餐后2h血糖＜6.7mmol/L，每周测定值80％以上在上述标准值以下，说明血糖控制良好。

注4：舒喘灵、地塞米松有升高血糖作用，早产孕妇不宜应用。地塞米松10mg单次羊膜腔注射促胎肺成熟。

注5：产后新生儿要加强观察，防治低血糖、低血钙、低血镁、高胆红素血症等并发症。

(陈丹青)

【参加文献】

1. 第一届全国妊娠期糖尿病学术会议论文集. 2005年7月，桂林.

2. Seshiah V, Das AK, Balaji SR, et al. Gestational diabetes mellitus—guidelines. J Assoc Physicians Indian, 2006,54: 622-628.

3. Symons DD, Ulbrecht JS. Understanding exercise beliefs and behaviors in women with gestational diabetes mellitus. Diabetes Care, 2006,29(2): 236-240.

4. Blayo A, Mandelbrot L. Screening and diagnosis of gestational diabetes. Diabetes Metab, 2004,30(6): 575-580. Review.

5. Agarwai MM, Punnose J. Recent advances in the treatment of gestational diabetes. Expert Opin Investig Drug, 2004,13(9): 1103-1111.

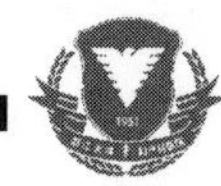

第三章

妊娠期肝内胆汁淤积症

一、概　述

妊娠期肝内胆汁淤积症(intrahepatic cholestasis of pregnancy,ICP)是妊娠中、晚期特有的并发症,临床上以皮肤瘙痒、黄疸和血胆汁酸升高为主要特征,主要危害胎儿。ICP的发病率为0.8%～12%。

二、临床特征

(一) 症　状

(1) 起病大多数在孕晚期,少数在中孕期。

(2) 孕妇一般情况良好,无明显消化道症状。

(3) 瘙痒 70%～80%有皮肤瘙痒,常呈持续性,白昼轻,夜间加剧。无皮疹,以手掌、脚掌及四肢为主,严重者全身瘙痒,影响睡眠。一旦分娩,瘙痒迅速消失。

(4) 少数孕妇可出现黄疸。

(二) 体　征

大部分孕妇无阳性体征,伴有瘙痒症状的孕妇四肢皮肤可见抓痕,部分孕妇可出现轻度巩膜、皮肤黄染。

三、辅助检查——实验室检查

(1) 血甘胆酸升高(≥500μg/dL)或总胆汁酸升高(>10μmol/L)。

(2) 肝功能异常:大多数ICP患者的丙氨酸转氨酶(ALT)、门冬氨酸转氨酶(AST)轻、中度升高,部分患者肝酶正常。

(3) 血清胆红素:部分孕妇可伴有升高,以直接胆红素为主。

四、诊 断

（一）诊断依据

根据典型临床症状和实验室检查结果，ICP 诊断并不困难，确诊依靠实验室检查，血甘胆酸 ≥500μg/dL 即可诊断；但必须排除其他原因引起的胆汁酸升高。

（二）鉴别诊断

（1）肝炎：孕妇伴有乏力、纳差等消化道症状，实验室检查相应肝炎病毒抗原抗体阳性。

（2）阻塞性肝脏疾病：伴有黄疸及胆酸增高，肝胆 B 超有助于鉴别。

（3）妊娠期急性脂肪肝：孕晚期进行性恶心呕吐，皮肤巩膜黄染，实验室检查凝血功能异常，B 超“亮肝”表现。

五、处 理

（一）处理原则

结合孕周及临床表现、实验室检查，决定具体的治疗方案，主要为护肝，降胆酸治疗，同时加强胎儿宫内监护，选择恰当的时机和分娩方式终止妊娠，以改善妊娠结局、降低围产儿死亡率。

（二）妊娠期 ICP 筛查

（1）产前检查时发现有瘙痒症状者，随时测定血甘胆酸。

（2）妊娠合并黄疸或肝酶、胆红素升高者，发现时测定血甘胆酸。

（3）既往有死胎、死产者，孕 28 周测定血甘胆酸。

（4）无症状者孕 32～34 周常规测定血甘胆酸，必要时重复测定。

（三）门诊随访观察

（1）门诊随访指征：血甘胆酸＜1000μg/dL 或肝功能 ALT＜100U/L，无宫缩。

（2）口服降胆酸治疗及护肝治疗，7～10d 复查。根据临床症状是否缓解及实验室检查综合评估是否有效，如治疗有效，则继续服药治疗；如病情无好转，需住院治疗。口服用药方法见住院治疗。

（3）缩短产前检查间隔时间，加强胎儿监护，注意胎动。孕 34 周开始每周 2 次 NST 检查，每周 1 次脐动脉 S/D 检查。

（四）住院治疗

1. 住院指征

（1）血甘胆酸≥1000μg/dL，或甘胆酸 500～1000μg/dL、肝酶＞100U/L 和（或）出现

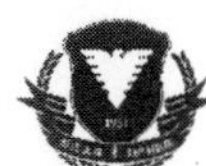

黄疸。

(2) ICP 患者出现宫缩。

(3) ICP 患者瘙痒严重者。

(4) 门诊治疗无效者。

2. 住院治疗

(1) 加强胎儿监护：胎心监测及胎动监测。

① 孕 32～34 周行宫缩监测，若宫缩>4 次/h 或强度>30mmHg，需药物控制。

② 孕 34 周后一周 2 次 NST，一周 1 次脐动脉 S/D 检查。

③ 向孕妇及家属交待胎儿风险，入院需谈话签字。

(2) 降胆酸治疗：

① 血甘胆酸≥1000μg/dL，建议静脉用药：思美泰针 1～2g+5%GS 500mL/ivgtt qd×7～10d。(Ⅱ-A)

② 血甘胆酸<1000μg/dL，也可口服用药。

思美泰片(腺苷蛋氨酸)0.5g/片，每次 1～2 片，2 次/d；

优思弗(熊去氧胆酸)250mg/片，每次 2 片，2 次/d。

注：思美泰与优思弗可单独应用，亦可联合应用。联合应用效果更佳。(Ⅱ-A)用药 7～10d应复查血甘胆酸。

(3) 护肝治疗：

① 若肝功能 ALT≥100U/L，建议静脉用药：美能针 40～60mL+5%GS 500mL/ivgtt qd×7～10d。效果不佳或肝酶升高明显可加用泰特针 1.2+5%GS 500mL/ivgtt qd×7～10d。

② 若肝功能 ALT<100U/L，建议用护肝片：每次 4 片，3 次/d。

(4) 终止妊娠时机：

① 有下列情况需尽早剖宫产终止妊娠：

a. 孕周≥34 周，血甘胆酸≥3000μg/dL，或出现黄疸，胆红素>20μmol/L，或总胆汁酸>100μmol/L。(Ⅱ-B)

b. 高度怀疑胎儿宫内窘迫。

c. 孕 32～34 周，宫缩>4 次/h 或强度>30mmHg，药物治疗无效者。

d. 有死胎、死产史，且原因有可能为 ICP，孕 34 周左右，估计胎儿已成熟。

e. 孕周为 37 周，血甘胆酸≥1000μg/dL，限期剖宫产终止妊娠。

② 下列情况可继续妊娠：

a. 血甘胆酸<1000μg/dL，肝酶正常或轻度增高，无黄疸，可自然临产经阴道分娩，但需加强产时监护。

b. 孕周<34 周，无急诊终止妊娠指征，尽可能延长孕周。

③ 下面情况需由责任医师以上综合评估后决定是否终止妊娠：

a. 孕周 34～37 周，血甘胆酸在 1000～3000μg/dL 之间。

b. 孕周<34 周，血甘胆酸≥3000μg/dL。

c. ICP 合并其他产科合并症，如双胎妊娠、子痫前期、妊娠合并糖尿病等，孕周<34 周，

血甘胆酸在1000～3000μg/dL之间。

（何赛男 王正平）

【参考文献】

1. 乐杰.妇产科学.第6版.北京：人民卫生出版社，2005：107－109.

2. 漆洪波，邵勇，吴味辛，等.妊娠期肝内胆汁淤积症分度诊断和处理的临床意义.中华妇产科杂志，2004，39(1)：14－17.

3. 艾瑛，刘淑芸，姚强.妊娠期肝内胆汁淤积症1241例发病特点分析.中华妇产科杂志，2004，39(4)：217－220.

4. Frank Lammert, Hanns-Ulrich Marschall, et al. Intrahepatic cholestasis of pregnancy：molecular pathogenesis，diagnosis and management. Journal of Hepatology，2000，33：1012－1021.

5. 吴秋萍.妊娠期肝内胆汁淤积症药物治疗.实用妇产科杂志，2002，18：9－10.

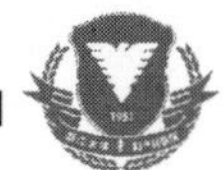

第四章

胎盘早剥

胎盘早剥(placenta abruption)是妊娠晚期出血的重要原因之一,是妊娠期的严重并发症,往往起病急、发展快。

一、概　述

妊娠20周以后或分娩期,正常位置的胎盘在胎儿娩出前,部分或全部从子宫壁剥离,称为胎盘早剥。

二、类型及临床特征

(一)轻　型

1. 病史特点

以外出血为主,一般胎盘剥离面不超过胎盘的1/3,多见于分娩期。

2. 症状

主要症状为阴道流血,出血量较多,色暗红,可伴有轻度腹痛或无明显腹痛,患者的贫血不显著。

3. 体征及检查

(1) 子宫软,压痛不明显或仅有轻度局限性压痛(胎盘早剥部)。宫缩有间歇。

(2) 子宫底无升高,其大小与妊娠月份相符,胎位、胎心音清楚,但如出血量较多,则胎心率可有改变。

(3) 短时间内结束分娩,产后检查胎盘,可见胎盘面上有凝血块及压迹。

(二)重　型

1. 病史特点

以隐性出血为主,胎盘剥离面超过1/3,同时有较大的胎盘后血肿。

2. 症状

(1) 主要症状为突然发生的持续性腹痛或/及腰酸、腰痛,其程度因剥离面大小及胎盘

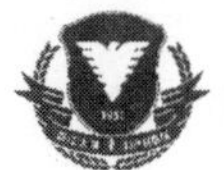

后积血多少而不同，积血越多疼痛越剧烈。

(2) 严重时可恶心、呕吐，以致出冷汗、面色苍白、脉弱、血压下降等休克状态。

(3) 可无阴道流血或只有少量的阴道流血，贫血程度与外出血量不相符。

3. 体征及检查

(1) 子宫触诊硬如板状，有压痛，尤以胎盘附着处最为明显，但如胎盘附着于子宫后壁，则子宫压痛多不明显。

(2) 子宫比妊娠月份大，而且随着病情的发展，胎盘后血肿不断增大，宫底也随之相应升高，压痛也更加明显。

(3) 如有宫缩，间歇期子宫不能松弛而处高张状态，因此胎位扪不清，胎心音听不清。

(4) 如胎盘剥离面超过 1/2 以上，胎儿多因严重宫内窘迫而死亡。

三、辅助检查

(一) B型超声检查

超声声象图有下列表现：

(1) 胎盘后血肿形成；

(2) 胎盘显示比一般增厚；

(3) 绒毛板向羊膜腔凸出；

(4) 超声检查有无胎动及胎心搏动还可以了解胎儿的存活情况。

(二) 实验室检查

实验室检查主要了解病人贫血程度及凝血功能状态。

患者应做弥散性血管内凝血(DIC)筛选试验，包括血小板计数、凝血酶原时间、纤维蛋白原测定和血浆鱼精蛋白副凝试验(3P 试验)，以及纤溶确诊试验等。

在重型胎盘早剥病人，尿蛋白常为阳性、(＋＋)或更多。常由重度子痫前期等血管病变引起，故需测定肾功能、血尿素氮、肌酐、尿酸等检查。

(三) 胎心和宫缩监护

对于临床表现不严重的不典型胎盘早剥诊断往往比较困难，可连续检测胎心和宫缩活动，注意“强直性”宫缩，通常表现为宫腔压力在高张性的基础上叠加小幅度的、快频的宫缩，这种表现具有临床意义，它通常会合并胎心率曲线的变化。

四、诊　断

根据病史、症状、体征结合辅助检查进行诊断。重型胎盘早剥根据临床检查即可确诊，但需同时判断有无凝血功能障碍、肾功能衰竭等并发症。

对于临床表现不严重，检查不能确诊者，如轻型胎盘早剥或不典型胎盘早剥诊断往往

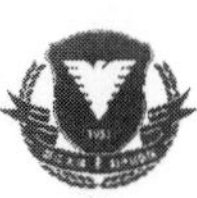

比较困难，可做超声检查。超声检查为阴性时亦不能否认胎盘早剥，定期监测凝血功能、肝肾功能、B超及胎心和宫缩监护，并依据临床表现决定诊断和处理。

五、鉴别诊断

胎盘早期剥离必须与其他可引起妊娠晚期、分娩期阴道流血的产科并发症或妇科疾病鉴别，尤其是前置胎盘与子宫破裂。

轻型胎盘早期剥离症状不典型，诊断往往较困难，可通过病史、临床检查及超声检查与前置胎盘鉴别。

重型胎盘早剥应与子宫破裂及前置胎盘鉴别(表1－4－1)。

表1－4－1 重型胎盘早剥的鉴别诊断

项 目	前置胎盘	胎盘早剥	先兆子宫破裂
与发病有关因素	经产妇多见	常伴发于妊高征或外伤史	有头盆不称、分娩梗阻或剖宫产史
腹痛	无腹痛	发病急，剧烈腹痛	强烈子宫收缩，烦燥不安
阴道出血	外出血，阴道出血量与全身失血症状成正比	有内、外出血，以内出血为主，阴道出血量与全身失血症状不成正比，严重时也可出现血尿	少量阴道出血、可出现血尿
子宫	子宫软，与妊娠月份一致	子宫板样硬，有压痛，可比妊娠月份大	可见病理性缩复环，子宫下段有压痛
胎位、胎心	胎位清楚，胎心音一般正常	胎位不清，胎心音弱或消失	胎位尚清楚，胎儿有宫内窘迫
阴道检查	于子宫口内可触及胎盘组织	无胎盘组织触及	无胎盘组织触及
B超检查	胎盘下缘低于胎先露部	胎盘位置正常，胎盘后有时有血肿	胎盘位置正常
胎盘检查	无凝血块压迹；胎膜破口距胎盘边缘在7cm以内	早剥部分有凝血块压迹	无特殊变化

六、治疗原则

(一) 纠正休克

处于休克状态者，应积极补充血容量，争取用新鲜血，补充凝血因子。

（二）及时终止妊娠

一旦确诊后，应及时终止妊娠。终止妊娠的方式可按患者的具体情况选择。

1. 经阴道分娩

(1) 适应证：轻型胎盘早剥，宫口已开大，估计短时间内能迅速结束分娩。

(2) 方法：先行破膜，使羊水徐徐流出，腹带紧裹腹部。如子宫收缩乏力，可用静脉滴注催产素，可阴道助产以缩短产程。

2. 剖宫产

(1) 凡重型胎盘早剥，尤其是初产妇，不能在短时间内结束分娩者。

(2) 虽轻型胎盘早剥，但出现胎儿窘迫征象者。

(3) 破膜及静脉滴注催产素后，产程无进展者。

(4) 病情加剧危及孕妇生命，即使胎儿已死亡也应行剖宫产术。

注意：剖宫取出胎儿后，人工剥离胎盘，立即注射宫缩剂，按摩子宫。若子宫仍不收缩或严重子宫胎盘卒中、出血不能控制，则应快速输入新鲜血、血浆、血小板及凝血因子，须及时行子宫切除术。

（三）防止产后出血

分娩后及时使用子宫收缩剂如催产素、麦角新碱、前列腺素等。如经各种措施仍未能控制出血，须及时做子宫切除术。如大量出血且无凝血块，应考虑凝血功能障碍，按凝血障碍处理。

（四）凝血功能障碍的处理

重点是去除病因，立即终止妊娠，必要时切除子宫；输新鲜血、血浆、血小板及凝血因子，慎用肝素。

(1) 新鲜血。

(2) 输新鲜冰冻血浆，1L 新鲜血浆含纤维蛋白原 3g。

(3) 输血小板浓缩液。

(4) 输纤维蛋白原、凝血酶原复合物。

(5) 肝素的应用：在 DIC 的高凝阶段及早应用肝素抗凝，但对于已发生凝血障碍而有活动性出血的患者来说，应用肝素更加重出血，故一般不用肝素治疗。

(6) 抗纤溶药物的应用：若妊娠已终止，而 DIC 由高凝阶段转入纤溶亢进阶段，出血不止，可应用抗纤溶药物以抑制纤维蛋白溶酶原的激活因子。

（五）急性肾功能衰竭

(1) 密切注意尿量，如每小时尿量少于 17mL 或无尿，应考虑有肾功能衰竭可能。

(2) 使用利尿剂：在血容量补足后，予以 20% 甘露醇 250mL 快速滴注，或呋塞米(速尿)40mg 静推，必要时可重复使用。

(3) 注意水、电解质、酸碱平衡：经处理后尿量在短期内不见增加，血尿素氮、肌酐、血

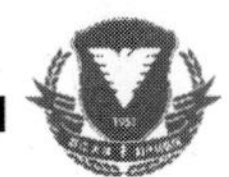

钾等明显升高而CO_2结合力下降，提示肾功能衰竭严重，已出现尿毒症，应及时做透析治疗。

（六）Rh同种免疫

所有Rh阴性胎盘早剥的孕产妇必须行Kleihauer-Betke试验，并接受一定剂量的抗D免疫球蛋白以防止发生免疫反应。

七、预　防

（1）加强产前检查，积极预防及治疗子痫前期。
（2）对合并慢性高血压、慢性肾炎等高危妊娠应加强管理。
（3）妊娠晚期避免仰卧、性生活及腹部外伤。
（4）对高危患者不主张行倒转术纠正胎位。
（5）处理羊水过多或双胎分娩时避免宫腔压力骤然降低。
（6）人工破膜应在宫缩间歇期进行。

八、重点推荐

胎盘早剥的风险因子包括烟草、可卡因、慢性高血压、子痫前期、血栓性静脉炎、多胎妊娠、腹部外伤、脐带过短（Ⅲ-C）。

胎盘早剥典型症状为阴道流血、子宫张力增高、孕妇腰背部疼痛，胎儿窘迫；也可能发生死产、胎儿生长受限、胎死宫内可能（Ⅲ-C）。胎盘早剥主要根据临床表现做出诊断，而不是根据放射学检查（Ⅳ-C）。超声诊断胎盘早剥是不可靠的，但超声一旦确定胎盘早剥，应立即处理（Ⅱa-C）。重型胎盘早剥20min内决定终止妊娠将改善新生儿结局（Ⅲ-C）。阴道分娩的围产儿死亡率高于剖宫产分娩的围产儿死亡率（Ⅱa-C）。

（缪敏芳　杨小福）

【参考文献】

1. Hladky K, Yankowitz J, Hansen WF. Placental abruption. Obstet Gynecol Surv, 2002,57: 299－305.

2. ACOG Committee on Obstetric Practice. Placenta accrete. ACOG Committee opinion No. 266, January 2002. Obstet gynecol, 2002, 99: 169－170.

3. Ananth CV, Berkowitz GS, Savitz DA, Lapinski RH. Placental abruption and adverse perinatal outcomes. JAMA, 1999, 282: 1646－1651.

4. Glantz C, Purnell L. Clinical utility of sonography in the diagnosis and treatment of placental abruption. J Ultrasound Med, 2002, 21: 837－840.

5. Ellen S, Lawrence L, Patricia F. Late pregnancy bleeding. Am Fam Physician, 2007, 75: 1199－1206.

6. Pritchard JA, Brekken AL. Clinical and laboratory studies on severe abruption placentae. AM J Obstet Gynecol,1967,97: 681 - 700.

7. Golditch IA, Boyce NE. Management of abruption placentae. JAMA,1970,212: 288 - 293.

8. Hurd WW, Miodovnik M, Lavin JP. Selective management of abruption placentae: A prospective study. Obstet Gynecol,1983,61: 467 - 473.

9. Department of Health: Why Mother Die: A report on confidential enquiries into maternal deaths in the United Kingdom 2000—2002. London, The Stationary Office,2004.

10. Jouppila P. Postpartum haemorrhage. Curr Opin Obstet Gynecol,1995,7: 446 - 450.

11. Consensus conference on anti-D prophylaxis papers and abstracts. Edinburgh, April 8—9, 1997. BJOG. 1998,105(suppl 18): 1 - 44.

12. Olatubosun OA. Caesarean verus vaginal delivery in abruption placentae associated with live fetuses. Int J Gynecol Obstet,1985,23: 471 - 474.

13. 丰有吉. 妇产科学. 北京: 人民卫生出版社,2006: 87 - 90.

14. 曹泽毅. 中华妇产科学. 北京: 人民卫生出版社,2004: 426 - 430.

15. 段涛. 高危妊娠. 北京: 人民卫生出版社,2008: 1127 - 1134.

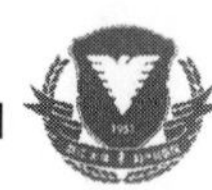

第五章

羊水栓塞

一、概 述

羊水栓塞(amniotic fluid embolism)是指在分娩过程中羊水进入母体血循环，导致过敏性休克、肺血管痉挛及栓塞、弥散性血管内凝血、肾功能衰竭或突发死亡等一系列严重症状的综合征。羊水栓塞是一种罕见、凶险的分娩并发症，病死率高，国内外报道为61%～86%。近年来研究认为，羊水栓塞的核心问题是过敏，是羊水进入母体循环后引起的一系列过敏反应，有人建议将羊水栓塞改名为妊娠过敏综合征。

过强宫缩、急产、羊膜腔压力高是羊水栓塞的主要原因；胎膜破裂、前置胎盘、胎盘早剥、子宫破裂、剖宫产术中生理、病理性血窦开放是其发生的诱因。

二、临床表现

羊水栓塞的发病特点是起病急骤、来势凶险，多发生于分娩过程中。

1. 发病时期

羊水栓塞通常发生在自然破膜或人工破膜过程中(70%)及剖宫产(19%)和产后48h内(11%)。宫缩过强、滥用缩宫素引产或催产为本病发生的主要诱因。

2. 前驱症状

多数病例在发病时常首先出现突发寒战、烦躁不安、咳嗽气急、发绀、呕吐等前驱症状，这些症状往往被误认为感冒、宫缩过强、产妇紧张而不引起助产者注意。

3. 呼吸循环衰竭

羊水栓塞根据病情缓急可分为两种类型，即暴发型和缓慢型两类。前者呼吸循环系统症状明显，继前驱症状后即出现呼吸困难、发绀、心率增快且进行性加重、面色苍白、四肢厥冷、血压下降，也可出现昏迷和抽搐，肺部听诊可出现湿啰音。严重者发病急骤，仅惊叫一声或打一个哈欠，血压即消失，呼吸、心跳骤停。缓慢型呼吸循环系统症状较轻，甚至无明显症状，待至产后出现流血不止、血液不凝时始被发现。

4. 全身出血倾向

部分羊水栓塞病人经抢救渡过了呼吸循环衰竭的休克期，继而出现DIC。呈现以子宫大出血为主的全身出血倾向，如黏膜、皮肤、针眼出血及血尿等，且血液不凝。值得注意的是部分羊水栓塞病例，缺少呼吸循环系统的症状，起病即以产后不易控制的大出血为主要表现，切不要误为单纯子宫收缩乏力性出血。

5. 多脏器损伤

本病全身脏器均受损害，除心脏外，肾脏是最常受损害的器官。当两个或两个以上重要器官同时或相继发生功能衰竭时，则称为多器官功能衰竭(MOF)。其病死率与衰竭器官数目相关，1 个器官衰竭持续大于 1d，其病死率为 40%，2 个器官衰竭时病死率上升为 60%，3 个或 3 个以上器官衰竭时则病死率高达 98%。

三、诊　断

(一) 诊断主要靠临床表现

在血中找到胎儿有形物质可支持诊断。在胎膜破裂、胎儿娩出或手术中产妇突然出现寒战、烦躁不安、气急、尖叫、呛咳、呼吸困难、大出血、凝血功能障碍及不明原因休克、出血量与休克不成比例，应首先考虑为羊水栓塞，并在积极抢救的同时做进一步检查，以明确诊断。

(二) 辅助检查

1. 凝血功能检查

首先进行与 DIC 有关的实验室检查。目前 DIC 诊断的指标为：

(1) 血小板计数≤5×10^9/L 或进行性下降。

(2) 纤维蛋白原≤1.5g/L 或进行性下降。

(3) 凝血酶原时间延长 3s 以上。

(4) 3P 试验阳性。

(5) 纤维蛋白降解产物(FDP)≥80μg/mL。

2. 寻找有形物质

在颈静脉穿刺或股静脉切开时，在插管时取下腔静脉血或在剖宫产、切除子宫时宫旁静脉丛血 10mL 找胎儿有形成分。

3. 血气分析

PO_2 下降，pH 下降，BE 下降。

4. 胸部 X 线检查

大约 90%的患者可以出现胸片异常，床边胸片可见双肺有弥散性浸润影，向肺门周围融合，伴右心扩大和轻度肺不张。

5. 心功能检查

心电图、彩色多普勒超声检查提示：右心房、右心室扩大，心排出量减少及心肌老损的表现。

6. 死亡后诊断

(1) 取右心室血做沉淀试验，血涂片寻找羊水有形成分。

(2) 子宫切除标本病理检查，注意宫旁静脉血中有无羊水有形成分。

(3) 尸检。

（三）特殊检查

1. Sialy Tn 抗原检测

胎粪及羊水中含有 Sialy Tn 抗原，检测母亲外周血浆及肺组织中的 Sialy Tn 抗原早期诊断羊水栓塞。

2. 血清粪卟啉锌检测

粪卟啉锌是羊水和胎便中的特异物质，在孕妇血浆中几乎不存在，当羊水栓塞时血中粪卟啉锌明显增高，可用分光光度计测定其浓度进行羊水栓塞早期诊断。

3. 类胰蛋白酶测定

羊水栓塞的发生是机体对羊水中的胎儿成分产生过敏反应，以至肥大细胞脱颗粒释放组织胺、类胰蛋白酶和其他介质引起机体发生严重的病理生理改变所致。

四、治　疗

早诊断，早治疗是成功救治的关键。当病人出现寒战、呛咳、呼吸困难、休克与出血量不成比例、多部位出血、血液不凝时应首先考虑羊水栓塞，应边组织抢救，边进行实验室检查，决不可等待有检验结果后再予急救。

（一）紧急处理

(1) 有效给氧：立即高浓度面罩给氧，流量 5～10L/min。如 5min 不改善，应及时行气管插管人工呼吸机正压给氧。保持血氧饱和度在 90％以上。(Ⅲ-C)

(2) 尽快开放静脉通道，至少两条，便于用药及输液，同时抽取下腔静脉血 5mL 用于诊断。

(3) 心跳骤停者立即徒手心肺复苏。

（二）抗过敏

(1) 氢化可的松：首选药物，200mg＋10％GS 10mL 静脉推注，随后 500mg＋10％GS 500mL ivgtt。

(2) 地塞米松：20mg＋25％GS 20mL 静脉推注，然后根据病情再继续滴注地塞米松 20mg。(Ⅳ-C)

（三）解除肺动脉高压

(1) 盐酸罂粟碱：首选药物。首次：30～90mg＋10％GS 20mL ivgtt。与阿托品同时应用，扩张肺小动脉效果更好。总量不超过 300mg/d。

(2) 阿托品：1～2mg＋5％～10％GS 10mL 中，每 15～30min 静脉注射一次，直至患者面部潮红或症状好转为止。心率＞120 次/min 者慎用。

(3) 氨茶碱：250mg＋5%～10%GS 20mL 中静脉缓慢推注，必要时可重复使用 1～2 次/24h。

(4) 酚妥拉明：5～10mg＋5%～10%GS 250～500mL 静脉滴注，以 0.3mg/min 滴速为佳。

(四) 抗休克

(1) 补充血容量：尽快输新鲜血和血浆补充血容量。

(2) 升压药：多巴胺 20mg＋10%GS 250mL ivgtt，开始滴速为 20 滴/分，根据血压调整滴速。

(3) 纠正心力衰竭：常用西地兰 0.2～0.4mg＋10%GS 20mL iv，必要时 4～6h 重复。

(4) 纠正酸中毒：首次可给 5%碳酸氢钠 150～250mL，以后根据动脉血血气分析及酸碱测定结果酌情给药。

(五) 防治 DIC

(1) 肝素钠：用于羊水栓塞早期的高凝状态，在症状发作后 10min 内应用效果最好。首次肝素用量为 25～50mg＋0.9%NS 100mL ivgtt，(Ⅳ-C)。同时静脉输注新鲜全血、纤维蛋白原(1 次 4～6g)、血小板悬液、洗涤红细胞和新鲜冰冻血浆，可用于治疗继发于 DIC 的出血倾向。

(2) 补充凝血因子：应及时补充，输新鲜血或血浆、纤维蛋白原等。

(3) 抗纤溶药物：在有纤溶亢进时，给予抗纤溶药物。氨甲苯酸 0.1～0.3g＋5%GS 20mL 缓慢静脉推注。

(六) 预防肾功能衰竭

当血容量补足后，血压回升而每小时尿量仍少于 17mL 时，应给予呋塞米(速尿)20～40mg 静脉注射或 20%甘露醇 250mL 静脉滴注治疗。

(七) 预防感染

选用对肾脏毒性小的广谱抗生素。

(八) 产科处理

(1) 宫口未开全者行剖宫产终止妊娠。

(2) 宫口开全，无头盆不称者阴道助娩结束分娩。

(3) 术时及产后密切注意子宫出血情况，对难以控制的大出血且血液不凝者，可行子宫切除术，术后放置腹腔引流管。

(4) 关于宫缩剂的应用，应权衡利弊，慎重选用。

(何赛男　王正平)

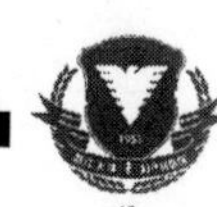

【参考文献】

1. 杜巧玲. 羊水栓塞的早期诊断. 现代妇产科进展，2005，14：313－314.

2. 张建平. 羊水栓塞治疗的新概念. 中国实用妇科与产科杂志，2005，21：72－74.

3. 乔福元. 羊水栓塞的急救与处理. 中国实用妇科与产科杂志，2005，21：75－77.

4. 丰有吉，沈铿. 妇产科学. 北京：人民卫生出版社，2005.

5. 段涛等主译. 高危妊娠. 北京：人民卫生出版社，2008.

6. Gary Cunningham，Normal F. Gant，et al. Williams Obstetrics. 21st Edition. McGraw-Hill Companies，Inc.，2001.

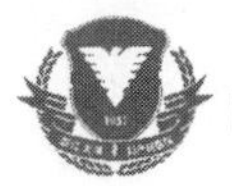

第六章

乙肝母婴阻断

乙型肝炎病毒(HBV)感染呈世界性流行,但不同地区 HBV 感染的流行强度差异很大。据世界卫生组织报道,全球约 20 亿人曾感染过 HBV,其中 3.5 亿人为慢性 HBV 感染者,每年约有 100 万人死于 HBV 感染所致的肝衰竭、肝硬化和原发性肝细胞癌(HCC)。我国属 HBV 感染高流行区,一般人群的 HBsAg 阳性率为 9.09%。接种与未接种乙型肝炎疫苗人群的 HBsAg 阳性率分别为 4.51%和 9.51%(Ⅲ)。

HBV 主要经血和血制品、母婴、破损的皮肤和黏膜及性接触传播。围产期传播是母婴传播的主要方式,多在分娩时接触 HBV 阳性母亲的血液和体液传播(Ⅰ)。在我国人群中约 30%~50%乙肝表面抗原携带者是由母婴围生期传播引起的。

在围产期感染 HBV 的新生儿,有 90%将发展成慢性感染(Ⅰ)。而这些慢性感染者约 25%在成年时将发展成肝硬化和肝癌(Ⅱ-2)。因此,阻断母婴传播是围生期工作的一个重要方面。

一、乙肝的母婴传播途径

(一) 宫前感染

经受染的卵子(或精子)传播 HBV 的可能性是存在的,其中,经精子传播是 HBV 感染父婴传播的途径。不过,宫前感染的实际流行病学意义尚待澄清。目前,一些学者完全否定父婴传播的实际存在,而有的学者则认为父婴传播的风险相当高,均缺乏循证医学证据的支持。

(二) 宫内感染

宫内感染主要发生于妊娠晚期,其机制可能涉及妊娠晚期胎盘老化受损。HBV 感染胎盘后,胎盘组织可出现纤维坏死、绒毛血管增生等病理变化,使胎盘进一步受损,孕母血流中的病毒突破胎盘屏障进入胎儿血循环。有作者报道,HBV 孕妇胎盘感染率为44.6%,而 HBV 宫内感染率报告的差异很大,为 10.0%~44.4%。影响宫内感染率的因素很多,除了胎盘屏障的完整性以外,可能还包括病毒的型别、外周血病毒载量、以及母体的免疫功能状态等。携带 HBV 孕妇 HBsAg 及 HBeAg 的双阳性和 HBVDNA 的高载量(>10^7 拷

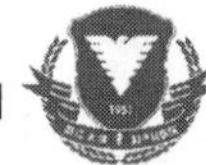

贝/mL)是 HBV 母婴传播宫内感染的高危因素。

(三) 产时感染

产时感染指分娩过程中,新生儿皮肤黏膜若有微小创口,暴露于含 HBV 的母血或分泌物而受染,是 HBV 母婴传播的主要途径。

(四) 出生后感染

新生儿接受乙肝母亲的母乳喂养及与患者密切接触而受染。

二、乙肝母婴阻断措施

(一) 妊娠前阻断

1. 免疫接种

夫妇一方 HBV 阳性,另一方检查乙肝标志物,全部阴性者注射乙肝疫苗。以 0、1、6 方案接种,接种剂量 20g 乙肝酵母重组疫苗,未产生抗体前,应用避孕套避免交叉感染。鉴于我国是 HBV 感染高发区,每个人都处于感染乙肝的危险之中,提倡对 HBsAg 阴性的尚未产生 HBsAb 者进行接种。

2. 降低病毒载量

在婚前检查或孕前检查发现 HBVDNA $\geqslant 10^5$ 拷贝/mL,伴有 HBeAg(+)/或 HBeAg(-),肝功能异常者,劝其暂时不宜妊娠,到传染科做相应的检查,可考虑用拉米夫定、阿德福韦或恩替卡韦等核苷类药物或干扰素治疗,以降低患者血循环中的 HBV 载量。肝功能中重度受损的育龄妇女如不经治疗,妊娠后有较大风险,很可能在妊娠期间肝病加重,威胁母婴生命。

急性肝炎患者至少应在肝炎痊愈后半年,最好 2 年后怀孕。

(二) 妊娠期阻断

1. 妊娠早期

(1) 检查项目:初诊检查必须进行肝炎相关抗原、抗体及肝功能检测,对 HBsAg(+)者,必须做 HBVDNA 检测,HBVDNA $\geqslant 10^5$ 拷贝/mL 为母婴围产期传播高风险人群,建议转妊娠合并肝病专科门诊检查。

(2) 诊断:若检查发现 HBVDNA $\geqslant 10^5$ 拷贝/mL,伴有 HBeAg(+)/或 HBeAg(-),同时伴有肝功能异常者,应做腹部 B 超,检查肝胆脾情况以排除肝硬化和肝脏占位性病变。对失代偿的肝硬化患者,应终止妊娠。此类患者均应到传染科治疗。

(3) 在妊娠早期抗病毒治疗的安全性:由于拉米夫定可透过胎盘,并有较高的羊水浓度,多数学者仍不主张在妊娠早期应用。

2. 妊娠中期

(1) 检查项目:肝炎相关抗原、抗体及肝功能、甘胆酸检测,再次测定 HBVDNA 水平。

(2) 避免羊膜腔穿刺、脐血穿刺。

(3) 抗病毒治疗：妊娠前曾用拉米夫定抗病毒治疗有效的妇女，在妊娠中期出现肝功能异常伴 HBVDNA 上升者，需考虑再次使用拉米夫丁。但由于拉米夫定的副作用仍需谨慎使用。

3. 妊娠晚期

(1) 加强监测：妊娠期加强肝功能监测，注意休息与营养。

(2) 注射乙肝免疫球蛋白(HBIG)：对于 HBVDNA(－)者，不主张注射 HBIG；对于 HBVDNA(＋)者，讲明目前的现状并知情选择，在门诊病历上签字。注射时间为妊娠 28、32、36 周，注射剂量为 HBIG 200U，肌注。

下面是关于 HBIG 是否有效的两种观点：① 无效。有学者认为，孕期使用 HBIG 仅 200～400IU，明显低于"阻断肝移植后 HBV 再感染"所使用的剂量。因此，他们从理论上推测，孕妇使用 HBIG 无益。乙肝病毒在体内存活的时间为 36.6h，病人体内的乙肝病毒日更新率为 48%，也就是说，病毒每天都在大量地复制以补充每天的乙肝病毒死亡数量。在这种情况下，HBIG 的中和乙肝病毒作用和效果是极为有限的。另外，HBIG 与体内 HBV 结合后，形成抗原-抗体复合物，对孕妇有害；而且，HBIG 可能诱发 HBV 在胎儿体内发生变异，导致临床处理困难。② 有效。给 HBsAg 阳性孕妇(尤其是 HBV-DNA 阳性者)肌注 HBIG，提高了阻断 HBV 感染母婴传播的效果。不仅研究组(孕期使用 HBIG)的宫内感染率显著低于对照组，而且研究组新生儿 1 岁时随访的 HBsAg 阳性率也显著低于对照组。

(3) 抗病毒治疗：有学者主张给 HBVDNA 高载量的孕妇使用拉米夫丁，以此来降低孕妇 HBVDNA 载量，减少宫内感染，目前已见小样本的报道。作者认为孕期使用拉米夫定安全性良好，对胎儿宫内生长发育和出生时状态无影响；对于 HBVDNA 水平较高妊娠妇女应用拉米夫定降低病毒载量后，减少了婴儿免疫失败的发生，是有效和安全的。尽管如此，对慢性乙型肝炎孕妇是否在妊娠晚期选择拉米夫定治疗仍需持慎重态度。

(三) 出生后阻断

1. 分娩方式的选择

国内外均有报道，剖宫产对降低 HBV 母婴传播感染率的效果优于经阴道分娩；但也有学者曾对 HBV 感染的孕妇所生新生儿随访 12 个月，分析经阴道分娩、剖宫产、产钳助产的三组新生儿 HBsAg 阳性率，比较的结果无统计学意义的差别。不过，鉴于经阴道分娩过程中可能使用的某些产科操作(例如胎头吸引器)对胎儿皮肤产生微创，将增加被 HBV 感染的风险；故对 HBV-DNA 高水平复制的孕妇应结合产科情况，进行利弊综合评估。

2. 分娩时注意事项

高风险孕妇分娩时应注意隔离，防止产程延长，胎儿窘迫，羊水吸入，软产道裂伤。及时擦干或清洗新生儿的羊水、血及其他分泌物。

3. 尽早联合免疫

(1) 肌注乙肝免疫球蛋白(HBIG)：乙肝免疫球蛋白是一种特异性免疫球蛋白，从富含抗- HBs 的健康人血清中提取纯化制成，每毫升中抗- HBs 含量达到 200IU。通过抗- HBs 与 HBV 颗粒表面的 HBsAg 发生免疫结合，从而达到中和 HBV 的目的。肌肉注射乙肝免

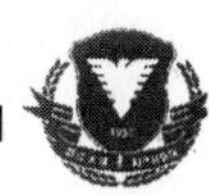

疫球蛋白 2～3h 后，外周血内抗- HBs 水平开始升高，2～5d 达到高峰，其半衰期为 24d，对人体的保护时间平均为 3 周。乙肝免疫球蛋白须在出生后立即使用，以清除分娩过程中侵入胎儿体内的 HBV，对业已形成的宫内感染无效。

(2) 乙肝疫苗接种：新生儿乙肝疫苗接种是预防乙肝最有效的手段。要求 12h 内接种，以 0、1、6 方案全程接种。接种剂量：10g 乙肝酵母重组疫苗。对多种原因而漏种的新生儿及早进行补种。单用乙型肝炎疫苗阻断母婴传播的保护率为 87.8%。(Ⅱ-3)

4. 检测新生儿 HBsAg

高危孕妇产后检查新生儿血液，确定相关的抗原、抗体，新生儿化验报告中 HBcAbIgM(+)和乙肝 DNA(+)提示有宫内感染，但也有少数人是在分娩过程中母血漏入所致，以后会慢慢消失的。新生儿化验报告中有下列一或二项阳性(HBeAg/HBeAb/HBcAb)提示没有发生妊娠早、中期感染，但不排除妊娠晚期和分娩期感染。

5. 关于母乳喂养

产后检测母乳 HBV-DNA，了解乳汁的传染性大小。乳汁化验结果：HBV-DNA(+)提示乳汁有传染性，不建议母乳喂养；HBVDNA(−)者可母乳喂养，但须告知如乳头破裂，母血中的乙肝病毒可以从破口处进入乳汁，使乳汁成为有传染性。

6. 随访

完成全程接种后 1～6 月检测抗 HBs 水平。若抗 HBs 阴性，可重复 0、1、6 方案，更换疫苗。若 HBsAg 阳性，提示免疫失败。

总之，我们必须重视乙肝母婴传播，对高危儿出生后立即行主被动联合免疫可有效阻断产时和产后感染。而如何预防和治疗宫内感染仍需进一步研究和探讨。

(杨小福)

【参考文献】

1. 中华医学会肝病学分会、中华医学会感染病学分会联合制订. 慢性乙型肝炎防治指南. 中华肝脏病杂志，2005，13：881－891.

2. 闫永平，徐德忠，王文亮，等. 胎盘乙型肝炎病毒感染与宫内传播的关系. 中华妇产科杂志，1999，34：392－395.

3. Zhang SL，Yue YF，Bai GQ，et al. Mechanism of intrauterine infection of hepatitis B virus. World J Gastroenterol，2004，10：437－438.

4. Li XM，Yang YB，Shi ZJ，et al. Interruption of HBV intrauterine transmission：a clinical study. World J Gastroenterol，2003，9：1501－1503.

5. 韩忠厚，陈研华，李力玮，等. 拉米夫定阻断乙型肝炎病毒母婴垂直传播的疗效和安全性观察. 中华内科杂志，2005，44(5)：378.

6. 范祎，肖晓敏. 分娩方式对乙肝病毒母婴垂直传播影响的 Meta 分析. 中国优生与遗传学杂志，2007，15：62－64.

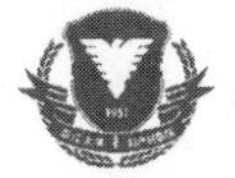

第七章

早 产

一、概 述

早产临产和早产胎膜早破是早产分娩的主要原因。早产率正在增加，尽管不断开发治疗早产的药物，但事实上目前并没有从真正意义上降低早产的发生率。

（一）处理早产的目的

（1）检查和治疗与早产相关的疾病。
（2）治疗早产本身。
（3）尽可能给予促胎肺成熟。

（二）处理前评价

（1）确定孕周及胎数。
（2）有无临产和胎儿宫内窘迫及危险因素需紧急处理。
（3）胎膜是否破裂。
（4）初步评价可能的危险因素（见附录 1）。
（5）妊娠 32 至 34 周前将孕妇转诊至三级医疗中心可降低新生儿病死率[1]，转诊早产患者前需作转诊前评价。

二、临床特征

（一）症 状

类似行经的腹痛、腰痛、腹坠感、盆腔坠感、阴道分泌物增多或变化（黏液性、水样、淡血性等）、子宫收缩等。

（二）体 检

（1）腹部检查。

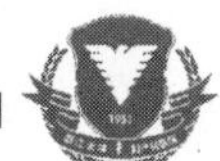

(2) 外监护监测宫缩的频率、持续时间及强度。

(3) 宫颈检查：宫颈的扩张和容受程度，尽量避免指诊。

三、辅助检查

(一) 实验室检查

1. 阴道后穹窿分泌物中胎儿纤维结合蛋白检测

孕 24～28 周 fFN≥50mg/mL 可作为预测早产的指标，敏感度 50%。阴性者 2 周内发生早产的可能性较小。阴性预测价值大，为 95%。

2. 病原体检查

(1) 尿常规和尿培养。

(2) 宫颈培养：B 族溶血性链球菌、衣原体、淋球菌、支原体。

(3) 细菌性阴道病检查。

3. 羊水穿刺

怀疑宫内感染者行羊水细菌培养，羊水细菌培养阳性是诊断宫内感染的金标准。

4. 肺成熟试验

(二) 超声检查

宫颈长度作为预测早产可能性的指标，经阴道超声检查较指检更为准确[2]。

(1) 评价胎龄、羊水量、胎位、胎盘位置、有无胎儿畸形。

(2) 阴道 B 超测宫颈长度和宫颈扩张：宫颈扩张为宫颈内口呈“U”或“V”形，漏斗宽度＞5mm 或漏斗侧缘长度超过 3mm；宫颈缩短≤2.5cm 者早产危险性增加。

胎儿纤维结合蛋白试验与经阴道超声结合评价宫颈长度预测早产的方法较其中任一单一试验方法更为准确[3]。

四、诊　断

妊娠满 28 周后出现规则宫缩(每 20min 4 次或每 60min 8 次)，伴宫颈管进行性改变(宫颈容受度≥80%，伴宫口扩张)，诊断为早产临产；妊娠满 28 周至不满 37 足周前分娩称为早产。

五、治　疗

(一) 治疗原则

延长孕周以减少新生儿发生 RDS。具备以下条件应予继续妊娠：

(1) 胎儿存活，无畸形，无宫内窘迫表现。

(2) 估计新生儿出生后生活能力低下。
(3) 宫口扩张<3cm。
(4) 无继续妊娠的内外科禁忌证。
(5) 胎盘功能良好。

(二) 一般治疗

(1) 卧床休息,休息后宫缩可减少,对胎膜早破者应绝对卧床休息。
(2) 支持疗法,静脉补液可通过增加子宫血流,降低垂体抗利尿激素和催产素的分泌,起到抑制宫缩的作用。
(3) 减少不必要的阴道检查。
(4) 寻找可能的原因,任何易造成产妇早产的原发因素应予以治疗。存在泌尿系感染者给予抗生素治疗。

(三) 宫缩抑制治疗

有效抑制宫缩 24~48h,争取时间使用皮质类激素,宫缩抑制剂能延长孕周 2~7d。缺乏长期抑制临产的证据。

宫缩抑制剂种类:
(1) β-受体激动剂:代表药物"安宝"。
(2) 硫酸镁。
(3) 钙离子通道阻滞剂:代表药物"心痛定"。
(4) 催产素受体拮抗剂。
(5) 前列腺素合成酶抑制剂。
(6) 一氧化氮供体。

β-受体激动剂和硫酸镁是目前最常使用的药物[4]。妊娠期高血压疾病患者首选硫酸镁[5]。抑制宫缩药物的成功与否主要取决于治疗开始的早晚。一种宫缩抑制剂只能解决一部分患者,一种药物无效时可以选择其他的替代或补救方法,也可考虑联合用药(具体方案见附录 2)。

(四) 预防新生儿呼吸窘迫综合征

糖皮质激素可高度有效地预防 RDS 和脑室内出血,降低新生儿死亡率[6]。

1. 适应证
(1) 孕 24~34 周无类固醇治疗的禁忌证(如活动期结核)。
(2) GDM、双胎、多胎妊娠用药放宽至 36 周。
(3) >34 周,但有证据证明胎肺不成熟者。

2. 用药方法
倍他米松 12mg 肌注,1 次/d×2 次。
地塞米松 6mg 肌注,q12h×4 次。
不主张重复使用或抢救性应用,起效时间:用药后 24~48h。

（五）抗生素的应用

（1）早产的病因探讨中，感染的问题日益受到重视。

（2）对经验性抗生素治疗存在争议，但对于伴有胎膜早破、生殖道炎症者应早期应用。对于早产胎膜早破者(PPROM)常规应用抗生素可有效延长妊娠时间，减少孕妇和新生儿感染率，从而改善母儿预后。目前大多数医院对破膜时间超过12h的PPROM病例，常规给抗生素以预防感染。密切注意羊水流出有无臭味或子宫有无压痛；一旦确诊感染存在，应及时终止妊娠。由于绒毛膜羊膜炎的临床征象常出现在宫内感染的晚期，及早识别宫内感染可阻止由感染导致的母儿严重并发症。诊断无症状的宫内感染包括：

① 体温>38℃，孕妇心率加快。

② 红细胞沉积率升高，>60mm/h。

③ 孕妇外周血白细胞计数>15×10^9/L，每日或隔日检查一次。

④ C反应蛋白高于正常30%以上。

⑤ 宫颈黏液C反应蛋白>800ng/mL。

⑥ 母血清或羊水中IL-6升高。

⑦ 羊水细菌培养阳性，是诊断宫内感染的金指标，但临床缺陷就是获得培养结果的时间长。羊水细菌培养>10^3/mL，则有临床意义。

⑧ 羊水革兰染色阳性。

⑨ 羊水葡萄糖浓度降低。

⑩ 无负荷试验无反应；胎儿生物物理监测低评分；胎心率>160次/min；S/D比值超过正常的15%。

（六）分娩方式的选择

无创性分娩原则如下：

（1）尽可能限制孕妇使用麻醉药镇痛。

（2）头位、无FGR、无宫内窘迫可以考虑阴道分娩；早产臀位分娩时，可选择剖宫产。

（3）分娩时做好产时监护，缩短听胎心的间隔时间。

（4）预先发现胎先露异常。

（5）初产妇阴道分娩时应常规作会阴切开，减少颅内出血。

（6）产间抗生素治疗可降低早期出现的(<7d)新生儿败血症的发生率。

（7）对胎膜早破时间长，疑有绒毛膜炎者剖宫产时最好选择腹膜外剖宫产术。

（8）分娩时有新生儿抢救小组。

（9）出生后立刻肌注维生素K_1 1mg，破膜时间>18h做脐血培养。

（七）分娩时机的选择

（1）对于不可避免的早产，应停用一切宫缩抑制剂。

（2）若延长妊娠的风险大于胎儿不成熟的风险，则应及时终止妊娠。

（3）妊娠<34周时根据个体情况决定是否终止妊娠。

(4) 如有明确宫内感染,则应尽快终止妊娠。胎龄>34 周可以顺其自然。

附录1 早产的危险因素

既往早产史
早产胎膜早破
年龄(青少年、高龄)
社会经济状况差
种族(非洲-美洲的比率高度失衡)
孕妇感染
——无症状性菌尿
——未经治疗的肾盂肾炎
——生殖道感染
梅毒、淋病、衣原体
早产胎膜早破的B组链球菌感染
细菌性阴道病
解脲支原体、人支原体和滴虫性阴道病与早产或早产胎膜早破的关系存在争议
——其他的全身感染(如肺炎、疟疾、伤寒)
子宫体积增加(双胎、羊水过多)
孕妇外伤
其他妊娠合并症(胎盘早剥、阑尾炎、宫颈功能不全、子宫畸形、子宫肌瘤)

附录2 抑制宫缩具体方案

1. β-受体激动剂 首选"安宝"

(1) 使用方法:

"安宝"50mg/100mg+5%GS 500mL ivgtt,初始剂量 50mg;5 滴/min 开始,每 10~15min 增加 5 滴,至宫缩被抑制,最大滴速不超过 36 滴/min。静滴到宫缩完全停止后继续维持 12~18h 停药;若疗效欠佳,则需在 2h 内更换浓度加倍的药液,每日总量<150mg;结束输注前半小时,口服片剂 10mg(1 片),最初 24h 内每隔 2h 服一片,此后隔 4~6h 口服 1~2 片,维持 7~10d,日量不超过 12 片;一般不推荐长期服用片剂。

(2) 副反应:

母体副反应有心动过速、震颤、低血钾、高血糖、心律异常和肺水肿等。
心动过速是最常见的不良反应,最严重的副反应是肺水肿。
胎儿心动过速,长期使用会导致胎儿反应性低血糖。

(3) "安宝"使用注意事项:

低剂量开始静滴,当孕妇心率> 140 次/min,收缩压<90mmHg 时,立即停药。
孕妇和胎儿心率可作为反映用药量的指标。

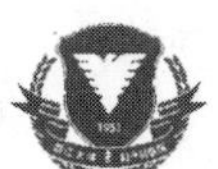

新生儿需警惕低血糖、低血压、低钙及心动过速的发生。

避免长期、大剂量使用，同时大量补液，输液量＜2500mL/d。

(4) 禁忌证：

糖尿病、心脏病、甲亢、严重贫血、高血压。

2. 硫酸镁

$MgSO_4$ 是广泛应用于抑制子宫收缩的传统药物。

(1) 使用方法：25％$MgSO_4$ 20mL＋25％GS 20mL ivgtt(＞5min)，然后 1.5～2.0g/h 维持，宫缩被抑制再维持 12～24h，当血镁浓度达到 2.0～3.5mmol/L 时，可有效抑制宫缩。在安全剂量时不能有效预防早产。

(2) 副反应：

① 潮热、恶心呕吐、视力障碍、头痛、胸闷、呼吸短促、肺水肿、心肌缺血。

② 导致胎儿肌张力下降、呼吸抑制、骨代谢异常和先天性肌肉痛。

(3) 监测：

① 定时检查膝腱反射是否减弱或消失。

② 呼吸＞16 次/min。

③ 尿量＞25mL/h。

3. 钙离子通道阻滞剂

抑制细胞外液钙离子的跨膜作用，细胞内钙离子浓度减少，从而抑制宫缩，临床应用较少。

代表药物：硝苯地平(心痛定)。

(1) 使用方法：首剂 20mg 口服，然后每隔 6～8h 给予 10～20mg。

(2) 副反应：

① 孕妇可出现头痛、潮红、血压下降、反应性心动过速等，发生率 17％。

② 动物实验发现硝苯地平可导致胎盘血流减少，影响氧饱和度，但在人类尚未证实。

4. 催产素受体拮抗剂

抑制子宫收缩的机制在于阿托西班可竞争性结合催产素受体，抑制催产素受体的增加而起到受体降调作用。阿托西班只降调催产素受体，不改变子宫肌层对催产素的敏感性，不会增加产时和产后出血，适用于孕 22～28 周早产不可避免者。

代表药物：阿托西班。

(1) 使用方法：多采用 3 阶段连续疗法。

① 6.75mg 静脉推注(首剂)，超过 1min。

② 18mg/h(300μg/min)静脉滴注，持续 3h(负荷量)。

③ 6mg/h(100μg/min) 静脉滴注，维持 18h 以上(维持量)。

1 个疗程时间不超过 45h，总量不超过 330mg

(2) 副反应：恶心、呕吐、头痛。

5. 前列腺素合成酶抑制剂

抑制环氧合酶-2 (COX-2)，阻断花生四烯酸转化为 PGE2 和 PGF2a，从而抑制宫缩和宫颈扩张。

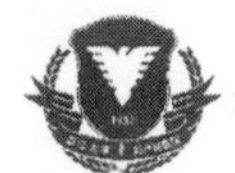

代表药物：消炎痛。

(1) 使用方法：可口服或直肠给药，建议首次直肠给药 50～100mg，每隔 4～6h 口服或直肠给药 25～50mg。

每天总量不超过 200mg，用药时间不超过 48h。

(2) 副反应：

① 致孕妇胃肠道溃疡、胃出血、产后出血。

② 影响胎儿：可逆性羊水减少；动脉导管收缩；坏死性小肠结肠炎；脑室内出血。

6. 一氧化氮供体

一氧化氮(NO) 为平滑肌松弛剂，NO 供体可抑制宫缩。

代表药物：硝酸甘油。

硝酸甘油抑制宫缩的失败率高于硫酸镁，25%的孕妇因血压过低不得不终止治疗。

附录 3 常见早产感染性因素治疗方法

1. B 族链球菌

应用抗生素降低早期出现的(小于 7d)新生儿败血症的发生率

美国儿科协会、疾病控制中心提出：

常规筛查方法——肛门生殖器培养筛查，治疗阳性者。

危险因素方法——如果出现危险因素就进行治疗。

B 族链球菌的危险因素包括：既往出现 B 族链球菌感染胎儿；目前妊娠期间发现 B 族链球菌尿；破膜时间超过 18h；分娩期间孕妇体温超过 38℃。

B 族链球菌的预防性治疗方案如下：

(1) 首选药物：氨苄青霉素，初始 2g，然后每 4h 给予 1g。

(2) 青霉素过敏者选用。

(3) 林可霉素 900mg 每 8h 静滴一次；红霉素 500mg 每 6h 静滴一次。

(4) 口服抗生素无效。

2. 治疗有症状的阴道炎和细菌性阴道病

无症状的阴道炎和细菌性阴道病患者，不必常规治疗。如为早产高危孕妇应常规筛查 BV 并治疗。妊娠期阴道解尿支原体携带并不增加早产发生率；妊娠合并沙眼衣原体性宫颈炎与早产的关系不明确；淋菌性宫颈炎，一旦诊断应给予规范化治疗。具体治疗方案如下：

(1) 妊娠合并滴虫性阴道炎症：首选甲硝唑，口服用药比阴道用药效果好，单次口服 2g 甲硝唑或每次 200mg，每日 3 次，连服 7d，并同时治疗性伴侣，以减少复发。

不能耐受口服给药者可局部用药：甲硝唑泡腾片 200mg，每晚 1 次，7 ～10d 为一疗程。

(2) 外阴阴道假丝酵母菌病：以局部用药为主，禁用口服唑类药物。

克霉唑栓(凯妮汀)，每天 1 枚，相当于 500mg，或制霉菌素栓(米可定泡腾片)，每天 1 次，7d 为一疗程。

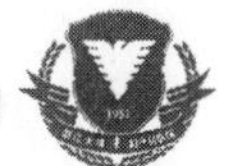

(3) 细菌性阴道病：首选甲硝唑治疗，200mg，3 次/d，连服 7d，或用氯洁霉素 300mg，每天 2 次，连服 7d。

3. 下生殖道支原体(UU)及衣原体(CT)感染

首选大环内酯类抗生素，如红霉素 500mg 口服，每天 4 次，1～2 周为一疗程，或用阿奇霉素 0.5g，每天 1 次口服，3d 为一疗程。

(梁峰冰 贺 晶)

【参考文献】

1. Kollee LAA, Brand R, Schreuder AM, et al. Five-year outcome of preterm and very low birth weight infants: a comparison between maternal and neonatal transport. Obstetrics and Gynecology, 1992, 80: 635 - 638. (Level Ⅲ)

2. Rozenberg P. Intravaginal ultrasonography of the uterine cervix: hope in the campaign against premature births. Journal de Radiologie, 1999, 80: 421 - 9. (Level Ⅲ)

3. Mozurkewich EL, Naglie G, Krahn MD, et al. Predicting pretern birth: A cost-effectiveness analysis. American Journal of Obstetrics & Gynecology, 2000, 182: 1589 - 1598. (Level Ⅲ)

4. Guinn DA, Goepfert AR, Owen J, et al. Management options in women with preterm uterine contractions: A randomized clinical trial. Am J Obstet Gynecol, 1997, 177: 814 - 887. (Level Ⅰ)

5. Higby K, Elly MJ, Pauerstein CJ. Docolytic agents stop preterm labor? A critical and comprehensive review of efficacy and safety. Am J Obstet Gynecol, 1993, 168: 1247 - 1259. (Level Ⅰ)

6. Crowley PA. Antenatal corticosteroid therapy: a meta-analysis of the randomized trials, 1972 to 1994. American Journal of Obstettics and Gynecology, 1995, 173: 322 - 335. (Level Ⅰ)

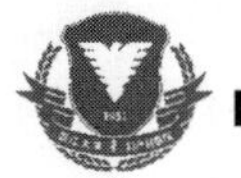

第八章

产后出血

一、概 述

(一) 定 义

产后出血(postpartum hemorrhage，PPH)指胎儿娩出后的 24h 内出血超过 500mL。PPH 的另一个推荐的定义为红细胞压积下降 10%。

应当指出，有些患者即使是相对少量的出血，也会出现血流动力学受累情况，包括妊娠期高血压伴蛋白尿、妊娠合并贫血、脱水或身材矮小者。

(二) 病因及危险因素

产妇中产后出血的发生率为 5%～10%。早期产后出血的原因极易理解。子宫收缩异常(tone)、妊娠相关物残留(tissue)、生殖道创伤(trauma)、凝血功能障碍(thrombin)。

产后出血的原因依次为子宫收缩乏力、胎盘因素、软产道裂伤、凝血功能障碍。

许多因素是影响产妇 PPH 的危险因素，每一种危险因素均可用上述的“4T”之一或更多来解释(表 1-8-1)。

表 1-8-1 PPH 的病因及危险因素

原 因	病 因	危险因素
子宫异常(tone)	子宫过度伸展	羊水过多 多胎 巨大儿
	子宫收缩乏力	快速分娩(rapid labor) 产程延长 多产次
	羊膜腔感染	脓毒血症 胎膜早破(>72h)
	子宫功能异常或解剖畸形	子宫平滑肌瘤 前置胎盘/子宫畸形

续 表

原 因	病 因	危险因素
妊娠相关物残留 (tissue)	妊娠相关物残留 胎盘异常 绒毛叶或副胎盘残留	分娩时部分胎盘残留 前次子宫手术史 产次多 超声下胎盘异常
	血凝块滞留	子宫收缩乏力
生殖道创伤 (trauma)	宫颈、阴道或会阴裂伤	急产,手术产
	子宫切口延伸或撕裂	胎位不正,胎头深入盆
	子宫破裂	前次子宫手术史
	子宫内翻	产次多,子宫底部胎盘
凝血功能障碍 (thrombin)	既往病史 —血友病 A —温韦伯氏病	遗传性凝血功能疾病 肝脏疾病
	妊娠期特有疾病 —ITP —HELLP 综合征 ◇ DIC ◇ 子痫前期 ◇ 死胎 ◇ 严重感染 ◇ 胎盘早剥 ◇ 羊水栓塞	瘀斑 血压升高 胎儿死亡 发热,白细胞升高 产前出血 突发性休克
	治疗性抗凝	血栓形成,栓塞

(二) PPH 的临床表现

1. 阴道流血

产后出血的主要表现即为阴道流血,根据原因的不同,阴道流血的临床表现也是不同的,见表 1-8-2 所示。

表 1-8-2 产后出血的病因及临床表现

	子宫收缩乏力	胎盘部分剥离或滞留	生殖道裂伤	凝血功能障碍
阴道流血时间	胎盘娩出后	胎儿娩出后短时间内	胎儿娩出后紧接着出现	随病情而异,可在第三产程或其后全身不同部位的出血

续　表

	子宫收缩乏力	胎盘部分剥离或滞留	生殖道裂伤	凝血功能障碍
阴道流血性状	大量出血，或宫缩时出血少，松弛时出血多，血色暗红或有血凝块	血暗红色，量或多或少，多有血块	血鲜红色，持续不断	血不凝，子宫大量出血，皮下、静脉穿刺部位、伤口出血
子宫位置及性状	在下腹部，触及子宫柔软，按摩后变硬，停止按摩后，子宫变软	子宫收缩，宫底上升	宫底下降，子宫收缩良好	宫底下降，子宫收缩良好
胎盘	胎盘、胎膜完整	胎盘未剥离、部分剥离或剥离后滞留宫内	胎盘胎膜完整	胎盘胎膜完整
宫腔	四壁及下段无损伤	有组织残留	无组织残留，极少部分宫颈裂伤可延至子宫下段及宫体	无组织残留，无裂伤
阴道、宫颈	无裂伤，侧切伤口无上延	无裂伤，侧切伤口无上延	侧切伤口上延或裂伤、血肿等	无裂伤，侧切伤口无上延
实验室检查	贫血的表现，凝血功能	贫血的表现，凝血功能	贫血的表现，凝血功能	血凝的各项指标异常

2. 隐匿性出血

当阴道流血不多，而血压不稳定，血红蛋白进行性下降，应考虑隐匿性出血。

(1) 软产道的血肿：常常是由于未发现软产道裂伤或是缝合不当造成的。严重时血肿内积血可达 700mL 以上。患者常常主诉会阴疼痛、水肿、有便意感。

(2) 腹腔内出血：多发生于 DIC 的产妇，术后腹部切口或是子宫切口继续出血。也有一部分患者是由于植入性胎盘穿透了子宫浆膜层而向腹腔内出血，患者多出现进行性腹胀、全腹压痛、反跳痛。

3. 休克

当产后出血达一定量时，就会出现不同的休克症状，见表 1－8－3 所示。

表 1－8－3　PPH 的临床表现

	休克代偿期	轻度休克	中度休克	重度休克
失血量	500～1000mL 10%～15%	1000～1500mL 15%～25%	1500～2000mL 25%～35%	2000～3000mL 35%～45%
血压变化（收缩压）	无	轻度下降（80～100mmHg）	明显下降（70～80mmHg）	极度下降（50～70mmHg）
症状与体征	心悸，头昏眼花，心动过速	虚弱，出冷汗，心动过速	焦躁不安，苍白，少尿	休克，缺氧，无尿

二、诊 断

（一）阴道流血量的观测

较为客观的是以下三种方法：

1. 称重法

将分娩后敷料重量减去分娩前敷料重量，为失血量（血液比重为1.05g相当于1mL）

2. 容积法

用产后专用的接血容器，将所收集的血用量杯测量。

3. 面积法

将血液浸湿面积按10cm×10cm为10mL计算。

（二）初步判断造成产后出血的原因

当出现产后出血，根据阴道流血的时间、数量和胎儿、胎盘娩出的关系，并做以下体检/探查，可初步判断造成产后出血的原因：

1. 探查子宫收缩情况

在正常情况下，胎盘娩出后，子宫缩小至脐平或脐下一横指，呈圆球状，质硬。按摩子宫或使用缩宫剂后，子宫变硬，阴道流血量减少，是子宫收缩乏力与其他原因出血的重要鉴别方法。

2. 检查胎盘完整性和宫腔积血情况

胎盘娩出后应仔细检查胎盘、胎膜的完整性，尤其注意胎儿面有无断裂血管，警惕副胎盘存在的可能。

3. 检查生殖道

（1）宫颈裂伤：产后应常规检查宫颈。初产妇宫颈裂伤多在宫颈两侧（3、9点处）。部分宫颈裂伤可深至穹窿伤及动脉分支，可有显性或隐性活动性出血。极少部分宫颈裂口可上沿至子宫下段甚至宫体。

（2）阴道裂伤：必须探清裂伤的顶端位置。应仔细探查，特别注意阴道穹窿及阴道前壁是否存在裂伤。对于有便意感和会阴疼痛的产妇应注意软产道血肿的可能。

（3）会阴裂伤：应仔细探查肛门外括约肌及直肠壁完整性。

4. 全身皮肤黏膜的检查

怀疑产妇原有内科疾病或由分娩引起的凝血功能异常的，应检查全身皮肤黏膜，是否存在出血点及瘀点、瘀斑。

三、辅助检查

（1）血常规、血型、凝血功能检查。

（2）肝肾功能、血β-HCG检查。

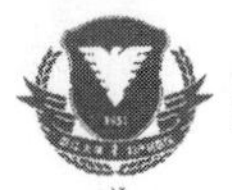

(3) 超声检查：对胎盘残留、胎盘植入、宫腔积血、腹腔内出血具有积极的诊断价值。

(4) 腹腔穿刺。

四、PPH 的预防

临床医师应该评估每一名患者产后出血的危险，并在第三产程给予积极的处理有助于减少产后出血，措施包括早期钳夹脐带、牵拉脐带和按摩子宫娩出胎盘和子宫收缩剂的使用。(Ⅰ)

(一) 子宫收缩剂

(1) 缩宫素：是目前预防 PPH 的药物。主要益处是起效快，而且不会使血压升高或引起宫缩强直。第三产程常规注射缩宫素可以减少 40%的 PPH，同样已经证实预防性使用缩宫素可以减少治疗性药物的使用。有效方案包括缩宫素 10U im 或 20U＋NS 500mL 静滴。胎儿前肩娩出后常规预防性使用缩宫素可减少 PPH 的风险。[1](Ⅰ)

(2) 米索前列醇：不被推荐用于预防产后出血。(Ⅰ)

(二) 早期钳夹脐带、牵拉脐带和按摩子宫娩出胎盘

对于这两种方法，尚未进行独立研究。事实上，所有的研究均把这两种方法与缩宫素作为混合干预因素，这些试验总是发现积极干预可预防 PPH 的发生，但这可能完全归功于缩宫素的使用。(Ⅲ)直至研究证实这些处理方案无效时才不再实施，否则在处理第三产程时，仍应积极干预。

五、PPH 的处理

总的处理原则：针对出血原因，迅速止血；补充血容量；纠正失血性休克；防治感染。

(一) 最初的评估和治疗

对 PPH 的最初治疗包括早期发现、及时复苏，同时寻找出血原因，并进行基础的实验室检查。(Ⅲ)

(1) 寻找病因：应全面检查子宫、宫颈和下生殖道；检查胎盘胎膜的完整性；寻找引起凝血功能异常的原因。

(2) 按照“ABC”方案进行复苏抢救：建立静脉通道大量补液，面罩吸氧，监测重要的生命体征。输注胶体，并考虑是否留置导尿和监测血氧饱和度。进行血常规、凝血功能、血型检查并交叉配血。

(二) 针对病因的治疗

1. 子宫收缩乏力

子宫收缩乏力是最常见的原因。

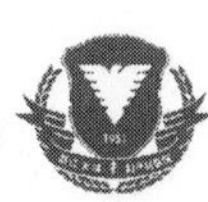

(1) 改善全身状况，避免膀胱过度充盈。

(2) 按摩子宫：助产者一手在腹部按摩子宫，同时压迫宫底，将宫内积血压出；如果无效，可用腹部-阴道双手按摩子宫，即一手握拳置于阴道前穹窿顶住子宫前壁，另一手在腹部按压子宫后壁使宫体前屈，双手相对紧压子宫并作节律性按摩，按压时间以子宫回复正常收缩为止。

(3) 使用子宫收缩剂：见表 1－8－4 所示。

表 1－8－4　子宫收缩剂

<table>
<tr><th colspan="2">药　物</th><th>剂　量</th><th>副作用</th><th>禁忌证</th></tr>
<tr><td colspan="2">缩宫素</td><td>10U im
10～20U ivgtt</td><td>常无子宫收缩痛、恶心、呕吐（水中毒）</td><td>对此药物过敏者</td></tr>
<tr><td colspan="2">马来酸甲麦角新碱（少用）</td><td>0.25mg im/0.125mg iv，需要时每 5min 使用一次，最多重复 5 次</td><td>外周血管痉挛、高血压、恶心、呕吐</td><td>高血压、对此药物过敏者</td></tr>
<tr><td rowspan="3">前列腺类药物</td><td>米索前列醇</td><td>200μg 舌下含服</td><td rowspan="3">潮红、腹泻、恶心、呕吐、体温升高</td><td rowspan="3">活动性心肺疾病、对此药物过敏者、青光眼等</td></tr>
<tr><td>卡前列甲酯栓（卡孕栓）</td><td>1mg 置于阴道后穹窿</td></tr>
<tr><td>卡前列素氨丁三醇（欣母沛）</td><td>0.25mg im 或宫壁注射，需要时每 15min 使用一次，最多重复 8 次</td></tr>
</table>

2. 妊娠相关物残留

(1) 胎盘滞留：立即行阴道检查和宫腔检查，如果胎盘已经剥离，应迅速取出。若因子宫肌层痉挛收缩或宫颈回缩使胎盘嵌顿，可肌注盐酸哌替啶 100mg，等肌层痉挛缓解后再行取出。

(2) 胎盘、胎膜残留和宫腔积血：清宫术。

(3) 胎盘植入：对于Ⅰ级胎盘植入，可经徒手剥离胎盘后取出；对于Ⅱ级及以上胎盘植入，应立即清除大块已剥离的胎盘，同时使用子宫收缩剂，如出血控制，可予 MTX 等药物治疗后再行超声引导下清宫术。对于完全植入胎盘或是出血无法控制，立即行子宫切除术。

3. 生殖道裂伤

(1) 彻底探查软产道，明确产道裂伤的位置及程度。

(2) 若宫颈裂伤＜1cm 但无活动性出血，则不需缝合；如宫颈裂伤大于 1cm 或有活动性出血，则应缝合。必须注意的是，缝合处与宫颈外口缘应＞0.5cm 以避免宫颈疤痕挛缩。如累及子宫下段，缝合时应注意避免损伤膀胱、输尿管，必要时经腹修补。

(3) 阴道、会阴裂伤修补应注意解剖层次的缝合，第一针要超过顶端 0.5cm，缝合时不留死腔，避免缝线穿过肠道黏膜。

(4) 软产道血肿形成时，应切开并清除血肿，彻底止血、缝合，必要时放置引流条。

4. 凝血功能障碍

(1) 首先排除子宫收缩乏力、胎盘因素、软产道裂伤引起的出血。

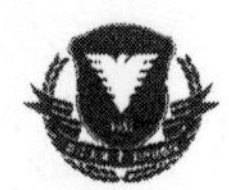

(2) 明确诊断后积极输入新鲜全血、血小板、纤维蛋白原和凝血酶原复合物。

(3) 如并发 DIC,则按 DIC 处理。

六、难治性 PPH

(一) 最初阶段

经过上述初步处理,仅有一小部分患者无效。若此时出血仍得不到控制,需手术干预。

(1) 应组织一个多人组成的训练有素的队伍,包括有经验的产科医师、外科医师和麻醉师,并召集相关人员,包括来自手术室、实验室及 ICU 的医务人员。若侵入性放射检查有效,则考虑行血管造影下动脉栓塞术。做以上安排的同时,局部压迫、宫腔纱条填塞和/或注射血管加压素以将失血量降至最低。并连续输注液体和血制品以维持稳定的血流动力学和正常凝血功能。

(2) 血管加压素:可以使血管快速痉挛,减少出血部位的血流使血液凝固。适用于剖宫产术中胎盘附着部位的难治性出血控制(Ⅲ)。常用 0.25U/mL×20mL 肌注于胎盘附着之局部子宫肌层。但不能直接注入血管中,否则会使动脉急性收缩,血压骤然升高,心动过缓或死亡。

(3) 宫腔纱条填塞术:指用有网眼的纱条完全、均匀地填塞子宫腔。术后使用抗生素并留置纱条 24h。它尤其适用于患者病情不允许立即进行较大的手术或剖宫产术中胎盘附着部位无法控制的出血。

(4) 血管造影下动脉栓塞术:在有条件行血管造影下动脉栓塞术的医院,可以实施这一手术,也可用于子宫切除术后大出血(Ⅱ-3),但临床医师需要考虑的是患者的血流动力学和凝血功能是否可以提供足够的时间去组织、实施这一操作。

(二) 进一步的手术方式

(1) B-Lynch 缝扎或简化交替缝合:用于剖宫产术中子宫收缩乏力大出血或是胎盘附着面持续性出血。[2](Ⅱ-3)

首先将子宫托出腹腔,两手挤压子宫,观察出血情况,若挤压后出血基本停止,则行改良缝线术成功的可能性极大。以 1-0 可吸收线从子宫下段切口的左侧中、外 1/3 交界处的切缘下方 2cm 处进针,穿过子宫肌层;然后从切口上缘对应部位出针,依次穿过肌层、浆膜层,均不穿透蜕膜层;出针后于宫体中部向宫底方向垂直褥式缝合 1 针,深达肌层,不穿透蜕膜层,缝线绕向宫底,于宫底部再次垂直褥式缝合 1 针(距宫角 3cm),不穿透蜕膜层;出针后将缝线绕过宫底达子宫后壁,于宫体中部与前壁缝合相对应部位向宫颈方向缝合 1 针(同前壁缝合法),出针后在相当于子宫下段切口水平,自左向右水平缝合 1 针,不穿透蜕膜层,进、出针部位相当于中、外 1/3 交界处。同法,继续右半部自后壁向前壁的缝合,但缝合方向相反,最后于切口右侧中、外 1/3 交界处的切缘下方 2cm 处出针,在助手挤压子宫的同时,小心、缓慢地拉紧缝线的两端后打结,使子宫呈纵向压缩状,大致将子宫纵向分为 3 等份。

(2) 双侧子宫动脉结扎术:对控制 PPH 有效[3](Ⅱ-3)

选择在子宫动脉行经子宫边缘,位于子宫下段的上部切口结扎。若已行剖宫产术,则

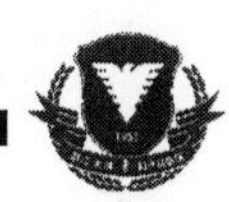

在切口下 2～3cm 处结扎，这样做时，可能需要下推膀胱。若行上述操作后效果不佳或子宫下段仍持续出血，可以缝第二针。在充分下推膀胱的前提下，第二针选择在前一针下 3～5cm 处的子宫下段，双侧结扎，这次结扎将大部分供给子宫下段的子宫动脉支和一条伸入宫颈的血管包括在内。在处理绝大多数难治性产后出血时，因子宫血管结扎简单易行，应作为最早尝试的外科手段。

(3) 双侧卵巢动脉结扎术：当子宫动脉结扎术无效时，可进一步结扎卵巢动脉[4]。(Ⅱ-3)

(4) 双侧髂内动脉结扎术：结扎髂内动脉时，需确认髂总动脉的分叉处，输尿管由此穿过。首先，与输尿管平行，纵行切开后腹膜 5～8cm，距髂内动脉和髂外动脉分叉 2.5cm 处结扎髂内动脉。

髂内动脉结扎是对近侧血管的干预，明显减少了子宫血流；但是有损伤髂内静脉的风险，一旦损伤，则会加剧出血程度，病情恶化[5]。(Ⅱ-3)

(5) 急诊子宫切除术：是产后大出血手术干预时最常用的治疗措施，发生率为 7～13/10000，与阴道分娩相比，剖宫产的发生率明显升高，主要原因为：

① 胎盘粘连或植入；

② 子宫收缩乏力；

③ 子宫破裂；

④ 剖宫产术中子宫切口严重裂伤；

⑤ 产钳后阔韧带血肿；

⑥ 产钳后宫颈裂伤。

提倡次全子宫切除术以缩短手术时间，减少出血量。但很难寻求数据支持，因为次全子宫切除常常对失血量已经很多、手术时间很长的病情不稳定者使用。如果出血被控制，保留宫颈似乎是合理选择。对于继发宫缩乏力者同样适用。如果出血点位于子宫下段或宫颈，子宫次全切除术是不适宜的。

由于切除子宫时仍有活动性出血，故需以最快速度“钳夹、切断、下移”直至钳夹至子宫动脉水平以下，然后打结[6]。(Ⅱ-3)

七、子宫切除后大出血

子宫切除术并不一定能控制严重 PPH 患者的继续出血。凝血功能受损或手术时间过长引起的盆腔表面渗血会使出血继续。

(一) 腹腔、盆腔填塞

适用于子宫切除后由于消耗性凝血疾病导致的后腹膜表面不断渗血。(Ⅱ-3)填塞时，用大的剖腹手术包将腹腔塞紧，纠正凝血功能障碍 24h 后取出。

(二) 子宫/髂内动脉栓塞术

这是一种非常有效的方法，尤其对病情稳定但出血不止，外科手术已经无计可施的病人(Ⅱ-3)。此技术的缺陷在于手术耗时1～2h,并需要特殊的仪器设备和技术,不是所有的医疗中心均能施行。

表1-8-5　处理产后出血的阶梯式方法

<table>
<tr><td colspan="4">步骤1:评估和治疗产后出血的起始步骤</td></tr>
<tr><td>复苏
—静脉补液
—面罩吸氧
—监测BP,P,R,U/O
—+/-导尿管
—+/-监测氧饱和度</td><td>查找病因
—探查子宫(tone、tissue)
—探查生殖道(trauma)
—检查病史记录(thrombin)
—观察血凝块</td><td colspan="2">实验室检查
—CBC
—凝血功能检查
—交叉配血检查</td></tr>
<tr><td colspan="4">步骤2:针对病因治疗</td></tr>
<tr><td>Tone
—按摩
—加压
—药物(见表1-8-4)</td><td>Tissue
—人工剥离胎盘
—刮宫术</td><td>Trauma
—纠正子宫内翻
—撕裂缝合术
—确认破裂处</td><td>Thrombin
—纠正
—抗凝
—输替代品</td></tr>
<tr><td colspan="4">步骤3:难治性PPH</td></tr>
<tr><td>求助
—产科、外科医师
—麻醉师
—检验科、输血科
—+/-动脉栓塞</td><td>局部治疗
—用手压迫止血
—+/-宫腔纱条填塞
—+/-血管加压素</td><td colspan="2">BP和凝血功能
—晶体
—血制品</td></tr>
<tr><td colspan="4">步骤4:手术</td></tr>
<tr><td>—修复撕裂处</td><td>血管结扎
—子宫血管
—髂内动脉
—卵巢血管</td><td>—子宫切除</td><td></td></tr>
<tr><td colspan="4">步骤5:子宫切除后出血</td></tr>
<tr><td colspan="2">腹腔、盆腔填塞</td><td colspan="2">血管造影术下动脉栓塞</td></tr>
</table>

(王鑫炎　胡文胜)

【参考文献】

1. Caliskan E, Meydanli M, Dilbaz B, et al. Is rectal misoprostol really effective in the treatment of third stage of labor? A randomized controlled trial. Am J Obstet Gynecol, 2002, 187:1038-1045.

2. B-lynch C, Coker A, Lawal AH, et al. The B-lynch surgical technique for control of massive postpartum hemorrhage: An alternative to hysterectomy? Five case report. BJOG,

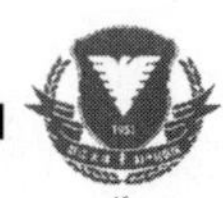

1997；104：372－375.

3. O'leary JA. Uterine artery ligation for control of postpartum haemorrhage. Obstet Gynecol，1974，43：849－853.

4. AbdRabbo SA. Stepwise uterine devascularization：A novel technique for management of uncontrollable postpartum hemorrhage with preservation of uterus. Am J Obstet Gynecol，1994，171：694－700.

5. Reich WJ，Nechtow MJ. Ligation of the internal iliac arteries：A life-sparing procedure for uncontrollable gynecologic and obstetric hemorrhage. J Int Coll Surg，1961，36：157.

6. Castaneda S，Karrison T，Ciblis LA. Peripartum hysterectomy. J Parent Med，2000，28：472－481.

第二篇

妇　　科

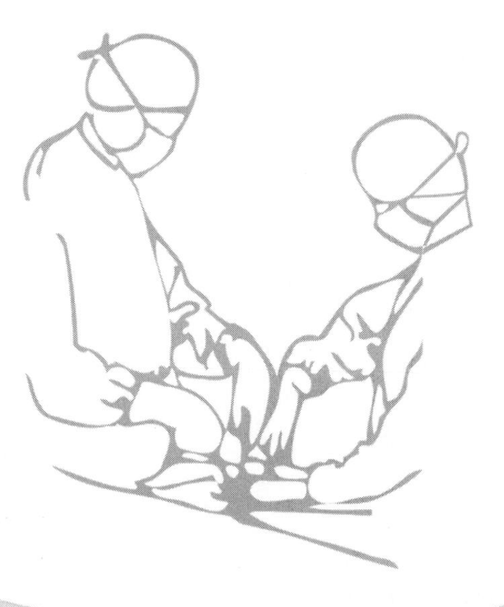

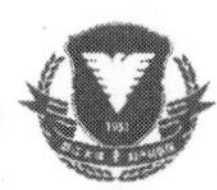

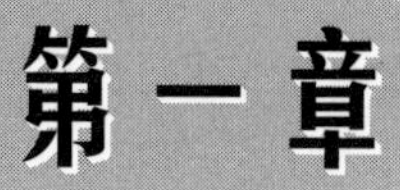

第一章

异位妊娠(输卵管妊娠)

一、概　述

异位妊娠是生育年龄妇女的一个主要的健康问题,也是早孕期与妊娠有关的主要死亡原因之一。在世界范围内它的发病率在逐年增加;在北欧 1976—1993 年,它的发病率从 11.2/1000 增加到 18.8/1000 妊娠;1992 年美国的住院和门诊的异位妊娠患者总人数是 108800 或 19.7/1000 妊娠;而我国的发病率约 5～8/1000 妊娠。异位妊娠发生率的这种升高趋势可能与某些高危因素有关,但更主要的与诊断水平的提高有关。

虽然它的发病率在逐年增加,但其死亡率却在下降,这主要是超声学和血清 β - HCG 检测水平的最新进展使得诊断异位妊娠变得相对容易,尽管如此,其诊断仍然是一个挑战。

由于异位妊娠的早期诊断,因此能选择更多地保留输卵管的保守治疗方法,甚至使药物治疗能替代手术治疗。

二、临床特征

(一) 危险因素

几个因素的存在会增加异位妊娠的风险(表 2 - 1 - 1)

表 2 - 1 - 1　异位妊娠的高危因素

较强证据证实相关性	相对较弱证据证实相关性
盆腔炎症性疾病	多个性伴侣
既往异位妊娠病史	初次性生活早(18 岁前)
子宫内膜异位症	阴道冲洗
既往输卵管手术史	
既往盆腔手术史	

续 表

较强证据证实相关性	相对较弱证据证实相关性
不孕和不孕治疗	
子宫输卵管畸形	
子宫暴露于己烯雌酚病史	
吸烟	

(二) 症 状

(1) 停经、腹痛和不规则阴道流血为主要三大症状,后两者常发生在停经6～8周;早期可无症状。

(2) 停经:患者多有停经史,但有1/4患者无明显停经史。

(3) 腹痛:90%以上的患者主诉有下腹痛。

(4) 不规则阴道流血:典型的流血为量少、暗红色、持续性或间歇性,少数患者有似月经量的流血。

(三) 体 征

(1) 一般体征:有较多腹腔内出血者,可有贫血貌,急性大量内出血可出现休克征象。

(2) 腹部检查:压痛,反跳痛,移动性音。

(3) 盆腔检查:宫颈举痛,后穹窿饱满触痛,子宫略软,丰满,内出血多时子宫飘浮感,患侧输卵管处可触及不规则包块,软实性,触痛明显或仅有增厚感及压痛。

三、辅助检查

(一) 实验室检查

1. 动态β-hCG定量测定

动态β-hCG定量测定是诊断异位妊娠的基础。通过β-hCG的倍增时间可以区别异位妊娠和早期正常宫内妊娠。可根据β-hCG水平下降速度的不同来识别异位妊娠和宫内妊娠的流产。

(1) 正常宫内早孕时,间隔48h β-hCG上升≥66%,直至β-hCG达10000～20000 IU/L,其敏感性为85%,但需要注意15%的患者有异位妊娠的可能。

(2) 反之,间隔48h β-hCG上升<66%,考虑非活胎。妊娠部位可能是宫内或宫外,这时必须通过腹腔镜或刮宫来确定。

(3) β-hCG水平下降的半衰期<1.4d者,92%患者为宫内妊娠完全流产,8%为异位妊娠。

(4) β-hCG水平下降的半衰期为1.4～6.9d者,2/3患者为宫内妊娠流产,1/3为异位

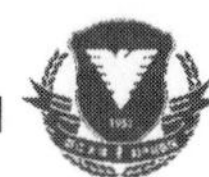

妊娠。

2. 血清孕酮测定

在停经 8～10 周时，血清孕酮水平的变化是小的。因此，血清孕酮水平的测定，可区别正常宫内妊娠还是自然流产或异位妊娠，但不能区别异位妊娠和自然流产。

(1) 血清孕酮水平≥25ng/mL(79.5nmol/L)时，应考虑宫内正常妊娠，可排除异位妊娠，其敏感性为 97.5%。

(2) 血孕酮水平<5ng/mL(15.9nmol/L)，可确定为非活胎妊娠，其敏感性为 100%。

(3) 孕酮在 5～25ng/mL 之间，对明确诊断无帮助，若超声发现宫内妊娠囊，可基本排除异位妊娠。

(4) 而低孕酮水平同时 β-hCG 上升幅度异常(倍增时间<66%)，几乎 100%是非活胎妊娠，可通过刮宫术来确定宫内还是宫外妊娠。

(二) 影像学检查——阴道超声检查

阴道超声常能检出停经 5 周的宫内孕，阴道超声发现异位妊娠囊则可确定为异位妊娠。对超声检查能显示宫内孕囊的 β-hCG 临界值为：

(1) 若 β-hCG 水平达 6000～6500IU/L，腹部或阴道超声能发现宫内妊娠，反之应考虑为异位妊娠。

(2) 若 β-hCG≥2000IU/L，阴道超声下能确定宫内妊娠，若没有发现宫内孕囊，则需考虑异位妊娠。

(3) 若 β-hCG 水平≥2000IU/L，而阴道超声检查没提示宫内孕时，则将于 12～24h 再次测定 β-hCG 水平。

(三) 其 他

1. 刮宫术

当其他诊断性检查不能区分宫内流产和异位妊娠，可进行刮宫术来鉴别，刮出物未见胚胎或绒毛组织成分，提示异位妊娠，也可立即行冰冻切片。

(1) β-hCG<10000IU/L，同时间隔 48h β-hCG 上升<66%，或孕酮<5ng/mL，可进行刮宫术来区别异位妊娠和宫内妊娠流产，不必担心是宫内活胎。

(2) 刮宫后 β-hCG 水平上升或呈平台，考虑为异位妊娠，比较少见的是由于妊娠滋养细胞疾病、非妊娠性绒癌、胚胎细胞肿瘤。但还需排除刮宫不全。

2. 腹腔镜

腹腔镜是诊断异位妊娠的金标准，然而随着诊断标准的改进，它将是一种外科手术治疗而不是一种诊断工具，因为它是一种侵入性手段，有一定并发症。

特别是异位妊娠早期，包块很小时，腹腔镜下很难发现，对这类患者应严密随访，直至作出明确诊断。

3. 当超声检查不能诊断时，后穹窿穿刺可在紧急情况下进行。

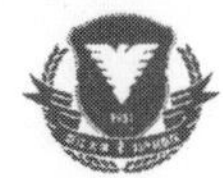

四、诊断步骤

诊断步骤见图 2－1－1 所示。

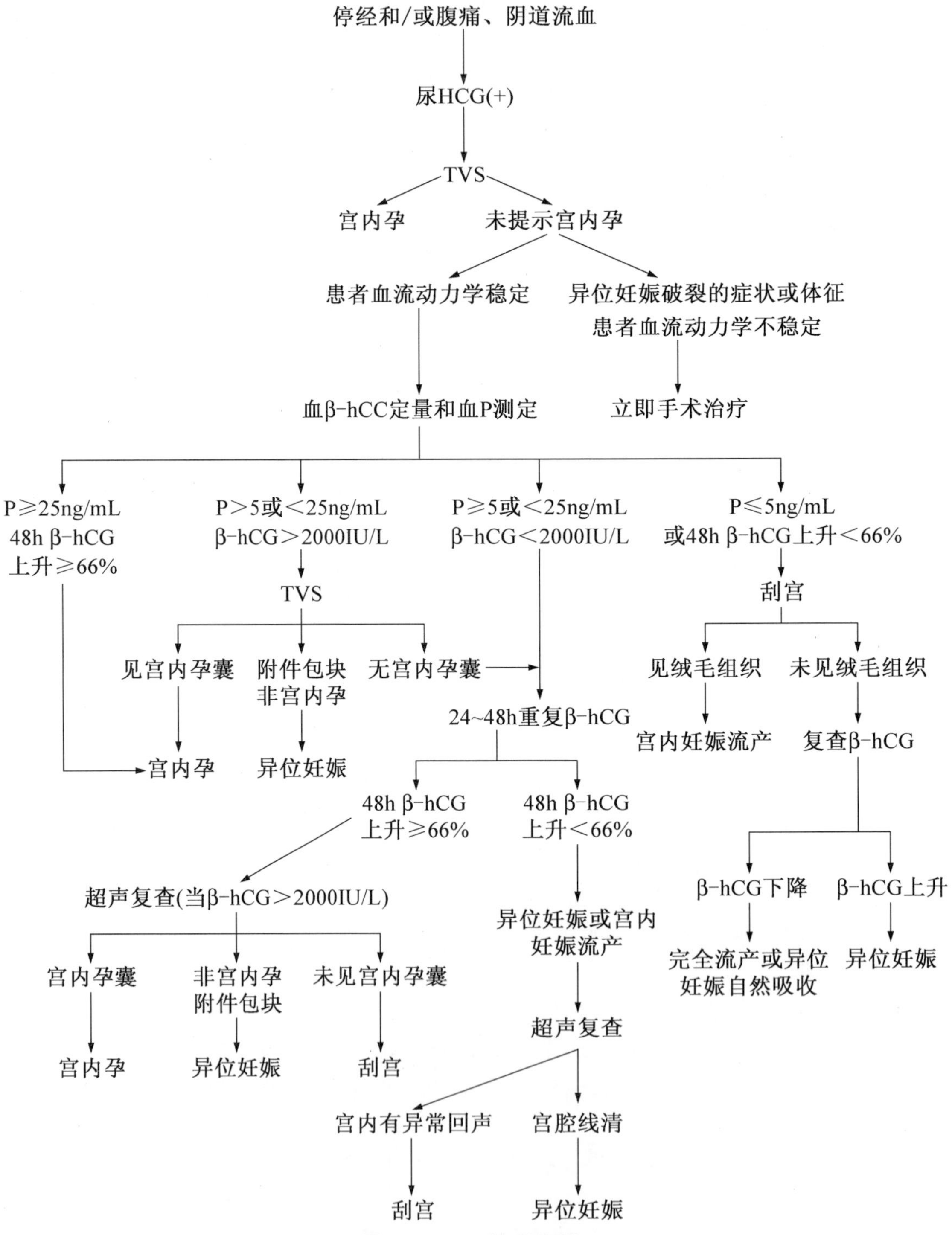

停经和/或腹痛、阴道流血

尿HCG(+)

TVS

宫内孕

未提示宫内孕

患者血流动力学稳定

异位妊娠破裂的症状或体征
患者血流动力学不稳定

立即手术治疗

血β-hCC定量和血P测定

P≥25ng/mL
48h β-hCG
上升≥66%

宫内孕

P＞5或＜25ng/mL
β-hCG＞2000IU/L

TVS

见宫内孕囊

宫内孕

附件包块
非宫内孕

异位妊娠

无宫内孕囊

P≥5或＜25ng/mL
β-hCG＜2000IU/L

24~48h重复β-hCG

48h β-hCG
上升≥66%

超声复查(当β-hCG＞2000IU/L)

宫内孕囊

宫内孕

非宫内孕
附件包块

异位妊娠

未见宫内孕囊

刮宫

48h β-hCG
上升＜66%

异位妊娠或宫内
妊娠流产

超声复查

宫内有异常回声

刮宫

宫腔线清

异位妊娠

P≤5ng/mL
或48h β-hCG上升＜66%

刮宫

见绒毛组织

宫内妊娠流产

未见绒毛组织

复查β-hCG

β-hCG下降

完全流产或异位
妊娠自然吸收

β-hCG上升

异位妊娠

图 2－1－1 诊断步骤

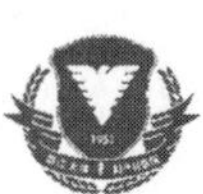

五、治 疗

除了紧急情况下（如患者血流动力学不稳定），大多数病例都有足够时间与患者沟通、讨论以后的生育意愿并选择治疗方案。假如治疗方案选择是适当的，必须告诉患者本方案的性质、副作用和并发症。

（一）处理原则

（1）治疗方法依据妊娠的部位、局部组织破坏的程度、血流动力学的状况及患者的意愿。
（2）若血流动力学不稳定，则立即剖腹探查手术。
（3）大多数患者可选择腹腔镜手术治疗（Ⅲ级证据）。
（4）假如预测输卵管妊娠能自然消退，则可行期待处理，但不能排除输卵管破裂的危险。
（5）MTX 治疗输卵管妊娠，但不清楚是否比安慰剂更有效。

（二）期待治疗

输卵管妊娠期待治疗的标准尚不能非常明确，但对无症状或仅有轻微症状患者，血流动力学稳定，输卵管包块≤4cm，初次血 β－hCG＜1000IU/L 并呈下降趋势，或在 2d 内上升＜50％，经阴道超声检查无腹腔内出血的征象，患者依从性好，并必须自愿接受输卵管破裂的潜在危险，可以适当等待和观察，同时需告知患者需较长时间的住院和随访、动态检测 β－hCG 和超声检查，必要时需更改治疗方案。（推荐 B 级）

在下列情况下需放弃期待治疗：
（1）顽固性的腹痛或腹痛加剧；
（2）血 β－hCG 水平不下降；
（3）输卵管破裂合并腹腔内出血。

（三）药物治疗

异位妊娠的药物治疗最常用且研究最多的是 MTX，虽然 Ru486 最初很有潜力，但此后的实验并不能达到预期目标。其他药物如高渗葡萄糖、放线菌素、前列腺素等也可用于治疗异位妊娠。

1. 对合适的患者，全身 MTX 药物治疗可能是有效的（Ⅱ级证据）。
2. MTX 50mg/m^2 单次肌注或隔天注射，仅仅推荐适应 MTX 治疗的患者。

（1）MTX 治疗的适应证
① 血流动力学稳定而没有活动性出血和血腹征；
② 血清 hCG 水平较低者（≤6000IU/L）；
③ 异位妊娠包块直径≤4cm；
④ 超声检查没有心搏；
⑤ 没有输卵管破裂的证据；
⑥ 能通过非侵入性方法诊断输卵管妊娠；

⑦ 病人能回到医院定期随访治疗，依从性好。

必须符合上述第①、⑤、⑥、⑦条的患者才能准许行 MTX 治疗，若患者同时存在第②、③、④条标准须接受 MTX 治疗后低成功率的事实。

(2) 药物治疗禁忌证

绝对禁忌证为：

① 血流动力学不稳定；

② 腹腔内活动性出血；

③ 肝功能失调；

④ 已存在血液病，如骨髓再生不良、白血病、凝血功能障碍或明显贫血。

相对禁忌证为：

① 血清 hCG≥10000IU/L；

② 异位妊娠包块直径≥4cm；

③ 妊娠胚胎有心搏；

④ AST>50U，Cr>1.3mg/dL，WBC<3.0×10^9/L，Pl<100×10^9/L；

⑤ 血清 hCG 滴度已呈下降趋势；

⑥ 盆腔疼痛。

摘自 ACOG praction bulletin Number 3，December 1998.

(3) 在用 MTX 前，应抽血化验评估肝肾和骨髓功能，同时测血 β-hCG 和孕激素、确定血型、Rh 因子。

(4) MTX 治疗前需告诫患者以下几项：

① 药物治疗的副作用；

② 治疗过程中可能出现的反应，包括腹痛、阴道流血增加等；

③ 在出现严重腹痛或腹痛增加、大量阴道流血或头昏眼花、昏厥或心悸等突发情况时需立即就诊；

④ 在治疗期间，活动需相对限制，避免酒精饮料、多种维生素包括叶酸、非类固醇抗感染药物及性生活，直到血 β-hCG 阴性。

⑤ MTX 治疗后的妊娠率是受限的，重复异位妊娠达 12.8%。

(5) MTX 治疗方案

① 单次剂量 MTX 肌注（MTX 50mg/m^2 体表面积）：若血清 hCG≥5000IU/L，单次 MTX 治疗的成功率可能是低的（Ⅱ级证据）。单次 MTX 肌注方案见表 2-1-1 所示。

表 2-1-1 单次 MTX 肌注方案（MTX 50mg/m^2 体表面积）

天 数	处 理
0	测血 HCG、D&C、CBC、AST、BUN、Cr、BG、Rh+
1	注射 MTX、测 HCG
4	测 HCG
7	测 HCG、CBC、AST、BUN、Cr

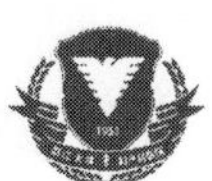

a. 若 HCG 浓度在第 7 天下降小于 15%，给予第二个剂量的 MTX（50mg/m^2）（推荐B级）。

b. 若 HCG 浓度在第 4～7 天下降大于 15%，继续观察 HCG 浓度每周一次，直至小于10IU/L。

c. 33%～58%的患者在药物治疗后 6～7d 可能出现短暂性腹痛，对区别是否输卵管破裂较困难。

② 多次剂量 MTX 肌注治疗比单次剂量 MTX 肌注治疗略有效，但没有直接的比较（Ⅲ级证据）：有限证据比较单次剂量 MTX 肌注（常用 MTX 50mg/m^2）和隔天 MTX 肌注（0.4mg/kg 隔天肌注，共 4 次）。

（6）疗效评估

① 如给以单剂量注射 MTX，在用药后的开始几天，β-hCG 水平通常是上升的，在注射后 4d 达最高峰，而在注射后 7d 开始下降。

a. 如注射 MTX 后 4～7d β-hCG 水平下降＜15%，患者可能需要手术治疗或在没有禁忌证的情况下，间隔 7d 行第二次 MTX 治疗。

b. 如 MTX 治疗后 7d β-hCG 水平呈平台型或上升，可再次行 MTX 治疗。

c. 如对药物治疗没有效果者需手术治疗。

d. 如腹痛加剧或腹腔内出血需手术治疗。

② MTX 的成功率在 74%～84%，成功率范围的变化可能是因为选择的标准和不同的处理所致（Ⅱ级证据）。而在成功的病例中，有 25%需多次 MTX 治疗（Ⅱ级证据）。

③ 在部分入选病例中，MTX 治疗是输卵管切除术有效的改进。最好用于早期、包块小、HCG 值低的病例（推荐 C 级）。

（7）随访

连续随访直到 β-hCG 阴性，这个时间不确定，可能延长到 1 个月或更长。

（8）异位妊娠药物治疗潜在问题

① 药物副作用：恶心、呕吐、口腔炎、腹泻、胃痛、头昏眼花、可逆性脱发（罕见）、肺炎、肝功能损害、骨髓抑制。

② 与治疗有关的并发症：腹痛加重（约占 2/3），在治疗后 1～4d β-hCG 水平上升、阴道流血或分泌物增多。

③ 治疗失败或输卵管破裂的征象：腹痛明显加重、β-hCG 呈平台或上升、血流动力学不稳定。

（四）手术治疗

1. 适应证

（1）大量腹腔内出血伴严重休克者，为抢救患者生命，在进行输血、输液的同时，必须立即进行急诊手术。

（2）经 B 超监测有持续性活动性腹腔内出血，止血处理无效，虽生命体征无异常，也以手术治疗为宜。

（3）药物保守治疗中患者 β-hCG 持续阳性，孕卵所在之处包块增大，孕卵继续存活的可能性极大。

（4）停经月份较大，经B超提示间质部妊娠。

（5）输卵管妊娠虽无破裂或流产，但患者要求行绝育术，也以手术为宜。

（6）重复异位妊娠，患者无生育要求。

2. 推荐建议

（1）手术治疗适用于大部分的输卵管妊娠（推荐B级）。

（2）腹腔镜手术在术后恢复，后续的宫内妊娠率和宫外孕复发方面优于开腹手术，但在治疗中出现持续性滋养细胞组织残留的风险率更高（推荐A级）。

（3）当对侧输卵管正常时，输卵管切除术因其较低的持续性滋养细胞残留和后续重复宫外孕而优于输卵管切开取胚术，但在宫内妊娠率方面，两者相似（推荐B级）。

（4）当只存在一条输卵管时，输卵管切开取胚术是可行的，但其有近20%的再发宫外孕的可能（推荐B级）。不管怎样，患者应被告知上述有关问题。

（5）当患者出现出血性休克或外科医生对腹腔镜手术经验不足时，仍应推荐传统的快速开腹手术（推荐A级）。

3. 保守性手术抑或根治性手术

根据患者的病情、输卵管妊娠的部位及大小、输卵管局部损伤程度、患者的生育要求等来选择不同的术式。

（1）输卵管开窗去胚术

① 适用于要求保留生育功能者；

② 特别是输卵管妊娠包块直径＜5cm的未破裂型或损伤程度轻的患者。

（2）输卵管切除术

① 输卵管局部损伤严重，破口较大，外形严重改变者；

② 估计功能丧失或合并有感染者；

③ 重复输卵管妊娠者。

（3）输卵管间质部妊娠

① 手术切除患侧输卵管及子宫角部楔形切除；

② 手术中出血过多，或缝合止血困难，可能需切除子宫。

3. 腹腔镜手术

腹腔镜手术需由经过腹腔镜手术培训的医生来进行。

腹腔镜手术不适合血流动力学不稳定或盆腔严重粘连或大量血腹症患者。

说明：这个指南并不是唯一的治疗方法和治疗步骤，实际应用中的差异主要因患者的不同需要、经济条件，以及实施过程中的局限性而定。

（徐开红）

【参考文献】

1. Pisarska MD, Carson SA. Incidence and risk factors for ectopic pregnancy. Clin Obstet Gynecol, 1999,42(1): 2-8.

2. Mol BW, Hajenius PJ, Engelsbel S, et al. Would patients who are suspected of

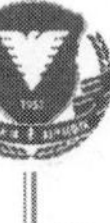

having an ectopic pregnancy undergo physical examination? Fertil Steril. 1999, 71 (1): 1 55 - 157.

3. Korhonen J, Stenman UH, Ylostalo P, et al. Low-dose oral methotrexate with expectant management of ectopic pregnancy. Obstet Gynecol. 1996,88(5): 775 - 778.

4. Johnson NP, Selman T, Zamora J, et al. Gynaecologic surgery from uncertainty to science: evidence-based surgery is no passing fad. Human Reproduction. 2008, 23 (4): 832 -839.

5. Rose VL. ACOG issues report on the medical management of tubal pregnancy. Am Fam Physician. 1999,59(8): 2365 - 2366.

6. Menon S, Colins J, Barnhart KT, et al. Establishing a human chorionic gonadotropin cutoff to guide methotrexate treatment of ectopic pregnancy: a systematic review. Fertil Steril. 2007,87(3): 481 - 484.

7. Stovall TG, Ling FW. Single-dose methotrexate: Anexpanded clinical trial. Am J Obstet Gynecol. 1993,168(6): 1759 - 1765.

8. Barnhart KT, Gosman G, Ashby R, et al. The medical management of ectopic pregnancy: a meta-analysis comparing "single dose" and "multidose" regimens. Obstet Gynecol. 2003,101(4): 778 - 784.

第二章

子宫肌瘤

一、概 述

子宫肌瘤是最常见的妇科良性肿瘤，生育年龄妇女发病率约30%，多数肌瘤没有明显症状，临床报道的发病率低于实际发病率。子宫肌瘤的诊断并不困难，但治疗缺乏规范的标准。无症状的子宫肌瘤可能没有必要手术干预，一些新的治疗方法的出现减少不必要的子宫切除术。

二、临床特征

（一）病史特点

（1）多见于育龄妇女。

（2）询问病史注意：

① 详细询问相关的临床症状，如有无不规则阴道流血情况。

② 家族中有无相同病史。

③ 有无服用含有雌激素或植物雌激素的药物或食品，药物如三苯氧胺，绝经后妇女激素替代，食物如花粉制品、蜂皇浆等。

（二）症 状

大多数子宫肌瘤没有症状，症状取决于肌瘤的部位、大小、数目以及并发症，常见症状为：

（1）异常子宫出血：经期延长、经量增多、不规则阴道流血等多种形式，可出现失血性贫血。重度贫血多见于黏膜下肌瘤。

（2）下腹包块。

（3）白带异常。

（4）压迫症状：子宫肌瘤可能压迫膀胱、直肠和输尿管而出现相应的症状。

（5）疼痛：子宫肌瘤红色变形及浆膜下肌瘤扭转可出现急性腹痛，黏膜下肌瘤可能引

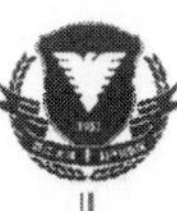

起子宫收缩痛。

(6) 不孕及流产：少数不孕或流产可由子宫肌瘤引起。

(三) 体 征

(1) 与肌瘤的大小、位置及数目有关，大于妊娠3个月的子宫肌瘤可在下腹部触及实性肿块。

(2) 妇科检查子宫增大，浆膜下肌瘤可触及和子宫有蒂相连的实质性球形肿块，肌壁间肌瘤子宫表面单个或多个不规则突起，黏膜下肌瘤子宫可均匀增大，脱出宫颈口的肌瘤为红色表面光滑的肿物。

三、辅助检查

(一) 实验室检查

(1) 血常规：明确有无贫血。

(2) 肿瘤标志物：血CA125测定。

(二) 影像学检查

(1) B超：子宫肌瘤的主要辅助诊断手段。

(2) CT：有助鉴别卵巢肿瘤和肌瘤，了解肌瘤与输尿管的关系。

(3) MRI：比B超更准确，其他影像学方法不能确定部位和性质时可采用，但费用昂贵。

(4) IVP：对阔韧带肌瘤、宫颈肌瘤，有压迫症状时行IVP评估肌瘤与泌尿系统之间的关系。

(三) 其 他

(1) 诊断性刮宫：可了解内膜病变的病理性质，排除内膜恶性病变，对于不规则子宫出血者应成为常规检查。

(2) 宫腔镜检查：可直视观察宫腔内病变，可见突出宫腔内的肌瘤，明确诊断并指导治疗方案。

(3) 腹腔镜检查：对子宫浆膜下肌瘤与卵巢肿瘤不能鉴别时，腹腔镜可作为检查手段并同时可手术切除。

四、诊 断

根据病史、妇科检查和影像学检查诊断不难确定，病理诊断是诊断肌瘤的最终依据。

五、治 疗

（一）治疗原则

治疗应个体化，目的为解除病痛和提高生活质量，制定方案应考虑：

（1）症状：症状的有无和症状的严重性在很大程度上决定了子宫肌瘤是否需治疗及治疗方式，没有症状或症状很轻的患者可期待观察。原则上不因肌瘤增大而行预防性子宫切除术，因手术并发症会相应增多，但对于子宫颈或子宫下段肌瘤可考虑尽早手术。

（2）肌瘤的大小和部位：对决定处理方式有重要意义。

（3）年龄和生育状态：希望生育且无症状的年轻患者，观察一段时间仍不能怀孕，可作肌瘤摘除术。有症状者应及时进行肌瘤摘除。没有生育要求的年轻患者可考虑保留子宫。症状明显的围绝经期患者除手术治疗外，尚可考虑进行药物治疗。

（4）全身情况：患者全身情况可作为决定制定子宫肌瘤处理方针的参考。由于肌瘤本身造成的不良情况（如严重贫血等）则应积极处理。如由于其他疾病所致的全身情况不良，应权衡利弊，选择合适的处理方案。大部分的子宫平滑肌瘤没有症状不需要特殊处理。

（二）期待观察

适用于无症状，尤其小于12周妊娠子宫大小者，以及近绝经期妇女。每3～6个月随诊妇科检查及B超检查，1～2年观察肌瘤状态，稳定者可每年检查1次，若肌瘤明显增大或出现症状可考虑进一步治疗。

（三）药物治疗

肌瘤为雌孕激素依赖性肿瘤，采用激素类药物治疗，可收到明显缩小肌瘤的效果，但缺乏根治性药物，费用、副作用及有限的疗效限制了药物的长期使用。

1. 适应证

（1）小于2个月妊娠子宫大小，症状轻，近绝经年龄或全身情况不适合手术者。

（2）较大子宫肌瘤伴有严重贫血，术前药物治疗纠正严重贫血，减少手术危险，避免术中输血和由此引起的合并症。

（3）对需要保留子宫而肌瘤较大的患者，用药后子宫肌瘤缩小使肌瘤剥除手术成功率提高。

（4）较大的肌瘤拟经阴道子宫切除的，或宫腔镜、腹腔镜下手术切除。

（5）子宫肌瘤引起不孕者，用药使肌瘤缩小，增加受孕机会。

（6）对有合并症而不宜手术治疗的患者可采用药物保守治疗，缓解贫血和压迫等症状，尤其是对近绝经期的患者可自然过渡到绝经而免除手术。

（7）因有个人原因坚决要求推迟或不愿手术者。

2. 常用药物

（1）促性腺激素释放激素激动剂（GnRH-a）：治疗可达到肌瘤变小、月经停止、贫血纠正的目的；用药3～6个月，肌瘤体积缩小可达50%，超过6个月效果增加不明显，停药后3个月肌瘤恢复增长，一般疗程控制在6个月以内。少数肌瘤缩小不明显，多见于年龄较大妇女；近绝经期妇女，有些停药后闭经而过渡到绝经期。常用的制剂包括亮丙瑞林（抑那通）、曲普瑞林（达必佳、达菲林）、戈舍瑞林（诺雷德）等。副反应主要是低雌激素引起的绝经期综合征及骨质丢失，用药6个月，骨质可丢失6%，有些患者停药后也无法恢复。用药超过3个月应考虑反加疗法。

(2) 雄激素：对抗雌激素，增强子宫平滑肌收缩减少出血，近绝经期可提前绝经，长期应用可出现男性化表现。常用甲基睾丸素5～10mg，每天1～2次；丙酸睾酮25mg，每5天1次，经期25mg每天1次，共3次，每月总量不超过250mg。

(3) 米非司酮（RU486）：具有抗孕激素、抗糖皮质激素作用，治疗肌瘤利用其抗孕激素作用。月经第1～3天开始，剂量为每天10～25mg，一般12.5mg/d，连续用药，治疗期间闭经。一般停药1个月左右恢复月经，连用3个月，多数肌瘤缩小50%左右。副反应为少数患者潮热，个别转氨酶升高，有拮抗糖皮质激素的作用，不宜长期使用。

(4) 三烯高诺酮（内美通）：利用其强抗孕激素、抗雌激素作用。效果与GnRH-a相似，主要副反应为体重增加、痤疮、潮热等，偶见肝功能损害，对血脂和血糖无明显影响。月经第1～3天开始，剂量为2.5mg口服，每周2次，连服3～6个月。

（四）手术治疗

大多数有症状的子宫肌瘤最终需手术治疗。子宫肌瘤手术治疗包括肌瘤剔除术、全子宫切除术和次全子宫切除术。手术途径包括经腹、经阴道及宫腔镜和腹腔镜下手术。

1. 适应证

有症状的子宫肌瘤或绝经后继续增大的子宫肌瘤，子宫肌瘤与卵巢肿瘤难以鉴别或有恶变可疑。术式的选择取决于患者的年龄、是否有保留生育功能的要求、肌瘤的数目和部位以及患者本人的愿望。

2. 术前准备

(1) 宫颈细胞学检查排除宫颈恶性肿瘤。

(2) 排除不排卵或其他因素引起的异常阴道流血，必要时行诊断性刮宫。

(3) 纠正贫血或其他全身情况。

(4) 对于不育患者评价除子宫肌瘤外其他引起不孕或反复流产的因素及男方因素，了解宫腔及输卵管状况。

(5) 与患者充分探讨手术方式。

3. 子宫肌瘤的保守手术治疗

子宫肌瘤剔除术：有生育要求或希望保留生育功能的可选择子宫肌瘤剔除术，但需告知有复发可能及再次手术可能。

(1) 进腹行子宫肌瘤剔除术：剔除肌瘤，保留子宫，替代子宫切除的一种术式。

注意：

a. 进腹行子宫肌瘤剔除术是安全有效的选择，80%的患者在剔除肌瘤后症状缓解或经量减少。但需充分了解子宫肌瘤的复发率，10年复发率约为27%。术中单个肌瘤的复发率低于多个肌瘤患者。

b. 反复流产：有子宫肌瘤计划妊娠的妇女，不建议行肌瘤剔除术，因为肌瘤通常不影响妊娠结局。在反复流产合并肌瘤的患者，切除肌瘤的作用未知。

c. 肌瘤切除术后的妊娠结局：建议术后避孕 1～2 年，大部分妊娠结局良好，但在妊娠晚期或分娩时极少数发生子宫破裂(0.5%)。如果多个肌瘤切除或子宫腔穿透，建议剖宫产。

d. 肌瘤剔除术中使用垂体后叶素或催产素能有效减少出血量。

e. 没有足够的证据表明术中需常规应用防粘连剂。

(2) 腹腔镜下肌瘤剔除术：对于肌瘤中等大小、数目不多的妇女是安全有效的选择。术者必须具有良好的腹腔镜下的缝合技术。

注意：

a. 腹腔镜下肌瘤剔除术对手术医生有较高要求，但术后恢复快。腹腔镜下肌瘤剔除术的术后复发率高于进腹手术。

b. 妊娠结局和开腹手术相似。

(3) 宫腔镜手术：适用于子宫黏膜下肌瘤及部分突向宫腔的肌壁间肌瘤。

注意：

a. 对于有症状的黏膜下子宫肌瘤，宫腔镜下肌瘤切除是首选的保守性手术治疗。

b. 在宫腔镜手术过程中，监测液体的流量非常重要，注意预防液体吸收过多导致水中毒和低钠血症。

c. 没有生育要求并且月经过多为主要的症状者，可考虑同时行子宫内膜去除术。

4. 子宫切除术

子宫切除术有次全子宫切除术和全子宫切除术。次全子宫切除术操作简单，手术时间短，手术损伤和术后并发症少，并能保留阴道的完整性，对患者精神心理更为妥当。全子宫切除术可免除将来发生宫颈残端癌的威胁。途径包括经阴道子宫切除术、腹部子宫切除术、腹腔镜下子宫切除术。

(1) 经阴道子宫切除术适合于子宫小于 12 孕周大小、盆腔无严重粘连、无附件肿块。若有膀胱、直肠壁膨出或子宫脱垂可一并修补。优点：住院时间短，术中出血少，恢复快，手术时间和炎症反应上优于腹部和腹腔镜下手术。缺点：不能探查腹腔。患者年龄≥50 岁的更倾向于选择阴道子宫切除术。

(2) 经腹部子宫切除术。

(3) 腹腔镜下子宫切除术是微创手术，患者损伤小，术后恢复快。其手术时间较长，对手术者手术技巧有较高要求，不适合太大的子宫肌瘤。

以上术式各有利弊，需要结合患者具体情况、手术医生的手术技能和经验与患者充分探讨后决定。

注意：

a. 子宫切除术能提供一个确定的治愈结果。

b. 对子宫＞18 孕周或术前严重贫血患者，术前建议应用 2～4 个月的 GnRH-a。

c. 子宫肌瘤的恶变率很低，没有必要为预防恶变而行子宫切除术。

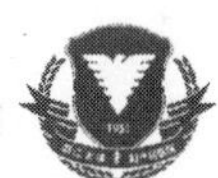

5. 其他治疗方法

其他治疗方法有腹腔镜下肌瘤消融术、选择性子宫动脉栓塞术等，但疗效的评定，需进一步的临床研究。

6. 特殊情况

(1) 子宫肌瘤合并妊娠：子宫肌瘤好发于生育年龄妇女，肌瘤合并妊娠占肌瘤患者的0.5%～1%，占妊娠的0.3%～0.5%，估计实际发生率高于报道。肌瘤对妊娠及分娩的影响与肌瘤的大小和部位有关。妊娠期及产褥期易发生红色变性。

一般情况下不主张在妊娠期行肌瘤剔除术，但有下列情况应考虑手术治疗：① 肌瘤增长迅速，已成为继续妊娠的障碍。② 肌瘤蒂扭转、肌瘤嵌顿或子宫扭转以致出现急性腹痛时。③ 肌瘤红色变性，经保守治疗无效时，可考虑手术治疗。

除有蒂浆膜下肌瘤、靠近剖宫产子宫切口容易剔除的肌瘤，一般多不主张在剖宫产同时行子宫肌瘤剔除术。如有必要切除肌瘤者，可待产后月经恢复后再行子宫肌瘤剔除术或子宫切除术为宜。但也有报道剖宫产同时行子宫肌瘤剔除术，手术难度无明显增加。

妊娠或产褥期合并子宫肌瘤红色变性的处理：① 卧床休息；② 充分静脉补液及一般支持治疗；③ 适当给予镇静剂、止痛剂；④ 下腹部放置冰袋；⑤ 有宫缩者予以保胎治疗；⑥ 应用抗生素预防感染，但需注意药物对胎儿的潜在危险。

(2) 肌瘤与不孕：肌瘤对于妊娠的影响有争议，单独肌瘤导致的不孕估计仅为不孕患者的2%～3%。综合文献报道经腹肌瘤剔除术后妊娠率为57%～61%。近来文献荟萃分析认为只有突向宫腔的肌瘤可使妊娠率降低而适合手术治疗。黏膜下肌瘤，5cm以上及靠近宫颈或输卵管开口容易影响妊娠。不孕妇女引起宫腔变形的肌瘤有指征剔除。

(3) 急性大出血：少数情况下肌瘤患者出现急性大出血，甚至危及生命。在此情况下，首先考虑保守治疗措施包括药物、诊刮、宫腔镜等，必要时行子宫切除术。

(4) 绝经后子宫肌瘤：对绝经后妇女，激素替代治疗可能会引起子宫肌瘤增大，但一般不引起临床症状。绝经后阴道出血及疼痛的子宫肌瘤妇女，应及时检查。

(5) 卵巢保留问题：子宫切除术保留卵巢者发生卵巢癌的危险性不比一般人群高。切除双侧卵巢出现绝经期综合征、骨质疏松、促成或加重心血管疾病而严重影响健康和生活质量。人工绝经带来的危害要高于保留卵巢的风险，良性疾病切除子宫时保留卵巢已是普遍的共识。保留卵巢内分泌功能基本正常，保留双侧卵巢好于保留一侧卵巢。切除一侧卵巢不能降低发生卵巢癌的风险。保留的卵巢可能发生非器质性病变，如卵巢囊性增大、残留卵巢综合征。手术本身也能影响卵巢功能，部分患者术后卵巢功能低下或衰竭。

六、预后与随访

子宫肌瘤预后良好。每3～6个月随诊，行妇科检查及B超检查，1～2年观察肌瘤状态，稳定者可每年检查1次。药物治疗者根据不同的药物进行相应的检查，如肝功能、血雌激素水平等。手术切除者3个月随诊妇科检查及B超检查，以后每年检查1次

(徐建云　徐开红)

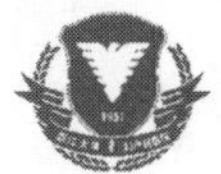

【参考文献】

1. 丰有吉. 妇产科学(供 8 年制及 7 年制临床医学等专业用). 北京：人民卫生出版社，2005.

2. 曹泽毅. 中华妇产科学(第二版). 北京：人民卫生出版社，2004.

3. Jonathan S Berek. Berek & Novak's gynecology. 14th Edition. Philadelphia：Lippincott Williams & Wilkins，2006.

4. Parker WH. Uterine myomas：management. Fertil Steril，2007，88(2)：255－271.

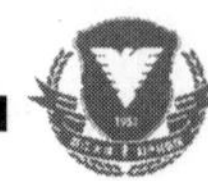

第三章

盆腔子宫内膜异位症

一、概 述

子宫内膜异位症(内异症)是指子宫内膜组织(腺体和间质)在子宫腔被覆内膜及子宫肌层以外的部位出现、生长、浸润、反复出血,可形成结节及包块,引起疼痛、不育等的一种妇科常见病。该病主要见于生育年龄妇女,但在青春期及性激素替代治疗的妇女中也有发生。在普通人群中发病率达10%～15%,在不孕患者中可高达80%。虽然目前有各种理论解释其发病机制,但子宫内膜异位症的病因及发病机制目前仍然不清楚,成目前的难治病。

二、临床特征

(一)病史特点

对于生育力低下、痛经、性交痛或慢性盆腔痛的妇女,应考虑其患子宫内膜异位症。然而,约25%的子宫内膜异位症无明显症状。月经史中应着重注意周期、经量和经期长短,因为子宫内膜异位症的危险因素包括月经周期短,月经量多和经期延长,这可能与经血倒流的机会增加有关。另外,对于病情是否有逐步进展和既往相应治疗处理的效果需要问及。

(二)症 状

盆腔子宫内膜异位症临床表现可以有很大的个体差异性,主要有以下几种症状,患者可以有其中一种或几种症状夹杂着。

(1)疼痛:70%～80%有不同程度的盆腔疼痛,与病变程度不完全平行,如继发性渐进性加重的痛经、非经期慢性盆腔痛(chronic pelvic pain, CPP)、性交痛、排便疼痛以及卵巢内异症囊肿破裂可引起急性腹痛。

(2)不孕不育:正常妇女不孕率约为10%～15%,子宫内膜异位症患者的不孕率可高达40%,而在不孕患者中,约80%有子宫内膜异位症,20%患者有中度以上病变。子宫内膜异位症和生育能力减退之间的关系已被广泛接受,但提示此联系的大多数研究都是回顾性研究和横断面研究。中重度子宫内膜异位症病变可累及卵巢,造成粘连,从而阻断输卵管卵巢运动和拾卵,导致生育能力减退。但微型及轻度子宫内膜异位症与生育能力之间是否相关仍存在争论。

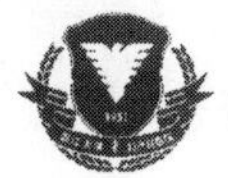

(3) 月经失调与内分泌异常：约15%～30%的患者可出现经量增多、经期延长或经前点滴出血。子宫内膜异位症与不排卵、卵巢发育异常、黄体功能不足、经前点滴出血(如不破裂卵巢黄素化综合征)、溢乳和高泌乳素有关。

(4) 盆腔包块：盆腔包块通常在做妇科检查或超声检查时发现。以卵巢肿块最为多见，通常肿块逐渐增大趋势。

(5) 特殊部位内异症：各种症状常有周期性变化，可合并盆腔内异症的临床表现，如消化道内异症(大便次数增多或便秘、便血、排便痛等症状)、泌尿道内异症(尿频、尿痛、血尿及腰痛，甚至造成泌尿系梗阻及影响肾功能)、呼吸道内异症(经期咯血及气胸)、瘢痕内异症(会阴切口、剖宫产等手术后切口瘢痕处结节，经期增大，疼痛加重)。

(三) 体 征

妇科检查：典型病例子宫常为后位、活动度差、大小正常，可有宫骶韧带、子宫直肠窝或后穹窿触痛结节，可同时有附件囊性不活动的包块，严重者可呈冰冻样骨盆。

三、辅助检查

(一) 实验室检查

尚无可用于子宫内膜异位症诊断的血液检测方法。与腹腔镜相比，测定血清CA125并不具有诊断价值。血清CA125水平多为轻中度升高。连续测定CA125可能有助于预测子宫内膜异位症治疗后复发的情况，推荐术前检查。其他血清学指标未经临床证实。

(二) 影像学检查

超声扫描是必须检查的项目，主要对卵巢内异症囊肿诊断有意义。典型的超声影像为附件区无回声包块，内有强光点。经阴道超声或腹部超声对卵巢内膜异位囊肿均有较高诊断价值。彩色多普勒超声能提供更多卵巢囊肿的信息，对于血流检测有助于肿块性质的判断。MRI对拟诊深部浸润型病变的诊断和评估有意义。

(三) 其 他

除了阴道或其他部位的直视可见的病变之外，腹腔镜检查是目前诊断内异症的首选方法，但难以全部经病理证实。

必要时可行其他辅助检查，如IVP主要判断盆腔子宫内膜异位病灶累及泌尿系统的情况，尤其是输尿管。膀胱镜主要针对疑有膀胱累及者。结肠镜主要判断直结肠是否有内异病灶累及，必要时可行活检鉴别诊断。

四、诊 断

(一) 子宫内膜异位症的诊断

(1) 症状：疼痛(痛经、CPP、性交痛等)、不孕。

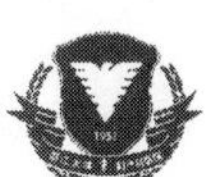

(2) 妇科及辅助检查：盆腔检查发现内异症病灶，影像学检查发现内异症病灶，血清CA125水平轻、中度升高。

(3) 腹腔镜检查：腹腔镜检查是目前诊断内异症的首选方法。诊断的依据主要基于腹腔镜下病灶的形态，但难以全部经病理学检查证实。

盆腔子宫内膜异位症需要和子宫腺肌症、卵巢肿瘤、盆腔炎症后遗症等鉴别。

(二) 子宫内膜异位症的临床分期

目前，常用的内异症分期方法是美国生育学会于1997年修订的内异症分期(rAFS)法(表2-3-1)，主要根据腹膜或卵巢病变的大小及深浅，卵巢与输卵管粘连的范围以及粘连的程度，子宫直肠陷凹的封闭程度进行评分。

表2-3-1 美国生育学会1997年修订的内异症分期(rAFS评分)

	异位病灶		<1cm	1～3cm	>3cm
腹膜	表浅		1	2	3
	深层		2	4	6
卵巢	右	表浅	1	2	4
		深层	4	16	20
	左	表浅	1	2	4
		深层	4	16	20
直肠子宫陷窝封闭			部分		完全
			4		40
粘连			<1/3包裹	1/3～2/3包裹	>2/3包裹
卵巢	右	轻	1	2	4
		重	4	8	16
	左	轻	1	2	4
		重	4	8	16
输卵管*	右	轻	1	2	4
		重	4	8	16
	左	轻	1	2	4
		重	4	8	16

* 如果输卵管伞端完全粘连，计16分；如果这例患者只残留一侧附件，其卵巢输卵管评分应乘2。

(三) 子宫内膜异位症的临床病理类型

(1) 腹膜型子宫内膜异位症(peritoneal endometriosis，PEM)指盆腹腔腹膜的各种内异症病灶，主要包括红色病变（早期病变）、蓝色病变（典型病变）以及白色病变（陈旧病变）。

（2）卵巢型子宫内膜异位症（ovarian endometriosis，OEM）形成囊肿者，称为子宫内膜异位囊肿（习惯称“巧克力囊肿”）。根据囊肿大小和异位病灶浸润的程度分为两型：

Ⅰ型，囊肿直径多小于2cm，囊壁有粘连、层次不清，手术不易剥离。

Ⅱ型，又分为A、B、C三种：

ⅡA：内膜种植灶表浅地累及卵巢皮质，未达囊肿壁，常合并功能性囊肿，手术易剥离。

ⅡB：内异症的种植灶已累及巧克力囊肿壁，但与卵巢皮质的界限清楚，手术较易剥离。

ⅡC：异位种植灶穿透到囊肿壁并向周围扩展。囊壁与卵巢皮质致密粘连并伴有纤维化或多房。卵巢与盆侧壁粘连，体积较大，手术不易剥离。

（3）深部浸润型子宫内膜异位症（deep infiltrating endometriosis，DIE）：包括宫骶韧带、阴道直肠窝、直肠结肠壁、阴道穹窿等。指病灶浸润深度≥5mm，常见于宫骶韧带、子宫直肠窝、阴道穹窿、阴道直肠膈等。

（4）其他部位的子宫内膜异位症（other endometriosis，OtEM）：消化（I）、泌尿（U）、呼吸（R）、瘢痕（S）等。

五、治　疗

（一）治疗原则

（1）治疗目的是减灭和消除病灶，缓解和解除疼痛，改善和促进生育，减少和避免复发。

（2）考虑的因素是年龄，生育要求，症状的严重性，病变范围，既往治疗史，患者的意愿。

（3）治疗措施要规范化与个体化。对盆腔疼痛、不育以及盆腔包块的治疗要分别对待。

（二）药物治疗

1. 目的

抑制卵巢功能，阻止内异症的生长，减少内异症病灶的活性以及减少粘连的形成。

2. 选择原则

（1）应用于基本确诊的病例，不主张长期“试验性治疗”；

（2）尚无标准化方案；

（3）各种方案疗效基本相同，但副作用不同，所以选择药物要考虑药物的副作用；

（4）患者的意愿以及经济能力。

3. 可供选择的药物

可供选择的药物主要分为口服避孕药、高效孕激素、雄激素衍生物以及GnRH-a四大类。

（1）口服避孕药（oral contraceptives，OCs）：连续或周期用药，共6个月。注意体重、皮肤色泽变化，对有血栓性家族性疾病者慎用。

（2）安宫黄体酮（medroxy progesterone acetate，MPA）：每天20～30mg，分2～3次口服，连用6个月。

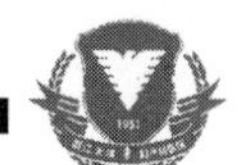

(3) 达那唑 (danazol)：每天 600～800mg，分 2～3 次口服，共 6 个月。

(4) 孕三烯酮 (gastrinone)：2.5mg，2～3 次/周，共 6 个月。

对上述 3 个药物均需注意肝功能复查，每月 1 次。另外，达那唑和孕三烯酮使用者需要注意雄激素样作用。

(5) 促性腺激素释放素类似物(GnRH-a)：皮下注射或肌肉注射，每月 1 次，共用 3～6 个月。注意补充钙剂和低雌激素症状。

GnRH-a＋反向添加方案(Add-back)：应用 GnRH-a 后需根据患者症状的严重程度和雌激素检测，补充雌激素，一般在用药后第二个月开始。

① 雌孕激素联合方案：每日结合雌激素(CEE，倍美力) 0.3～0.625mg＋安宫黄体酮(MPA)2～4mg。

②替勃龙(利维爱)：每日 1.25mg。

(三) 手术治疗

1. 适应证

(1) 手术前拟诊内异症希望明确诊断者。

(2) 药物治疗无效者。

(3) 怀疑有内异恶变者。

2. 禁忌证

手术目的就是去除病灶和恢复解剖。手术途径有开腹手术和腹腔镜手术。

除心、肺、脑等重要器官功能异常不能耐受手术者，其余均可考虑手术治疗。

腹腔镜手术的禁忌证还包括盆腔严重粘连者、凝血功能异常等。

3. 手术种类及选择原则

(1) 保守性手术：保留患者的生育功能，手术尽量去除肉眼可见的病灶，剔除卵巢内异症囊肿以及分离粘连。适合年轻或需要保留生育功能者。

(2) 半根治性手术：切除子宫和病灶，但保留卵巢。主要适合无生育要求但希望保留卵巢内分泌功能者。

(3) 根治性手术：切除全子宫及双附件以及所有肉眼可见的病灶。适合年龄较大、无生育要求、症状重或者多种治疗无效者。

(4) 辅助性手术：如子宫神经去除术(LUNA)以及骶前神经切除术(PSN)。适合中线部位的疼痛。

手术方式选择主要根据患者意愿、病情的严重程度、手术者手术技巧和医院的手术条件等。

4. 手术前准备

(1) 充分的术前准备及评估。

(2) 充分的理解和知情同意，如手术的风险、手术损伤特别是泌尿系以及肠道损伤的可能性，以及腹腔镜手术转开腹手术的可能。

(3) 深部浸润型内异症特别是病变累及阴道直肠部位者，应做好充分的肠道准备。

(4) 有明显宫旁深部浸润病灶者，术前检查输尿管和肾脏是否有异常。

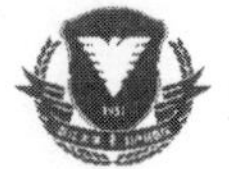

(5) 必要时泌尿外科以及普通外科的协助。

5. 手术实施的要点

(1) 首先分离盆腔粘连，以恢复解剖。

(2) 腹膜型内异症病灶要尽量切除或破坏，达到减灭的目的。对较小以及较表浅的病灶，可进行烧灼或汽化；对深部浸润的病灶应进行切除。

(3) 卵巢内膜异位囊肿剔除术，术中应先分离与周围的粘连，吸尽囊内巧克力样液体，并将囊内壁冲洗干净后，切除囊肿破口周围纤维组织环并将囊内壁完整剥除。尽量保护正常卵巢组织。

(4) 合并不育者可同时进行宫腔镜检查以及输卵管通液术。

(5) 深部浸润型内异症处理比较困难。病变未侵犯直肠或者结肠壁，尽量切除病灶；如果有肠壁浸润，但无肠狭窄，一般不主张切除肠壁或者肠段，以病灶减灭为宜。如果病灶大，造成肠道狭窄甚至肠梗阻，则酌情进行肠段切除及吻合术。

(6) 膀胱内异症根据病灶的大小施行病灶切除或部分膀胱壁切除。输尿管内异症根据病变情况以及输尿管梗阻程度施行粘连松解或部分输尿管切除及吻合术。

(7) 瘢痕内异症以手术治疗为主，药物多不敏感。

(8) 对手术难以切除干净的内异症病灶或者有损伤重要器官组织可能时，术前可用药物如 GnRH-a 治疗 3～6 个月。

(9) 分离粘连或切除子宫处理子宫血管以及韧带时，要注意输尿管解剖。必要时术前输尿管内放置输尿管导管作为指示。

(10) 术中可应用防粘连制剂。

（四）痛经的治疗

1. 治疗原则

(1) 合并不育以及结节或者附件包块者，首选手术治疗。

(2) 无合并不育以及无附件包块者，首选药物治疗。

(3) 药物无效可考虑手术治疗。

2. 治疗方法

(1) 手术治疗：根据患者的具体情况选择保守性手术、半根治性手术或根治性手术。LUNA 以及 PSN 酌情实施。

(2) 常用的药物治疗方法：

① 一线用药：可选用非甾体抗炎药(NSAIDS)或者口服避孕药。口服避孕药可周期或者连续用药，有效者可继续应用，无效者改用二线用药。

② 二线用药方案：可选用孕激素、雄激素衍生物以及 GnRH-a，其中以 GnRH-a＋Add-back 为首选，其长期用药的副作用可有效控制。

③ 如二线药无效，应考虑手术治疗。

④ 术前药物治疗：对病变较重，估计手术困难难以切净或者手术有可能损伤重要器官者，术前可短暂用药 3 个月，可降低手术难度。

⑤ 术后用药：根据具体情况，如果病变较轻或者手术切除较彻底，可以暂时不用药；如

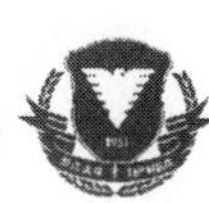

果盆腔病变严重或者不能彻底切净病灶，视有无疼痛症状，可用药 3～6 月。

（五）合并不孕不育的治疗

1. 原则

(1) 全面的不育检查，排除其他不育因素。

(2) 单纯药物治疗无效。

(3) 腹腔镜检查可用于评估内异症病变及分期。

(4) 年轻、轻中度内异症者，术后期待自然受孕半年，并给予生育指导。

(5) 有高危因素者（年龄＞35 岁；输卵管粘连，功能评分低；不育时间超过 3 年，尤其是原发不育者；中重度内异症；盆腔粘连；病灶切除不彻底者），应积极采用辅助生殖技术助孕。

2. 手术方法

(1) 保守性腹腔镜手术要尽量切除病灶，分离粘连恢复解剖。剔除卵巢内膜异位囊肿时要特别注意保护正常卵巢组织。

(2) 术中同时输卵管通液，了解输卵管的通畅情况；同时行宫腔镜检查，了解宫腔情况。

3. 辅助生育技术

控制性超促排卵/人工授精(COH/IUI)，体外受精-胚胎移植(IVF-ET)，根据患者的具体情况选择。

盆腔子宫内膜异位症诊治流程见图 2－3－1 所示。

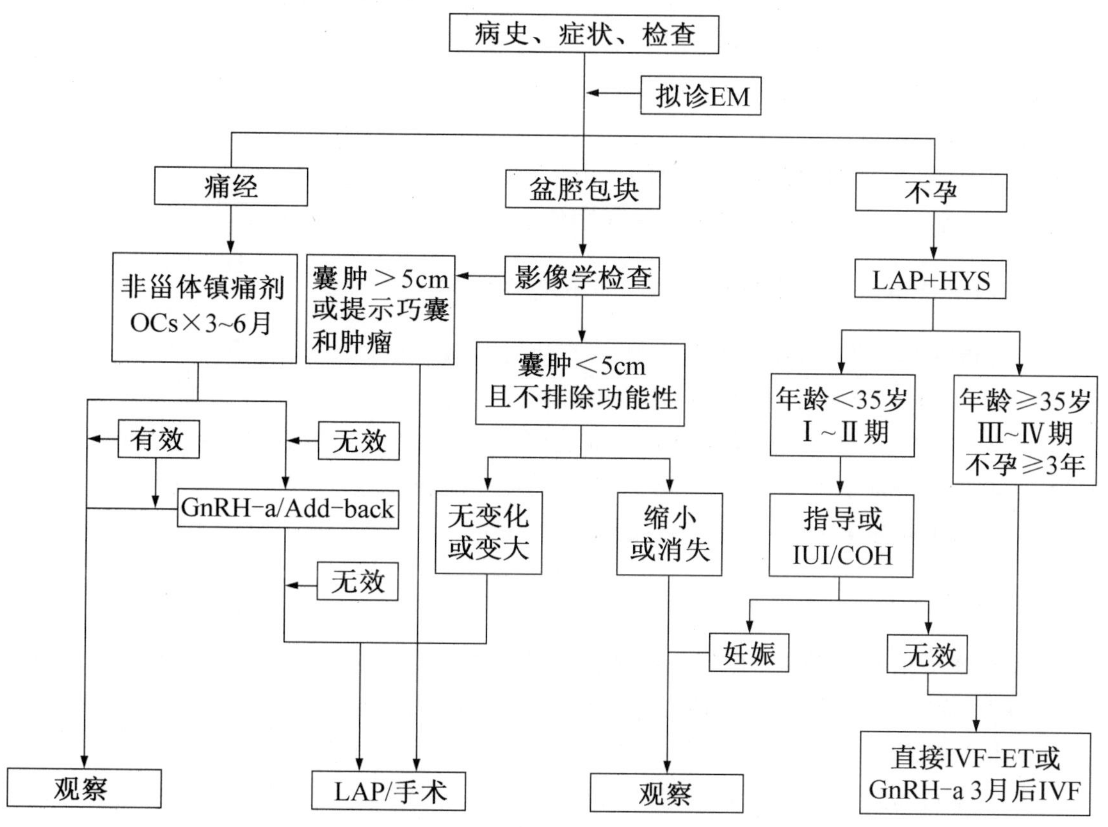

图 2－3－1 子宫内膜异位症诊治流程图

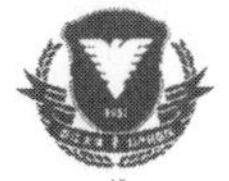

六、预后及随访

随访是治疗方案的组成部分，主要评价治疗的效果、复发的情况和病变的转归。内容通常包括患者主诉、体重、疼痛评价、妇科检查、超声检查、血清 CA125 和内分泌激素检测。同时如果药物治疗者，需要检查与药物治疗相关的内容，如体重、肝功能、骨密度等。

（一）手术治疗的结果

1. 针对疼痛

对轻度和中度子宫内膜异位症合并的疼痛，手术治疗后 6 个月的结果优于期待疗法。术后应用 GnRH-a 6 个月可以降低疼痛评分，推迟疼痛复发 12 个月以上。

2. 针对低生育力

对于轻度的子宫内膜异位症，腹腔镜下病灶切除或烧灼，其术后累积妊娠率无明显区别。而手术治疗严重的子宫内膜异位症可以直接改善不孕状态。

（二）药物治疗的结果

1. 针对疼痛

用孕激素、丹那唑、孕三烯酮或 GnRH-a 治疗子宫内膜异位症引起的疼痛均有效。与手术方法相比，药物治疗的缺点包括激素类药物费用高昂，较普遍的副作用和较高的子宫内膜异位症复发率。对于那些未能用手术彻底清除病灶和术后仍有疼痛的患者，可能需要术后加用药物治疗。治疗至少应持续 3～6 个月。

2. 针对低生育力

在用药物治疗子宫内膜异位症期间，一般不可能妊娠，也禁忌妊娠。没有证据表明药物治疗微型和轻度子宫内膜异位症所获妊娠的机会优于期待疗法。

（三）助孕技术治疗子宫内膜异位症伴不孕的结果

(1) 夫精宫腔内人工授精(AIH-IUI)：有研究发现，如微型-轻度子宫内膜异位症为不孕的唯一原因，子宫内膜异位症组 IUI 后的妊娠率低于不明原因不孕组。

(2) 体外受精(IVF)：子宫内膜异位症患者行 IVF 时获卵数减少，受精和种植率均下降。子宫内膜异位症妇女每周期的 IVF 妊娠率低于无此疾患的妇女。即使子宫内膜异位症患者的受精率正常，但每一移植胚胎的种植率降低。

（四）复发问题

除非实施了根治性手术，子宫内膜异位症容易复发。经手术和规范药物治疗，病灶缩小或者消失，症状缓解后，再次出现临床症状且恢复至治疗前水平或加重，或者再次出现子宫内膜异位病灶称为复发。

其复发率每年约 5%～20%，5 年的累积复发率至少达 40%。复发率随疾病的分期、随访时间和以往手术发现而增加。一般认为，GnRH-a 治疗的 5 年后，轻微病变者 37%复发，

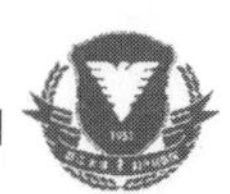

而严重者74%复发。而在用腹腔镜完全切除可见子宫内膜异位症病变治疗伴盆腔痛的患者,术后5年内盆腔痛的复发率为20%。

（五）恶变问题

内异症恶变的发生率为1%左右。有以下情况时应警惕恶变：

(1) 囊肿直径>10cm或短期内明显增大。

(2) 绝经后复发。

(3) 疼痛节律改变,痛经进展或呈持续性。

(4) 影像学检查发现,囊肿呈实性或乳头状结构,彩色多普勒超声示病灶血流丰富,阻力指数低。

(5) 血清CA125明显升高(>200kU/L)。

诊断标准：① 癌组织与内异症组织并存于同一病变部位;② 两者有组织学的相关性,类似于子宫内膜间质及腺体,或有陈旧性出血;③ 排除其他原发肿瘤的存在,或癌组织发生于内异症病灶,而不是从其他部位转移而来;④ 有内异症向恶性移行的形态学证据,或良性EM与恶性肿瘤组织相接。

治疗：遵循卵巢癌的治疗原则。

（黄秀峰 许 泓 张信美）

【参考文献】

1. 中华医学会妇产科学分会子宫内膜异位症协作组.子宫内膜异位症的诊断与治疗规范.中华妇产科杂志,2007,42：645-648.

2. 朗景和,向阳主译.子宫内膜异位症章节.见：Novak妇科学.第2版.北京：人民卫生出版社,2008：712-744.

3. 刘嘉茵.子宫内膜异位症.见：妇科疾病诊断流程与治疗策略.北京：科学出版社,2008：177-189.

4. 曹泽毅.子宫内膜异位症.见：中华妇产科学.北京：人民卫生出版社,1999：1264-1302.

5. Carrie Morantz, Brian Torrey. Practice Guideline Briefs. Am Fam Physician, February 1, 2005,71(3)：611-615.

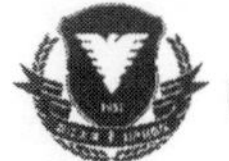

第四章

宫颈癌

一、概 述

宫颈癌是最常见的妇科恶性肿瘤。近40年来由于宫颈细胞学筛查的普通应用，使宫颈癌和癌前病变得以早期发现和治疗，宫颈癌的发病率和死亡率已有明显下降。原位癌高发年龄为30～35岁，浸润癌高发年龄为50～55岁。

二、临床特征

（一）病 史

(1) 有无宫颈上皮内瘤样变(CIN)病史，如有，是否治疗过；治疗方法及效果如何。

(2) 有无患性传播性疾病，有无多个性伴侣，性生活开始的年龄，孕产次和时间等。

（二）症 状

早期病例可无临床症状和明显体征。

(1) 阴道流血：是宫颈癌最常见的症状，通常表现为性交后或妇科检查后阴道流血。年轻患者也可表现为月经增多，老年患者可表现为绝经后阴道流血。

(2) 阴道流液：可为白色或血性水样，晚期可继发感染，白带呈脓性伴恶臭。

(3) 肿瘤转移相关症状及恶液质表现：根据病灶范围、累及脏器出现泌尿系统、消化道及骨转移、肺转移、肝转移等的相应症状。

(4) 恶液质：肿瘤患者终末期表现。

（三）体格检查

包括全身检查及妇科检查。

(1) 全身检查应注意一般情况，并仔细检查全身浅表淋巴结有无肿大，尤其是锁骨上及腹股沟区等淋巴结；还应检查有无远处转移灶，如可疑，应作进一步检查。

(2) 妇科检查应由有经验的妇科肿瘤医师进行双合诊及三合诊检查，必要时应在麻醉下行妇科检查。

三、辅助检查

（一）宫颈细胞学检查

普遍用于筛查宫颈癌，必须在宫颈移行带区刮取，推荐采用液基细胞学技术。细胞学诊断结果的表示方法主要包括巴氏5级分类法和Bethesda（TBS）分类法，推荐采用Bethesda（TBS）分类法，见表2-4-1所示。

表2-4-1　子宫颈细胞学Bethesda(TBS)分类法

标本质量
满意
大致满意，但有以下不足（描述其不足的原因）
不满意（描述其原因）
概述（选择性）
正常范围
良性的细胞改变（见描述性诊断）
上皮细胞异常（见描述性诊断）
描述性诊断
良性的细胞改变
感染
滴虫性阴道炎
真菌，形态学似白色念珠菌
阴道菌群，主要为球菌
形态学似放线菌
单纯疱疹病毒所致的细胞学改变
其他
反应性改变
反应性细胞改变并发于：
炎症（包括典型的修复现象）
萎缩性改变及炎症（萎缩性阴道炎）
放射后改变
放置宫内器后改变
其他

续 表

上皮细胞异常
鳞状细胞
不典型的鳞状细胞(ASC)
不典型的鳞状细胞,其意义尚未确定(ASCUS)
不典型的鳞状细胞,倾向于高度病变(ASC-H)
低级别(low grade)的鳞状上皮内病变(LSIL),包括人类乳头状瘤
病毒(HPV)、轻度非典型增生、CIN1
高级别(high grade)的鳞状上皮内病变(HSIL),包括中度及重度
非典型增生、原位癌、CIN2 及 CIN3
鳞状细胞癌(SCC)
腺上皮细胞
内膜细胞,绝经期后妇女。细胞学显示为良性
不典型的腺上皮细胞,其意义尚未确定(AGUS)
宫颈管腺癌
子宫内膜腺癌
子宫外的腺癌
腺癌,来源不明
其他恶性肿瘤(标定其特征)
内分泌水平评估(只用于阴道细胞)
内分泌水平与年龄及病史相符
内分泌水平与年龄及病史不符(标定其特征)
不能评估内分泌水平(标定其特征)

(二)碘试验

用于发现异常部位,细胞不着色者,为碘试验阳性。

(三)阴道镜

用于检查宫颈癌及癌前病变,在异常部位进行定位活检可提高诊断的准确性。

(四)宫颈活组织检查和宫颈管内膜刮取术

这是确诊宫颈癌及癌前病变最可靠和不可缺少的方法,一般选择宫颈外口鳞柱状上皮

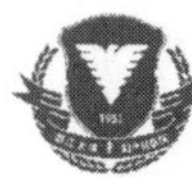

交界处的3、6、9、12点处取4点活检，或在碘试验、阴道镜检查下观察到的可疑部位，取活组织进行病理检查，推荐采用阴道镜下活检。若宫颈细胞学检查异常而宫颈活检阴性，则应行宫颈管搔刮，刮出物送病理检查。

（五）宫颈锥切

当宫颈细胞学多次阳性，而宫颈活检阴性，或活检为原位癌，但临床不能排除浸润癌时，应行宫颈锥切术，以明确诊断。

（六）其他检查

根椐患者具体情况，在确定宫颈癌患者的临床分期时，可选择进行以下主要辅助检查，即胸部X线检查、CT/MRI、静脉肾盂造影、肾图、膀胱镜及直肠镜等。

四、分　期

宫颈癌的分期普遍应用的是临床分期，采用国际妇产科联盟（FIGO）的分期标准，见表2－4－2。分期应在治疗前进行，治疗后分期不再更改。

表2－4－2　宫颈癌临床分期（FIGO，2000）

期别	肿　瘤　范　围
0期	原位癌、浸润前癌（不列入疗效统计）
Ⅰ期	癌灶局限于宫颈（扩展到宫体的不影响期别）
Ⅰa	肉眼未见癌灶，仅在显微镜下可见浸润癌，间质浸润深度≤5mm，宽度≤7mm
Ⅰa1	间质浸润深度≤3mm，宽度≤7mm
Ⅰa2	间质浸润深度＞3～5mm，宽度≤7mm
Ⅰb	肉眼可见浅表的癌灶，局限于宫颈，病灶范围超过Ⅰa期
Ⅰb1	临床可见癌灶最大直径≤4cm
Ⅰb2	临床可见癌灶最大直径体积＞4cm
Ⅱ期	癌灶超出宫颈，但未达盆侧壁或未达阴道下1/3
Ⅱa	癌灶累及阴道，但无宫旁浸润
Ⅱb	癌灶累及宫旁
Ⅲ期	癌灶达阴道下1/3，宫旁浸润已达盆壁，出现肾盂积水或肾无功能（除外其他原因）
Ⅲa	癌灶累及阴道为主，达下1/3，未扩展到盆壁

续 表

期别	肿 瘤 范 围
Ⅲb	癌浸润宫旁达盆壁,伴或不伴肾盂积水或肾无功能
Ⅳ期	癌播散超出真骨盆或癌浸润膀胱黏膜及直肠黏膜
Ⅳa	癌浸润膀胱黏膜及直肠黏膜
Ⅳb	癌播散超出真骨盆,出现远处转移

（一）不分期者

由于临床无法估计宫颈癌是否已扩散至宫体,因此不考虑列入分期。

（二）0 期

包括上皮全层均有非典型细胞,但无基底膜间质完整浸润者。

（三）Ⅰ期

Ⅰa 期应包括最小的镜下间质浸润及可测量的微小癌。Ⅰa 期再分为Ⅰa1 期和Ⅰa2 期,旨在进一步了解这些病变的临床行为。

（四）Ⅱ～Ⅲ期

在进行盆、腹腔检查时,应该由两位有经验的妇科肿瘤医师同时检查,以确定期别。肿瘤固定于盆壁,宫旁组织增厚,但增厚为非结节状,并有弹性,与病灶不连续者多为炎性浸润;如增厚为结节状或弹性丧失,使肿瘤与盆壁间距离缩短,则应列为Ⅱb 期。从临床检查难以确定宫旁组织均匀增厚是炎性还是癌性时,只有确定宫旁组织增厚至结节状直接蔓延到盆壁,或肿瘤本身扩展到盆壁者,方可列为Ⅲ期。即使根据其他检查列为Ⅰ期或Ⅱ期者,若有癌性输尿管狭窄而产生肾盂积水或肾无功能时,也应列为Ⅲ期。

（五）Ⅳ期

膀胱有泡样水肿者,不能列为Ⅳ期。膀胱镜检查见到隆起及沟裂,并在同时通过阴道或直肠触诊证实该隆起或沟裂与肿瘤固定时,应视为膀胱黏膜下浸润。膀胱冲洗液有恶性细胞时,应在膀胱壁取活体组织检查证实。

五、病理分型

（一）巨 检

浸润癌可分为外生型、内生型、溃疡型、颈管型等 4 种类型。

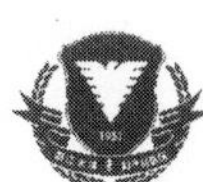

（二）镜 下

主要可分为宫颈鳞状细胞癌、腺癌、腺鳞癌三大类型，根据细胞形态特点各类型还可分为许多亚型。根据组织分化程度分为高、中、低分化癌。

六、治 疗

（一）治疗原则及治疗方案选择

(1) 治疗方案选择的依据：根据临床分期、患者年龄、全身情况、设备条件和医疗技术水平决定治疗措施。对每一位患者均应根据其具体情况及治疗设备采用区别对待的治疗原则。

(2) 常用的治疗方法：以手术、放疗为主要治疗手段，还包括化疗以及多种手段的综合治疗。

(3) 放疗适用于各期患者。早期患者（Ⅰa～Ⅱa 期）以手术治疗为主；中晚期则以放疗为主，对不宜手术的早期患者亦可采用放射治疗。化疗则适用于晚期及复发患者的综合治疗或姑息治疗，也可用于手术或放疗前的辅助治疗。

（二）初次治疗

1. 微小浸润癌

只有在宫颈锥切活检边缘阴性，或子宫颈切除或全子宫切除后才能做出宫颈癌Ⅰa1 或Ⅰa2 期的诊断。如果是宫颈上皮瘤样病变(CIN)Ⅲ级、宫颈锥切边缘阳性或浸润癌，需要再做一次宫颈锥切或者按Ⅰb1 期处理。

在确定治疗前应行阴道镜检查以排除相关的阴道上皮内瘤变(VAIN)。

Ⅰa1 期：① 行筋膜外全子宫切除术，卵巢正常者应予保留。

② 如患者有生育要求，可行宫颈锥切，但需切缘阴性。

③ 若淋巴血管受侵，行改良根治性子宫切除＋盆腔淋巴结切除术。

Ⅰa2 期：① Ⅰa2 期宫颈癌有淋巴结转移可能，应行改良根治性子宫切除＋盆腔淋巴结切除术。

② 如果没有淋巴血管区域浸润，可以考虑行筋膜外子宫切除术和盆腔淋巴结切除术(C 级证据)。

③ 对于要求保留生育功能者，可选择：

A：大范围的宫颈锥切术＋盆腔淋巴结切除术。

B：根治性宫颈切除术＋盆腔淋巴结切除术。

2. 浸润癌

(1) Ⅰb1 和Ⅱa 期 (肿瘤直径＜4cm)：

① 对于肿瘤直径＜4cm 的早期宫颈癌（Ⅰb1、Ⅱa）采用手术或放疗的预后均良好。

② 手术和放疗联合应用并发症将增加。为了减少并发症的发生，初始治疗方案应该避

免联合应用广泛手术和放射治疗。

③ 手术治疗：Ⅰb1 和Ⅱa 期(肿瘤直径＜4cm)宫颈癌的标准手术治疗方法是改良根治性子宫切除术＋盆腔淋巴结切除术。年轻患者可以保留卵巢，如果术后需要放疗，应将卵巢悬吊于盆腔之外。

④ 放射治疗：标准放射治疗方案是盆腔外照射加腔内近距离放疗。推荐剂量[包括盆腔外照射和低剂量比率(LDR)腔内近距离放疗]为：A 点 80～85Gy，B 点 50～55Gy。盆腔外照射总量应该是 45～55Gy，每次 180～200cGy。应用高剂量比率(HDR)的腔内近距离放疗，剂量应该按照相等的生物学剂量设置。

⑤ 术后辅助治疗：根治术后若淋巴结阳性、宫旁阳性、手术切缘阳性，术后采用同步放化疗或单用放疗。根治术后若无淋巴结受累，但有脉管区域受累和扩展到宫颈间质外 1/3 者，术后可选择观察或辅助性全盆腔外照射。

(2) Ⅰb2 和Ⅱa 期 (肿瘤直径＞4cm)：

可选择的初始治疗措施包括：放化疗；改良根治性子宫切除术＋盆腔淋巴结切除术；新辅助化疗，随后进行改良根治性子宫切除术＋盆腔淋巴结切除术，术后加或不加辅助放疗或放化疗。

① 同期放化疗：最常用的治疗是盆腔外照射加腔内近距离放疗，并每周用铂类药物化疗 1 次。放疗的推荐剂量是 A 点 85～90Gy，B 点 55～60Gy。在盆腔外照射期间每周应用顺铂 40mg/m^2 化疗。髂总或主动脉旁淋巴结阳性者，应该考虑扩大放疗范围。

② 手术加辅助放疗：肿瘤巨大，可能更需要辅助放疗。广泛的脉管区域受累和癌症浸润至宫颈间质外 1/3 是局部复发的高危因素。淋巴结阴性的高危患者可以采用全盆腔放疗或小范围盆腔放疗。髂总、主动脉旁淋巴结阳性的患者可以扩大放疗范围，加用或不用化疗。

③ 新辅助化疗后改良根治性子宫切除术＋盆腔淋巴结切除术：随机试验提示在手术前采用以铂类为基础的新辅助化疗比初始放疗的效果好。但目前尚无同期放化疗与手术前新辅助化疗的疗效差别的明确证据。

(3) 晚期宫颈癌(包括Ⅱb、Ⅲ、Ⅳ期)：

标准的初始治疗是放疗，包括盆腔外照射和腔内近距离放疗联合同期化疗。

全子宫切除术后发现宫颈浸润癌的处理：

Ⅰa1 期：复核病理组织学诊断，若无淋巴血管腔受累，可选择随访观察。

Ⅰa2 期：对手术切缘阴性、影像学检查阴性者，可选择以下治疗方案：

① 盆腔外照射＋腔内近距离放疗±包含铂类药物的化疗。

② 宫旁组织切除＋淋巴结切除。术后若淋巴阴性、无淋巴血管腔受累，可随访观察；若淋巴阴性，但淋巴血管腔受累，行盆腔外照射±阴道腔内近距离放疗；若淋巴阳性，或宫旁阳性，行盆腔外照射＋包含铂类药物的化疗±阴道腔内近距离放疗。

(4) 对手术切缘阳性，有大块残余病灶或影像学阳性者：

① 若影像学检查提示淋巴结阴性，行盆腔外照射＋包含铂类药物的化疗±阴道腔内近距离放疗。

② 若影像学检查提示淋巴结阳性，可先行手术切除肿大的淋巴结，而后行盆腔外照

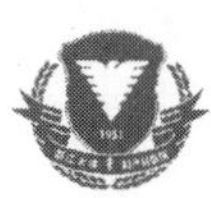

射＋包含铂类药物的化疗±阴道腔内近距离放疗。

七、随 访

（一）随访时间

出院后第1年内，每隔3个月复查1次。出院后第2年每4个月复查1次，出院后第3～5年，每半年复查1次，第6年开始每年复查1次。

（二）随访内容

每次复查均需行妇科检查及阴道残端细胞学检查，每6个月行血常规检查和肾功能检查，每年行胸部X线摄片，必要时行CT/MRI/PET检查。

八、复发的处理

（一）治疗决策

应根据患者的行为状态、复发和（或）转移部位、转移的范围以及初始治疗措施来决定。

（二）具体治疗方式

1. 盆腔复发

（1）对既往无放疗史的患者：行盆腔放疗＋铂类为基础的化疗±阴道腔内近距离放疗。

（2）对既往有放疗史的中心型复发患者，可选择的治疗：

① 扩大范围的盆腔放疗。

② 对经过仔细选择的病灶＜2cm的患者，可行根治性子宫切除术或腔内近距离放疗。

（3）对既往有放疗史的非中心型复发患者，可选择的治疗：

① 对既往治疗边缘或边缘阳性者，可行盆腔脏器清除术或辅助术中放疗。

② 病灶区域放疗±化疗。

③ 铂类为基础的化疗。

④ 最佳支持治疗。

⑤ 临床试验。

2. 盆腔外复发

（1）对多个病灶或估计不可切除者，可选择的治疗：

① 铂类为基础的化疗。

② 最佳支持治疗。

（2）对孤立病灶，可选择的治疗：

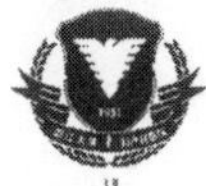

① 手术切除病灶＋术中放疗。

② 病灶区域放疗＋同步化疗。

③ 化疗。

（程晓东　陈亚侠）

【参考文献】

1. NCCN clinical practice guidelines in oncology：cervical cancer，2006.

2. Staging classifications and clinical practice guidelines for Gynecologic cancer，FIGO，2006.

3. Jonathan S Berek. Novak's gynecology. 13th Edition. Philadelphia：Lippincott Williams & Wilkins，2002.

4. William J Hoskins，Carlos A Perez，Robert C Young. Principles and practice of gynecologic oncology. 3th Edition. Philadelphia：Lippincott Williams & Wilkins，2000.

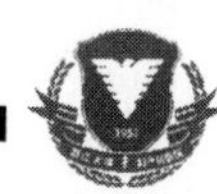

第五章

卵巢肿瘤

第一节 总 论

一、概 述

卵巢肿瘤是常见的妇科肿瘤，卵巢恶性肿瘤是女性生殖器常见的三大恶性肿瘤之一。

二、临床特征

（一）病史特点

（1）危险因素：卵巢癌的病因未明。年龄的增长，未产或排卵年增加，促排卵药物的应用等，乳腺癌、结肠癌或子宫内膜癌的个人史，以及卵巢癌家族史，被视为危险因素。

（2）遗传卵巢综合征（HOCS）：尤其是 BRCA1 或 BRCA2 基因表达阳性者，其患病的危险率高达 50％，并随年龄的增长，危险性增加。

（3）“卵巢癌三联征”：即年龄 40～60 岁、卵巢功能障碍、胃肠道症状，应提高对卵巢癌的警戒。

（二）症 状

卵巢恶性肿瘤早期常无症状，可在妇科检查时发现。晚期主要临床表现为腹胀、腹部肿块及腹水，症状的轻重决定于：① 肿瘤的大小、位置、侵犯邻近器官的程度；② 肿瘤的组织学类型；③ 有无并发症。

（1）压迫症状：由于肿瘤生长较大或浸润邻近组织所致。

（2）播散及转移症状：由于腹膜种植引起的腹水，肠道转移引起的消化道症状等。

（3）内分泌症状：由于某些卵巢肿瘤所分泌的雌激素、睾丸素的刺激，可发生性早熟、男性化、闭经、月经紊乱及绝经后出血等。

（4）急腹痛症状：由于肿瘤破裂、扭转所致。

（三）体 征

（1）全身检查：特别注意乳腺、区域淋巴结、腹部膨隆、肿块、腹水及肝、脾、直肠检查。

（2）盆腔检查：双合诊和三合诊检查子宫及附件，注意附件肿块的位置、侧别、大小、形状、边界、质地、表面状况、活动度、触痛及子宫直肠窝结节等。

应强调盆腔肿块的鉴别，以下情况应注意为恶性：

① 实性；

② 双侧；

③ 肿瘤不规则、表面有结节；

④ 粘连、固定、不活动；

⑤ 腹水，特别是血性腹水；

⑥ 子宫直肠窝结节；

⑦ 生长迅速；

⑧ 恶液质，晚期可有大网膜肿块、肝脾肿大及消化道梗阻表现。

三、辅助检查

（一）实验室检查

（1）CA125：80%的卵巢上皮性癌患者CA125水平高于35IU/mL；90%以上患者CA125水平的消长与病情缓解或恶化相一致，尤其对浆液性腺癌更有特异性。

（2）AFP：对卵巢内胚窦瘤有特异性价值，对未成熟畸胎瘤、混合性无性细胞瘤中含有卵黄囊成分者亦有诊断意义。其正常值为＜25μg/L。

（3）HCG：对于原发性卵巢绒癌有特异性。

（4）性激素：粒层细胞瘤、泡膜细胞瘤可产生较高水平的雌激素；黄素化时，亦可有睾丸素分泌。浆液性、黏液性或纤维上皮瘤，有时也可分泌一定的雌激素。

（二）影像学检查

（1）超声扫描：对于盆腔肿块的检测有重要意义，可描述肿物大小、部位、质地等，对良恶性的判定可达80%～90%；也可显示腹水。通过彩色多普勒超声扫描，能测定卵巢及其新生组织血流变化，有助于诊断。

（2）盆腔及上腹部CT或MRI：对判断卵巢周围脏器的浸润、有无淋巴转移、有无肝脾转移和确定手术方式有参考价值。

（3）胸部、腹部X线摄片：对判断有无胸水、肺转移和肠梗阻有诊断意义。

（4）必要时选择以下检查：

① 系统肠胃摄片（GI）或乙状结肠镜检查，提供是否有卵巢癌转移或胃肠道原发性癌

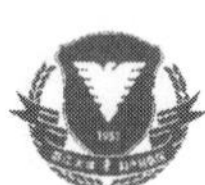

瘤的证据。

② 肾图、静脉肾盂造影：观察肾脏的分泌及排泄功能、了解泌尿系压迫或梗阻情况。

③ 肝脏扫描或照相：了解肝脏转移或肝脏肿物。

④ 放射免疫显像或PET检查：有助于对卵巢肿瘤进行定性和定位诊断。

（三）其 他

(1) 腹水或腹腔冲洗液细胞学：腹水明显者，可直接从腹部穿刺；若腹水少或不明显，可从后穹窿穿刺。

(2) 腹腔镜检查：

① 明确诊断，作初步临床分期。

② 取得活体组织，进行组织学诊断。

四、诊 断

卵巢癌确诊有赖于肿瘤的组织病理。卵巢癌的分期为手术病理分期，具体见表2-5-1所示。检查多可诊断，CT或MRI有助于鉴别。

表2-5-1 原发性卵巢恶性肿瘤的手术病理分期(FIGO,2000)

分期	描述
Ⅰ期	肿瘤局限于卵巢
Ⅰa	肿瘤局限于一侧卵巢，包膜完整，表面无肿瘤，腹水或腹腔冲洗液中未见恶性细胞
Ⅰb	肿瘤局限于两侧卵巢，包膜完整，表面无肿瘤，腹水或腹腔冲洗液中未见恶性细胞
Ⅰc	肿瘤局限于单侧或双侧卵巢，伴有以下任何一项者：包膜破裂、卵巢表面有肿瘤、腹水或腹腔冲洗液中含恶性细胞
Ⅱ期	肿瘤累及一侧或双侧卵巢，伴盆腔内扩散
Ⅱa	肿瘤蔓延和(或)转移到子宫和(或)输卵管，腹水或腹腔冲洗液中未见恶性细胞
Ⅱb	肿瘤蔓延到其他盆腔组织，腹水或腹腔冲洗液中未见恶性细胞
Ⅱc	Ⅱa或Ⅱb病变，但腹水或腹腔冲洗液中见恶性细胞
Ⅲ期	一侧或双侧卵巢肿瘤，镜检证实盆腔外有腹膜转移和(或)区域淋巴结转移，肝表面转移为Ⅲ期
Ⅲa	淋巴结阴性，组织学证实盆腔外腹膜表面有镜下转移
Ⅲb	淋巴结阴性，腹腔转移灶直径≤2cm
Ⅲc	腹膜转移灶直径>2cm和(或)腹膜后区域淋巴结阳性
Ⅳ期	远处转移(胸水有癌细胞，肝实质转移)

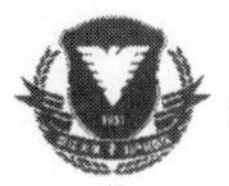

五、治 疗

（一）治疗原则

1. 卵巢良性肿瘤的处理原则

一经诊断，即应手术治疗，手术可行肿瘤剔除或患侧附件切除，年轻患者尽可能保留卵巢功能。术中必须剖检标本肉眼区分良恶性，必要时送冰冻切片以明确肿瘤性质。

2. 卵巢恶性肿瘤的处理原则

(1) 初次手术治疗

① 全面的确定分期的剖腹手术(comprehensive staging laparotomy)。

a. 腹部纵切口(从耻骨联合至脐上 4 横指)；

b. 全面探查；

c. 腹腔细胞学(腹水，或盆腔、结肠侧沟、横膈冲洗液)；

d. 大网膜切除；

e. 全子宫和双侧附件切除；

f. 仔细的盆腹腔探查及活检(粘连、可疑病变、盆腔侧壁、肠浆膜、肠系膜、横膈)；

g. 盆腔及腹主动脉旁淋巴结清除术(至肠系膜下动脉水平)。

② 肿瘤细胞减灭术(cytoreductive surgery)：尽最大努力切除原发灶及一切转移瘤，使残余癌灶直径＜2cm。手术内容包括：

a. 手术需要一个足够大的直切口；

b. 腹水或腹腔冲洗液的细胞学检查；

c. 全子宫双侧附件及盆腔肿块切除，卵巢动、静脉高位结扎；

d. 从横结肠下缘切除大网膜，注意肝、脾、横膈、结肠侧沟、盆壁腹膜、肠系膜及子宫直肠窝转移灶切除或多点活检，肝、脾转移处理；

e. 腹主动脉旁及盆腔淋巴结清除术；

f. 阑尾切除及肠道转移处理。

③ "中间性"或间隔肿瘤细胞减灭术(interval or intervening cytoreduction)：对于某些晚期卵巢癌病灶估计难以切净或基本切净，则先用几个疗程(不满 6 个疗程，或称非全疗程)化疗，再行肿瘤细胞减灭术。

④ 保守性手术：在严格分期的基础上，符合以下条件的年轻未生育患者可考虑保留生育功能：临床Ⅰa 期；肿瘤分化为 G1；术中对侧卵巢检查结果正常；术后有条件严密随访。

(2) 再次手术治疗

① 再分期手术(re-staging laparotomy)：指首次手术未进行确定分期，亦未用药而施行的全面探查和完成准确分期。如已用化疗，则属于第二次剖腹手术(second laparotomy)。

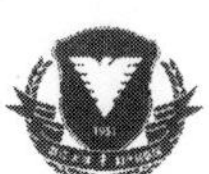

② 再次肿瘤细胞减灭术(re-cytoreductive surgery):指对残余瘤或复发瘤的手术,如果没有更有效的二线化疗药物,这种手术的价值是很有限的。

③ 二次探查术(second look operation):指经过满意的肿瘤细胞减灭术,术后完成了计划疗程的化疗,通过体格检查及辅助检查均无肿瘤存在迹象而施行的再次手术。其目的在于了解腹腔是否存在癌灶以决定进一步治疗。目前临床上已较少应用。

(3) 化疗:化疗是晚期卵巢癌的重要治疗措施,一定要及时、足量、规范。上皮性卵巢癌的化疗以 TP(紫杉醇、卡铂/顺怕)、PC(卡铂/顺怕、环磷酰胺)方案作一线方案。恶性生殖细胞肿瘤及性索间质肿瘤可用 BEP(顺铂、依托泊甙、博莱霉素)作一线方案。

① 腹腔化疗对卵巢癌的治疗价值近来受到重视,但迄今为止还没有循证医学的证据表明腹腔化疗比静脉化疗具有更大的优越性。腹腔化疗主要用于以下情况:

a. 首次手术后较小的残留灶(微小残留灶、最大直径≤0.5~1cm);

b. 控制腹水。

② 卵巢癌的新辅助化疗(neoajavant chemotherapy)是指在明确诊断晚期卵巢癌后,对于估计不能达到理想减灭的患者选择 TP 方案进行有限疗程的化疗,然后再行肿瘤细胞减灭术。新辅助化疗一般 2~3 个疗程。

③ 卵巢癌的巩固化疗(maintain chemotherapy)的目的在于加强初治效果,延缓复发,提高患者的生存率。但考虑到巩固化疗的非限定性及毒副作用,在缺乏循证医学的证据的情况下,目前尚不作为临床的常规治疗。

④ 化疗期限应根据肿瘤的类别和期别等而定。

⑤ 化疗的实施,应考虑"个体化",重视评估化疗的效果和毒副反应,及时调整化疗药物的剂量和方案。

(4) 放疗:某些肿瘤对放疗非常敏感(如无性细胞瘤),对于残余瘤或淋巴结转移可行标记放疗;移动式带形照射(moving stripe radiation)亦可选用;放射性核素(^{32}P)适于腹腔内灌注。放疗为卵巢手术和化疗的辅助治疗。

六、预后与随访

(一) 预 后

卵巢恶性肿瘤的预后根据不同的组织学类型以及临床期别不同而不同。总体 5 年生存率仍徘徊于 30%~40%。

(二) 随 访

术后 1 年,每月 1 次;术后 2 年,每 3 个月 1 次;术后 3 年,每 6 个月 1 次;3 年以上者,每年 1 次。

第二节 卵巢上皮性癌的处理

一、早期卵巢上皮性癌的处理

早期卵巢上皮性癌是指 FIGO Ⅰ、Ⅱ期卵巢癌。全面的分期手术是早期卵巢上皮性癌最基本，也是最重要的治疗手段。

（一）早期卵巢上皮性癌的术后化疗指征

（1）无精确手术分期，即未行大网膜切除和（或）腹膜后淋巴结清除术。
（2）透明细胞癌。
（3）中分化或低分化肿瘤（G2、G3）。
（4）卵巢表面有肿瘤生长（Ⅰc）。
（5）肿瘤破裂或包膜不完整。
（6）肿瘤与盆腔粘连。
（7）腹水或腹腔冲洗液阳性（Ⅰc）。
（8）Ⅱ期。

（二）化疗方案及疗程

应以紫杉醇和铂类药物为主，Ⅰ期以 3～6 个疗程为宜，Ⅱ期建议 6 个疗程。具体化疗方案见表 2-5-2 所示。

表 2-5-2 卵巢上皮性癌化疗推荐方案

方案	药物	剂量及方法	疗程间隔
TP	T	$175mg/m^2$,3h	3 周
	CP	AUC 5—6	
	(DDP)	$75mg/m^2$	
PC	DDP	$75mg/m^2$	3 周
	CTX	$700mg/m^2$	

二、晚期卵巢上皮性癌的治疗

晚期卵巢上皮性癌标准治疗模式是：首先行肿瘤细胞减灭术，尽最大可能使残余肿瘤＜2cm。术后施行紫杉醇和铂类药物（顺铂或卡铂）的联合化疗，每 21d 化疗一次，至少 6 个疗程。其他可选择的一线化疗方案有 PC（顺铂或卡铂＋环磷酰胺）。

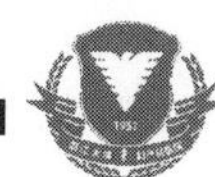

卵巢上皮性癌的治疗流程见图 2－5－1 所示。

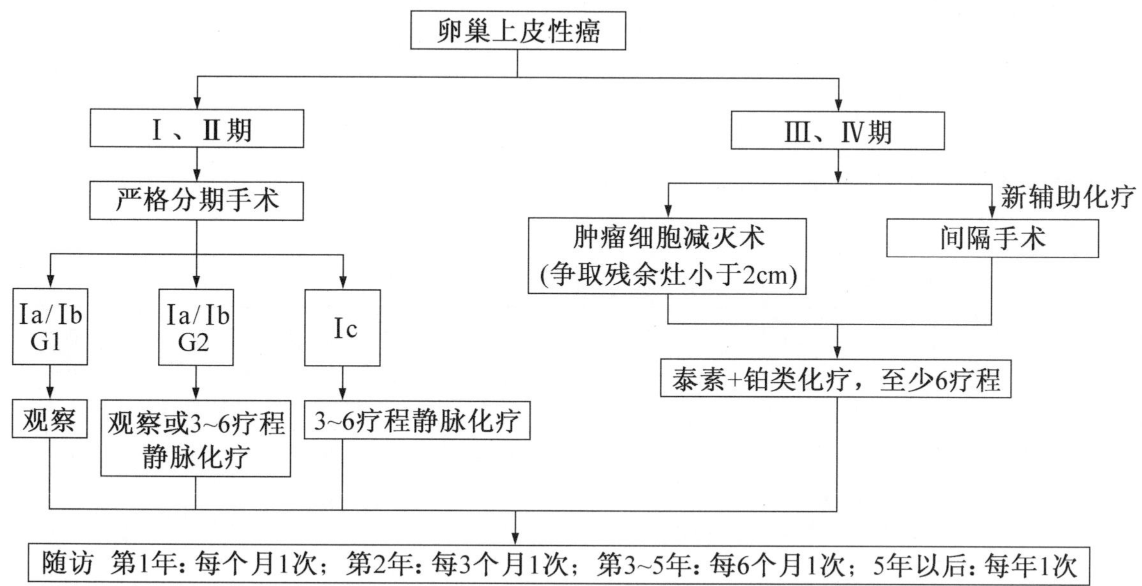

图 2－5－1 卵巢上皮性癌治疗流程图

第三节 卵巢恶性生殖细胞肿瘤

卵巢恶性生殖细胞肿瘤(ovarian malignant germ cell tumor)是指来源于胚胎性腺的原始生殖细胞而具有不同组织学特征的一组肿瘤，占所有卵巢恶性肿瘤的 5%。其临床特点为：① 多发生于年经的妇女及幼女；② 多数生殖细胞肿瘤是单侧的；③ 即使复发也很少累及对侧卵巢和子宫；④ 有很好的肿瘤标志物(甲胎蛋白 AFP，人绒毛膜促性腺激素 hCG)；⑤ 对化疗敏感。

一、病理分类

主要的组织病理分类如下：① 未成熟畸胎瘤；② 无性细胞瘤；③ 卵黄囊瘤；④ 胚胎癌；⑤ 绒癌；⑥ 混合型恶性生殖细胞肿瘤。

二、治 疗

(一) 手术治疗

由于绝大部分恶性生殖细胞肿瘤患者是希望生育的年轻女性，常为单侧卵巢发病，即使复发也很少累及对侧卵巢和子宫，更为重要的是卵巢恶性生殖细胞肿瘤对化疗十分敏感，因此手术的基本原则是对于年轻、有生育要求的患者无论期别早晚均可行保留生育功能的手术，对于无生育要求的患者手术方式同卵巢上皮性癌。对于复发的卵巢生殖细胞肿瘤仍主张积极手术。

（二）化 疗

恶性生殖细胞肿瘤对化疗十分敏感。根据肿瘤分期、类型和肿瘤标志物的水平，术后可采用3～6个疗程的联合化疗。常用化疗方案见表2-5-3所示。目前首选BEP方案化疗。

表2-5-3 卵巢恶性生殖细胞肿瘤的常用化疗方案

方案	药物	剂量及方法	疗程间隔
BEP	博来霉素(B)	$15mg/m^2/d\times2d$，静滴	3周
	依托泊甙(E)	$100mg/m^2/d\times3d$，静滴	
	顺铂(P)	$30\sim35mg/m^2/d\times3d$，静滴	
BVP	博来霉素(B)	$15mg/m^2$ 第2天/每周1次，深部肌注	3周
	长春新碱(V)	$1\sim1.5mg/m^2\times2d$，静注	
	顺铂(P)	$20mg/m^2/d\times5d$，静滴	
VAC	长春新碱(V)	$1.5mg/m^2$，静注(第1天)	4周
	放线菌素-D(A)	$300\mu g/m^2/d\times5d$，静滴(第2～6天)	
	环磷酰胺(C)	$150\sim250mg/m^2/d\times5d$，静注(第2～6天)	

注：博来霉素终生剂量$250mg/m^2$，单次剂量不可超过30mg。

（三）放 疗

放疗为手术和化疗的辅助治疗手段。无性细胞瘤对放疗最敏感。但由于无性细胞瘤的患者多年轻，要求保留生育功能，目前放疗已较少应用。对复发的无性细胞瘤，放疗仍能取得较好疗效。

卵巢恶性生殖细胞肿瘤的治疗流程见图2-5-2所示。

第四节 卵巢性索间质肿瘤

一、诊 断

卵巢性索间质肿瘤占卵巢恶性肿瘤的5%～8%，成人型颗粒细胞肿瘤(95%)发生在绝经期；发病的平均年龄在50～53岁之间。青少年型颗粒细胞肿瘤(5%)发生在20岁之前。支持细胞-间质细胞瘤属低度恶性，通常发生在30～40岁妇女。多数卵巢性索间质肿瘤是

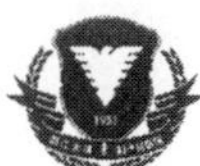

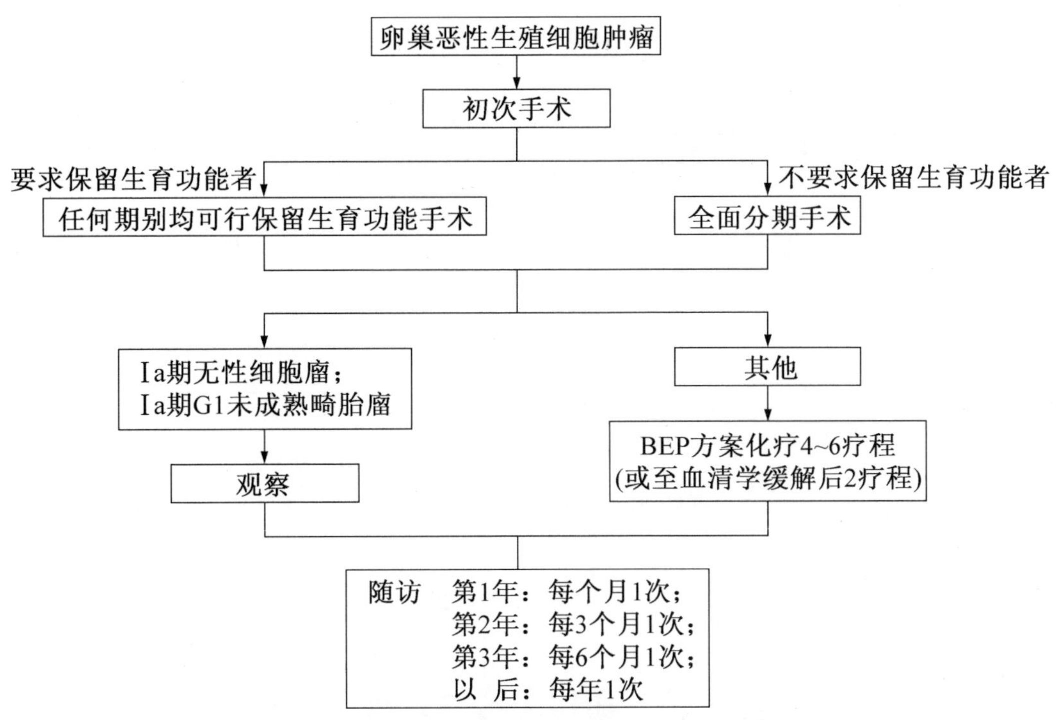

图 2-5-2 卵巢恶性生殖细胞肿瘤治疗流程图

单侧发生。颗粒细胞瘤常产生雌激素，75%的病例与假性性早熟有关。25%～50%的中老年女性病例与子宫内膜增生过长有关，5%与子宫内膜腺癌有关。典型的支持细胞-间质细胞肿瘤会产生雄激素，70%～80%的病例会有临床男性化的表现。虽然该类肿瘤多有性激素刺激的症状，但每一种性索间质肿瘤的诊断，完全是根据肿瘤的病理形态，而不以临床内分泌功能及肿瘤所分泌的特殊激素来决定。

二、处理原则

主要的治疗方式为手术和化疗。性索间质肿瘤较少见，多数性索间质肿瘤（如纤维瘤、泡膜细胞瘤、支持细胞瘤、硬化性间质瘤等）是良性的，应按良性卵巢肿瘤处理。有些是低度或潜在恶性的（如颗粒细胞瘤、间质细胞瘤、环管状性索间质瘤等），处理方案如下：

(1) 由于多数肿瘤是单侧发生，对于Ⅰ期、年轻、要求保留生育功能的患者可行单侧附件切除术及分期手术，保留生育功能。

(2) 对于其他患者进行分期手术或行肿瘤细胞减灭术。

(3) 化疗适用于存在低度恶性转移灶和残余灶的患者。可以使用4～6个疗程的BEP、VAC（长春新碱、放线菌素-D、环磷酰胺）或PAC（顺铂、阿霉素和环磷酰胺）。

卵巢性索间质肿瘤的治疗流程见图 2-5-3 所示。

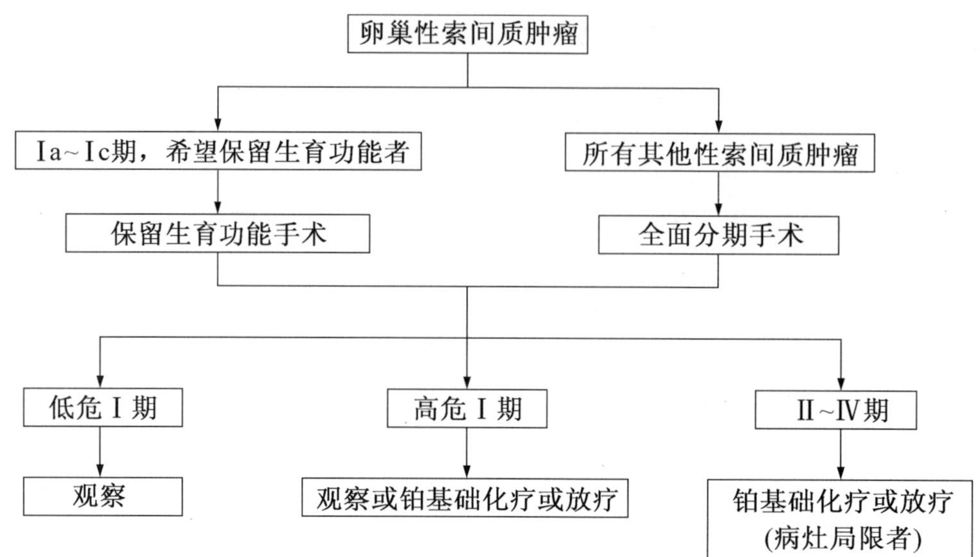

图 2-5-3 卵巢性索间质肿瘤治疗流程图

第五节 卵巢交界性肿瘤

卵巢交界性肿瘤(borderline ovarian tumor)占卵巢上皮性肿瘤的9.2%～16.3%，病理组织类型以浆液性、黏液性为主，占97%以上，偶见内膜样、透明细胞及Brenner交界性肿瘤。

手术是卵巢交界性肿瘤的主要治疗手段，手术治疗的原则基本同卵巢癌，早期行全面分期手术，晚期行肿瘤细胞减灭术。但具体手术方式需结合患者的年龄、生育情况、期别并充分征求患者及家属的意愿而定。对于年轻、希望保留生育功能的患者可考虑行保守性手术，手术方式首选患侧附切术，对于双卵巢受累的，可行一侧附切＋另一侧卵巢囊肿剔除，同时早期行全面分期手术，晚期行保留生育功能下的肿瘤细胞减灭术。对于不需要保留生育功能的患者早期应行分期手术包括子宫全切＋双附切＋大网膜切除＋腹膜多点活检＋盆腔淋巴结切除±阑尾切除，晚期行肿瘤细胞减灭术，尽可能切除肿瘤组织。

术后辅助化疗在卵巢交界性肿瘤中的价值一直存在争议，目前认为卵巢交界性肿瘤化疗的指征主要是腹膜有浸润性种植的患者以及短期内腹腔内复发的患者，方案采用以铂类为基础的联合化疗。

卵巢交界性肿瘤的治疗流程见图2-5-4所示。

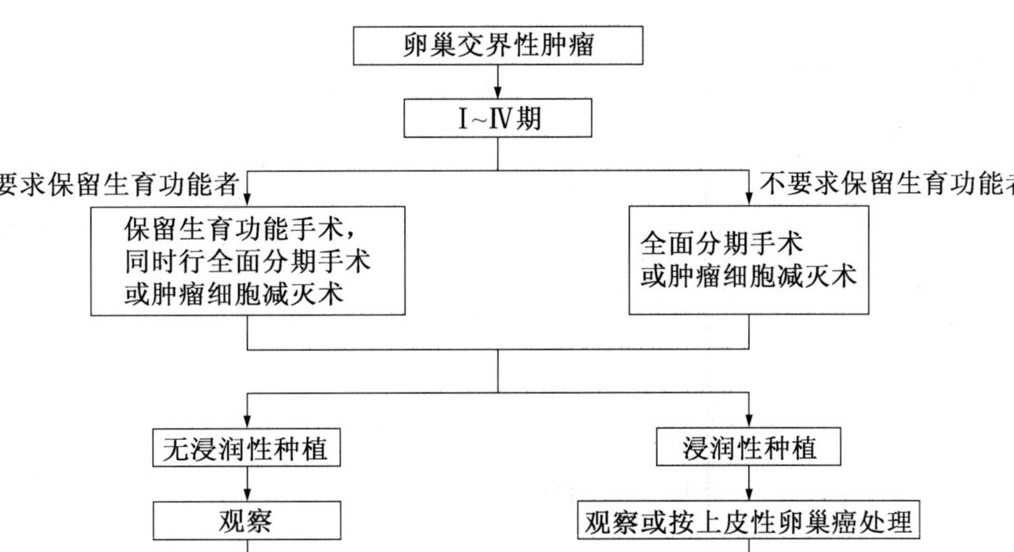

图 2-5-4 卵巢交界性肿瘤治疗流程图

（程 蓓 万小云）

【参考文献】

1. Sergio Pecorelli，Hextan YS Ngan，Neville F Hacker，et al. 林仲秋、石一复等译. FIGO IGCS 妇科恶性肿瘤分期及临床实践指南. 第三版. 2007：113－129.

2. 曹泽毅. 妇科常见肿瘤诊治指南. 第 2 版. 北京：人民卫生出版社，2007：61－81.

第六章

子宫内膜癌

一、概 述

诊断的目标为确定子宫内膜癌的高危因素及临床分期。

二、临床特征

(一) 病史特点

如下为高危人群:

(1) 无孕激素对抗的激素替代治疗妇女。

(2) 遗传性非息肉性结直肠癌家族史妇女(HNPCC)。

(3) 绝经前妇女有不排卵月经,如多囊卵巢综合征。

(4) 服用三苯氧胺史。

(二) 症 状

(1) 90%妇女出现阴道流血和分泌物,尤其是无排卵史者。

(2) 围绝经期妇女,出现异常子宫出血。

(3) 绝经后妇女出现子宫出血。

(4) 绝经后妇女宫腔积液。

(5) 月经后半期或绝经后妇女的宫颈涂片中有正常及异常的子宫内膜细胞。

(三) 体 征

(1) 是否存在肥胖、高血压,每一例均注明 BMI。

(2) 周围淋巴结及乳腺:应仔细检查。

(3) 腹部检查:注意腹水及肝、网膜等上腹部转移情况。

(4) 盆腔检查:阴道口、尿道下部位以及整个阴道、宫颈应仔细检查及触摸;应行双合诊及三合诊检查了解子宫的大小及活动度,附件是否有包块,宫旁是否有硬结,道格拉斯窝有无结节。

三、辅助检查

子宫内膜癌的诊断必须依靠组织学检查。

(1) 分段诊刮：是目前国内主要的诊断手段。

(2) 临床诊断应该包括：组织类型、分级、临床分期(FIGO,1971 年标准)。

(3) 子宫内膜吸引活检：国外为首选的诊断手段，但子宫内膜吸引活检有约 10%假阴性率，因此若有症状但活检阴性的患者仍需接受分段诊刮。

(4) 宫腔镜在子宫内膜癌诊断中的应用：用于宫腔内无明显可疑病灶或诊刮阴性但阴道流血的患者。

四、诊 断

(一) 诊断的步骤(图 2－6－1)

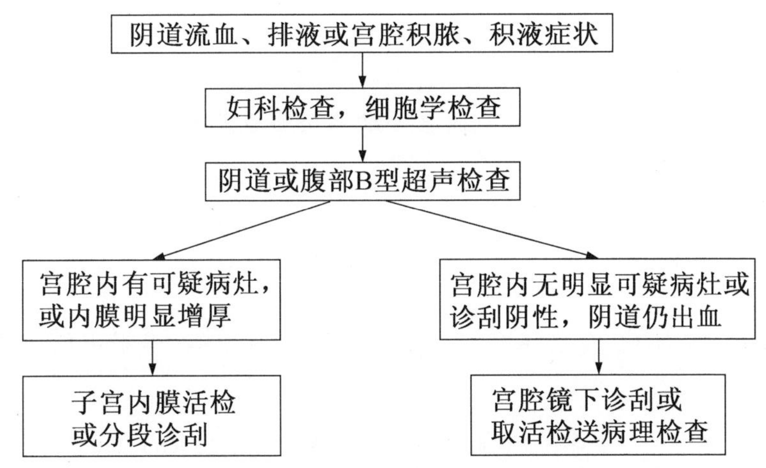

图 2－6－1 子宫内膜癌的诊断步骤

(二) 术前评估

1. 常规检查

(1) 全血细胞计数。

(2) 肾功能。

(3) 肝功能。

(4) 电解质。

(5) 血糖。

(6) 血脂。

(7) 血生殖内分泌。

(8) 血 CA125。

(9) 尿常规。

(10) 大便潜血试验。

(11) 经阴道彩色超声检查。

(12) 胸片。

(13) 心电图。

(14) 盆腔 CT：评估淋巴结转移情况。

(15) MRI：评估肌层浸润深度、宫颈受累情况比阴道超声、CT 更精确，同时可估价淋巴结转移情况(有条件可以做)。

(16) 上腹部 B 超。

(17) 宫颈涂片：仅约 30%～50%子宫内膜癌患者会有异常结果。

2. 非常规检查

推荐进展期子宫内膜癌患者进行。

(1) 腹部 CT：出现下列情况可选择腹部 CT 检查：

① 肝功能异常；

② 肝肿大；

③ 触及上腹包块；

④ 触及盆腔外病变；

⑤ 临床腹水。

(2) 膀胱镜、乙状结肠镜、钡灌肠：临床怀疑累及膀胱或直肠。

(3) 宫颈活检：临床怀疑累及宫颈。

五、常规治疗

治疗原则：强调个体化、分层治疗。术后采用 FIGO 2000 年制定的手术病理分期(表 2-6-1)。

表 2-6-1 子宫内膜癌手术——病理分期(FIGO,2000)

Ⅰ期	癌局限于宫体
Ⅰa	癌局限于子宫内膜
Ⅰb	癌侵犯肌层≤1/2
Ⅰc	癌侵犯肌层>1/2
Ⅱ期	癌累及宫颈，无子宫外病变
Ⅱa	仅宫颈黏膜腺体受累
Ⅱb	宫颈间质受累
Ⅲ期	癌播散于子宫外的盆腔内，但未累及膀胱、直肠
Ⅲa	癌累及浆膜和(或)附件和(或)腹腔细胞学阳性
Ⅲb	阴道转移
Ⅲc	盆腔淋巴结和(或)腹主动脉淋巴结转移

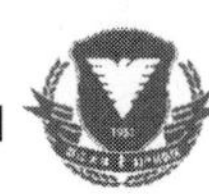

续 表

Ⅳ期	累及膀胱及直肠(黏膜明显受累),或有盆腔外远处转移
Ⅳa	癌累及膀胱和(或)直肠黏膜
Ⅳb	远处转移,包括腹腔内转移和/或腹股沟淋巴结转移

(一) 临床Ⅰ期或隐匿Ⅱ期

1. 临床Ⅰ期或隐匿Ⅱ期推荐的治疗流程(图2-6-2)

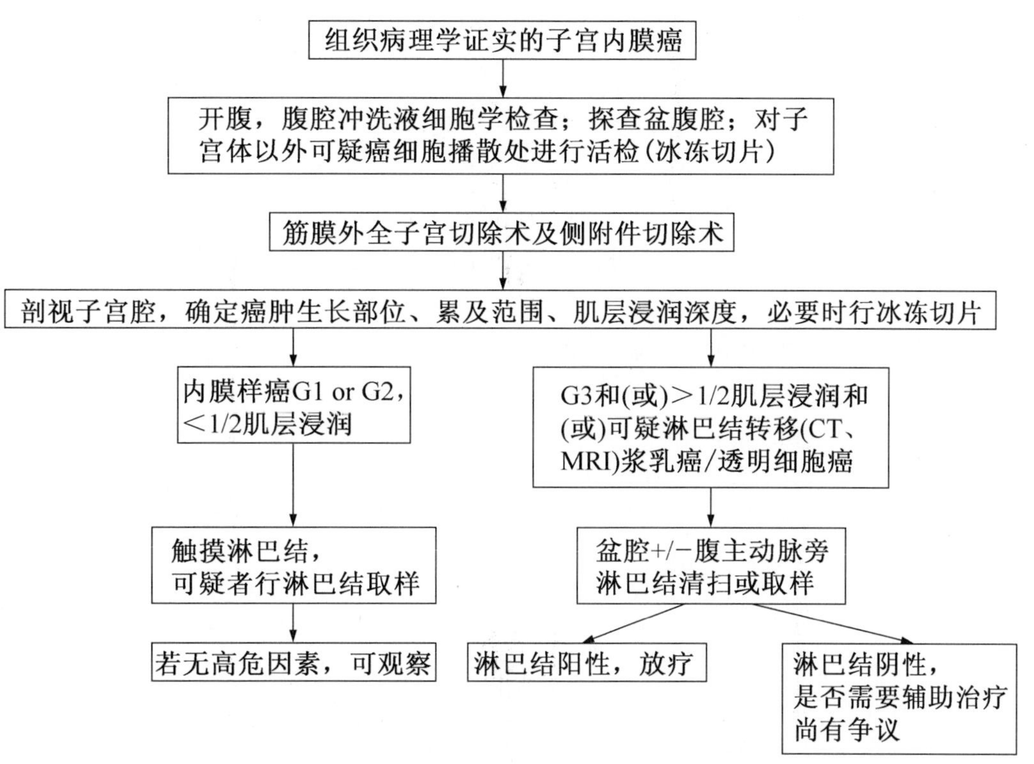

图2-6-2 临床Ⅰ期或隐匿Ⅱ期推荐的治疗流程

2. 腹主动脉旁淋巴结取样的指征

(1) 腹主动脉旁淋巴结或髂总淋巴结可疑。

(2) 肉眼可见附件受累。

(3) 肉眼观察盆腔淋巴结阳性。

(4) 低分化肿瘤且全肌层浸润。

(5) 组织亚型为透明细胞癌、浆液性乳头状癌、癌肉瘤。

3. 隐匿Ⅱ期(occult Ⅱ)

(1) 定义：分段诊刮取自宫颈的组织提示有子宫内膜癌,但癌组织未有正常宫颈组织或与宫颈组织有联系,影像学阴性。

(2) 临床处理同Ⅰ期：若妇检宫颈增大,活动差,不能排除内膜癌侵犯宫颈,需排除宫颈诊刮时漏诊,宜做大块活检。

4. 淋巴结切除

对具有高危因素的患者，分期手术时应行淋巴结切除，淋巴结切除可能具有治疗意义，且有助于选择淋巴结阳性患者进行辅助性放疗(level of evidence C)。

5. 辅助性放疗

对低危或中危子宫内膜癌患者，辅助性放疗虽能减少盆腔局部的复发率，但对总的生存并无任何益处(level of evidence A)。

6. 孕激素治疗

没有证据支持使用辅助性孕激素治疗(level of evidence A)。

（二）临床Ⅱ期

1. 主要治疗手段

(1) Ⅱ型(Wertheim type)改良根治性子宫切除、双附切、双侧盆腔淋巴结切除＋选择性的腹主动脉旁淋巴结切除。

(2) 放疗＋手术治疗：假如一开始手术不可行，如宫颈受累，体积＞$4cm^3$，全盆腔放疗和腔内近距离放疗，6周左右行经腹筋膜外全子宫切除＋双附切＋选择性的腹主动脉旁、盆腔淋巴结切除。

(3) 单独放疗仅适用于有手术禁忌者。

2. 推荐的治疗方案

(1) 宫旁无病变，手术方式如下：

① Ⅱ型(Wertheim type)改良根治性子宫切除；

② 双附切；

③ 盆腔、腹腔冲洗液细胞学检查；

④ 双侧盆腔淋巴结切除；

⑤ 选择性的腹主动脉旁淋巴结切除；

⑥ 大网膜活检。

(2) 术后辅助治疗方案如下：

① 淋巴结阴性：阴道近距离放疗；

② 肉眼淋巴结阳性或多个淋巴结阳性：扩大野放疗；

③ 腹腔病灶完全切除：全腹放疗。

（三）临床Ⅲ期

治疗原则：采取个体化治疗。

(1) 附件肿块或附件受累的患者，先手术以明确肿块性质并行手术-病理分期，在多数情况下可行肿瘤细胞减灭术，假如子宫能切除则行子宫全切＋双附切。

(2) 阴道或宫旁受累者，最好先行盆腔放疗，放疗后若估计病变能切除则建议行剖腹探查。

(3) 若肿瘤已侵及盆壁，仅选择放疗。

(4) 对腹腔细胞学阳性者，若手术分期时发现病变局限于子宫，对于这种情况的处理仍然存在争议，迄今尚缺乏足够的资料来证实它与复发和生存有重要关系。治疗方法有全腹

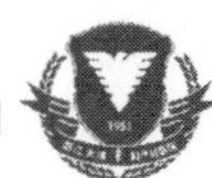

放疗、孕激素治疗、^{32}P 腹腔放疗，但未证实上述治疗对患者有益处。

（四）临床Ⅳ期

1. 治疗原则

采取高度个体化综合治疗。

2. 治疗手段

通常采用手术、放疗、激素治疗及化疗联合治疗。

(1) 对于盆腔外转移的患者通常采取全身化疗或激素治疗

(2) 脑或骨转移灶的局部放疗可能有一定的益处。

(3) 盆腔放疗可能有助于控制局部肿瘤，防止出血或并发症。

(4) 少数病变局限在膀胱或直肠的患者可行盆腔廓清术。

六、非常规治疗

（一）激素治疗

1. 指征

(1) 晚期子宫内膜癌。

(2) 复发子宫内膜癌。

(3) 腹腔细胞学阳性的子宫内膜癌。

2. 药物选择、推荐剂量及疗程

(1) 甲地孕酮：160～320mg/d。

(2) 甲羟孕酮：200～1000mg/d。

2～3 月评价疗效，至疾病稳定，部分缓解或完全缓解，一般建议使用至少 1 年。

(3) TAM：20～40mg/d，适用于孕激素禁忌者或 PR 阴性的辅助治疗。

(4) GnRH-a：治疗 6 个月。

（二）化 疗

1. 指征

(1) 晚期子宫内膜癌。

(2) 复发子宫内膜癌。

(3) 特殊病理类型的综合治疗。

2. 化疗方案、推荐剂量及疗程

(1) Taxol＋CP　Taxol 175mg/m^2，静注，间隔时间 3 周，3～6 个疗程
CP　根据 AUC 计算

(2) CAP　CTX 500mg/m^2
ADM 50mg/m^2，静注，间隔时间 3 周，3～6 个疗程
DDP 50mg/m^2

七、子宫内膜癌术后治疗的选择（表 2-6-2、表 2-6-3）

表 2-6-2 完全手术分期患者术后治疗

<table>
<tr><th>期别</th><th>高危因素</th><th>G1</th><th>G2</th><th>G3</th></tr>
<tr><td>Ⅰa</td><td>－</td><td>观察</td><td>观察或阴道近距离放疗</td><td></td></tr>
<tr><td></td><td>＋</td><td>观察</td><td>观察或阴道近距离放疗±盆腔放疗</td><td></td></tr>
<tr><td>Ⅰb</td><td>－</td><td>观察</td><td>观察或阴道近距离放疗</td><td></td></tr>
<tr><td></td><td>＋</td><td>观察或阴道近距离放疗</td><td>观察或阴道近距离放疗±盆腔放疗</td><td>盆腔和(或)阴道近距离放疗</td></tr>
<tr><td>Ⅰc</td><td>－</td><td>观察或阴道近距离放疗</td><td>盆腔和(或)阴道近距离放疗</td><td></td></tr>
<tr><td></td><td>＋</td><td>盆腔和(或)阴道近距离放疗</td><td></td><td></td></tr>
<tr><th></th><th></th><th>G1</th><th>G2</th><th>G3</th></tr>
<tr><td rowspan="2">Ⅱa</td><td>肌层浸润<50%</td><td>观察或阴道近距离放疗</td><td>观察或阴道近距离放疗±盆腔放疗</td><td>阴道近距离放疗±盆腔放疗</td></tr>
<tr><td>肌层浸润≥50%</td><td>阴道近距离放疗±盆腔放疗</td><td>盆腔＋阴道近距离放疗</td><td></td></tr>
<tr><td>Ⅱb</td><td></td><td colspan="3">盆腔＋阴道近距离放疗</td></tr>
<tr><td>Ⅲa</td><td>仅腹腔细胞学阳性，肿瘤无浸润，局限于宫体</td><td colspan="2">观察</td><td>观察或阴道近距离放疗或盆腔放疗±阴道近距离放疗</td></tr>
<tr><td></td><td>其余Ⅲa</td><td colspan="3">① 肿瘤直接放疗＋化疗，或② 化疗±放疗，或③ 盆腔放疗±阴道近距离放疗，或④ 全腹盆腔放疗±阴道近距离放疗</td></tr>
<tr><td>Ⅲb</td><td colspan="2"></td><td colspan="2">肿瘤直接放疗±化疗</td></tr>
<tr><td>ⅢC</td><td colspan="2">盆腔淋巴结阳性</td><td colspan="2" rowspan="2">肿瘤直接放疗＋化疗</td></tr>
<tr><td></td><td colspan="2">髂总或腹主动脉旁淋巴结阳性</td></tr>
<tr><td>Ⅳ</td><td colspan="2">减灭术后无大体残余或镜下腹腔内病灶</td><td colspan="2">化疗±放疗或放疗±阴道近距离放疗</td></tr>
</table>

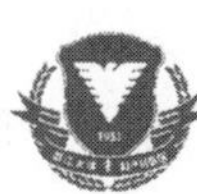

表 2-6-3 不完全手术分期患者术后治疗

<table>
<tr><td>Ⅰa,G_{1-2}</td><td>观　　察</td><td>观　　察</td></tr>
<tr><td rowspan="2">Ⅰb,G_{1-2}
或Ⅱa(肌层浸润<50%)</td><td>影像学检查(－)</td><td>观察或阴道近距离放疗±盆腔放疗</td></tr>
<tr><td>影像学检查(＋)</td><td>手术重新分期</td></tr>
<tr><td rowspan="2">Ⅰc
或Ⅱa(肌层浸润≥50%)
或Ⅱb
或G3</td><td>影像学检查(－)</td><td>盆腔 RT 及阴道近距离放疗±主动脉旁放疗</td></tr>
<tr><td>影像学检查(＋)</td><td>手术重新分期</td></tr>
</table>

八、复发性子宫内膜癌的处理

处理原则为高度个体化综合治疗。局部复发：优先考虑手术、放疗或手术联合放疗。非局部复发：① 广泛转移但无症状或肿瘤高分化可选择激素治疗，疾病进展可加以化疗。② 广泛转移且有症状或肿瘤中、低分化推荐使用化疗和(或)放疗以缓解症状。③ 广泛转移时若上述治疗无效推荐支持治疗或参加临床试验。

(一) 手　术

1. 指征

(1) 初次治疗未接受放疗的盆腔、阴道复发。

(2) 某些腹腔内复发患者。

(3) 局部复发，孤立转移。

2. 手术方式

(1) 盆腔探查＋病灶切除±术中放疗：适用于未接受过放疗或只接受过近距离放疗的局部复发。

(2) 转移灶切除±放疗：适用于孤立转移。

(3) 盆腔脏器切除±术中放疗，或激素治疗或化疗：适用于接受过盆腔外照射放疗的局部复发。

(二) 放　疗

1. 指征

(1) 手术后孤立、局灶、小区片段的复发。

(2) 年轻，G1，肿瘤直径<2cm，初次治疗至复发时间>1 年，病灶局限于阴道、盆腔者。

2. 方式

(1) 盆腔放疗＋阴道近距离放疗：局限阴道复发或局部阴道外盆腔淋巴结复发。

(2) 盆腔＋腹主动脉旁放疗＋阴道近距离放疗：局部阴道外腹主动脉旁或髂总淋巴结复发。

(3) 化疗±肿瘤直接放疗：上腹部/腹膜镜下残余灶。

（三）激素治疗

1. 指征
(1) 所有复发者的初次治疗。
(2) 细胞分化良好。
(3) ER、PR 阳性。
2. 药物
用法见上述。

（四）化　疗

1. 指征
手术和(或)放疗不能治愈的晚期或复发内膜癌。
2. 推荐的药物：DDP、taxol 和 ADM。

九、特殊情况下子宫内膜癌的处理

（一）子宫切除后诊断的子宫内膜癌的处理

子宫切除后确诊的子宫内膜癌，特别是对附件未切除的患者，根据已知的危险因素推荐进一步的处理。

1. 下列情况通常不需进一步治疗，可随访：
(1) G1 或 G2。
(2) 肌层无浸润。
(3) 无淋巴血管间隙受累。
(4) 内膜样腺癌。
2. 下列情况需进一步处理：
(1) G3。
(2) 深肌层浸润。
(3) 淋巴血管间隙受累。
(4) 特殊病理类型。
(5) 治疗方式：
① 附件切除＋全面的手术分期±适当的辅助治疗；
② 也可采用经验性的盆腔外照射。

（二）无法耐受手术治疗的子宫内膜癌患者的处理

极度肥胖以及患有严重的心肺疾病等的患者通常被认为是无法耐受手术治疗的。
1. 放疗
(1) 子宫放疗可以达到 70%以上的治愈率。

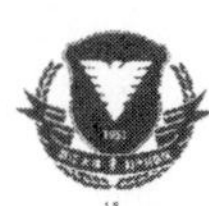

(2) 若存在预示淋巴结受累的高危因素时可以加用盆腔外照射。

2. 大剂量的孕激素治疗

(1) G1。

(2) 不适合放疗者。

(三) 年轻有生育要求的子宫内膜癌的处理

1. 保留生育功能的指征

(1) 有强烈生育要求;

(2) 年龄小于 40 岁;

(3) 依从性好;

(4) 肝肾功能正常;

(5) 夫妇双方无生育障碍;

(6) 无明显肌层浸润;

(7) G1;

(8) 内膜样癌;

(9) 雌孕激素受体阳性。

2. 药物

同上述。

3. 诊刮

每 3 个月一次,若病灶消失,则继续保守治疗;若病灶持续存在,则及时行手术治疗。

4. 一旦生育完成,一般建议手术处理。

(四) 特殊病理类型:浆液性乳头状腺癌和透明细胞癌

1. 处理同卵巢癌,包括子宫全切+双侧附件切除术,盆腔及腹主动脉旁淋巴结切除,腹腔液细胞学,大网膜切除,腹膜表面(包括横膈下面)活检。行肿瘤减灭术,术后辅以放、化疗。

2. 术后辅助治疗

3. Ⅰ、Ⅱ期或理想肿瘤细胞减灭术后的Ⅲ或Ⅳ期患者可推荐:

(1) 阴道近距离放疗。

(2) 化疗±阴道近距离放疗。

(3) 或全腹盆腔放疗±阴道近距离放疗。

4. 非理想肿瘤细胞减灭术后的Ⅲ或Ⅳ期患者:推荐化疗。

十、随 访

1. 时间

最初 2 年内,每 3~6 个月 1 次,以后每 6~12 个月 1 次。

2. 内容

(1) 病史、体检。

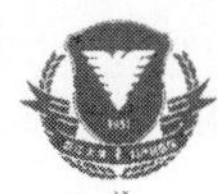

(2) 胸片每6～12个月1次，必要时全腹CT。

(3) 血CA125。

(4) 盆腔B超。

(5) 阴道细胞学：2年内每6个月1次，以后每年1次。

（毛愉燕　万小云）

【参考文献】

1. 丰有吉，沈铿. 妇产科学（供8年制及7年制临床医学等专业用）. 北京：人民卫生出版社. 2005：325－329.

2. 中国抗癌协会编. 新编常见恶性肿瘤诊治规范（妇科恶性肿瘤分册）. 北京：北京医科大学中国协和医科大学联合出版社，1999：53－65.

3. Sergio Pecorelli，Hextan YS Ngan，Neville F Hacker，et al. 林仲秋、石一复等译. FIGO妇科恶性肿瘤分期及临床实践指南. 第三版. 2007：81－100.

4. Berek JS. Novak's Gynecology. 14th Edition. Philadelphia：Lippincott Williams & Wilkins，2007：1343－1403.

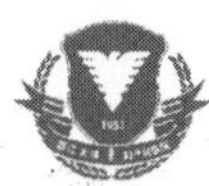

第七章

妊娠滋养细胞疾病

妊娠滋养细胞疾病(gestational trophoblastic disease, GTD)是一组来源于胎盘滋养细胞的疾病，根据组织学可将其分为葡萄胎、侵蚀性葡萄胎、绒毛膜癌(简称绒癌)及胎盘部位滋养细胞肿瘤，侵蚀性葡萄胎、绒癌和胎盘部位滋养细胞肿瘤又统称为妊娠滋养细胞肿瘤(gestational trophoblastic neoplasia,GTN)。虽然妊娠滋养细胞肿瘤的组织学分类是需要的，但由于侵蚀性葡萄胎和绒癌在临床表现、诊断和处理原则等方面基本相同，且该组疾病又好发于需要保留生育功能的年轻妇女，组织学证据获得困难，因此国际妇产科联盟(FIGO)妇科肿瘤委员会2000年建议妊娠滋养细胞肿瘤的临床分类可不以组织学为依据，将侵蚀性葡萄胎和绒癌合称为妊娠滋养细胞肿瘤，并根据病变范围再进一步分为两类，若病变局限于子宫，称为无转移性妊娠滋养细胞肿瘤；若病变出现在子宫以外部位，称为转移性滋养细胞肿瘤。由于胎盘部位滋养细胞肿瘤在临床表现、发病过程及处理上与其他妊娠滋养细胞肿瘤存在明显不同，故单列一类。

第一节 葡萄胎

一、概 述

葡萄胎由妊娠后胎盘绒毛滋养细胞增生、间质水肿而形成，也称水泡状胎块。葡萄胎可分为完全性葡萄胎(complete hydatidiform mole)和部分性葡萄胎(partial hydatidiform mole)两类，其中大多数为完全性葡萄胎。

二、临床表现

1. 异常阴道流血

为最常见的症状，一般在停经8～12周后出现阴道流血，出血量多数开始为少量，以后逐渐增多，亦可突然大量阴道流血。有时血块中可见水泡样组织。

2. 子宫异常增大

约半数患者的子宫大于相应停经月份的正常妊娠子宫，与停经月份相符及小于停经月份者约各占1/4。部分性葡萄胎大多数子宫与停经月份相符或小于停经月份。

3. 腹痛和腹部包块

当葡萄胎迅速增大、子宫急速膨大时可引起下腹胀痛，而卵巢黄素化囊肿急性扭转时可出现急腹痛。异常增大的子宫或卵巢黄素化囊肿可表现为腹部包块。

4. 妊娠呕吐

多发生于子宫异常增大和HCG水平异常升高者，出现时间一般较正常妊娠早，症状严重，且持续时间长。

5. 卵巢黄素化囊肿

大多数为双侧性，也可为单侧性。

6. 其他症状

合并甲状腺功能亢进时，可出现心动过速、皮肤潮湿和震颤等症状。部分患者亦可出现水肿、高血压、蛋白尿等妊娠高血压综合征的症状。部分性葡萄胎可有完全性葡萄胎的大多数症状，但一般程度较轻。

三、诊 断

凡有停经后不规则阴道流血、腹痛、妊娠呕吐严重且出现时间较早，体格检查时有子宫大于停经月份、变软、不能触及胎体、不能听到胎心，应怀疑葡萄胎可能。较早出现妊娠期高血压征象，尤其在孕28周前出现子痫前期，双侧卵巢囊肿及甲亢征象，均支持诊断。如在阴道排出物中见到葡萄样水泡组织，诊断基本成立。部分性葡萄胎患者可有完全性葡萄胎的大多数症状，但程度较轻，临床易误诊。

常选择下列辅助检查以进一步明确诊断：

1. 超声检查

B型超声检查是诊断葡萄胎最重要的辅助检查之一，最好采用经阴道彩色多普勒超声检查。完全性葡萄胎的典型超声影像学表现为子宫明显大于相应孕周，无妊娠囊或胎心搏动，宫腔内充满不均质密集状或短条状回声等，常可测到两侧或一侧卵巢囊肿。部分性葡萄胎宫腔内可见由水泡状胎块所引起的超声图像改变及胎儿或羊膜腔，胎儿常合并畸形。

2. 绒毛膜促性腺激素(HCG)或b亚单位测定

常用的测定方法是放射免疫测定和酶联免疫吸附试验。葡萄胎血清中HCG滴度通常高于相应孕周的正常妊娠值，而且在停经8～10周以后，随着子宫增大仍继续持续上升。但也有少数葡萄胎，尤其是部分性葡萄胎因绒毛退行性变，HCG升高不明显。

3. 其他检查

包括X线胸片、血常规、血型、出凝血时间和肝肾功能等。

4. 组织学诊断

组织学诊断是葡萄胎的确诊方法，所以葡萄胎每次刮宫的刮出物必须送组织学检查。完全性葡萄胎组织学特征为滋养细胞呈不同程度增生，绒毛间质水肿，间质血管消失或极稀少。部分性葡萄胎时，在水肿间质可见血管及红细胞，这是胎儿存在的重要证据。

5. 染色体核型的检查

染色体核型的检查有助于完全性和部分性葡萄胎的鉴别诊断。完全性葡萄胎的染色体核型为二倍体，部分性葡萄胎为三倍体。

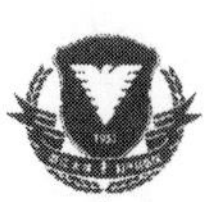

完全性葡萄胎和部分性葡萄胎的鉴别见表 2－7－1 所示。

表 2－7－1 部分性葡萄胎和完全性葡萄胎的鉴别

	完全性葡萄胎	部分性葡萄胎
胚胎或胎儿组织	缺乏	存在
绒毛间质水肿	弥漫	局限
绒毛轮廓	规则	不规则
滋养细胞增生	弥漫	局限
绒毛间质内血管	缺乏	存在
核型	双倍体	三倍体(90%),四倍体

四、治疗原则及方案

1. 清宫

葡萄胎一经诊断,应及时清宫。若存在休克、子痫前期、甲状腺功能亢进及水电解质紊乱等严重并发症时应先对症处理,稳定病情。清宫应由有经验医生操作,一般选用吸刮术,即使子宫增大至妊娠 6 个月大小,仍可选用吸刮术。清宫应在手术室内进行,在输液、备血准备下,充分扩张宫颈管,选用大号吸管吸引。待葡萄胎组织大部分吸出、子宫明显缩小后,改用刮匙轻柔刮宫。为减少出血和预防子宫穿孔,可在术中应用缩宫素静脉滴注(10U 加入 5%葡萄糖 500mL 中,可根据情况适当调整滴速),但缩宫素一般在充分扩张宫颈管和开始吸宫后使用。子宫小于妊娠 12 周可以一次刮净,子宫大于妊娠 12 周或术中感到一次刮净有困难时,可于一周后行第二次刮宫。清宫前后常规使用抗生素。

在清宫过程中,应注意并发肺栓塞,注意出现急性呼吸窘迫,甚至急性右心衰竭症状。一旦发生,应及时给予心血管及呼吸功能支持治疗,一般在 72h 内恢复。为安全起见,建议子宫大于妊娠 16 周的葡萄胎患者应转送至有治疗妊娠滋养细胞疾病经验的医院进行清宫。

特别强调葡萄胎每次刮宫的刮出物,必须送组织学检查。取材应注意选择近宫壁种植部位新鲜无坏死的组织送检。

2. 卵巢黄素囊肿的处理

一般不需特殊处理。若发生急性扭转,可在 B 型超声或腹腔镜下做穿刺吸液。扭转时间较长可发生坏死,需做患侧附件切除术。

3. 预防性化疗

预防性化疗(prophylactic chemotherapy)的意义尚未确定,不作常规应用。有下列高危因素之一者可行预防性化疗:① HCG 水平＞100000mIU/mL;② 子宫明显大于停经月份;③ 卵巢黄素囊肿直径＞6cm。化疗方案选择建议采用单一药物,一般为单疗程,也可于 HCG 正常后停止化疗。实施预防性化疗时机尽可能选择在葡萄胎清宫前 2～3d 或清宫时。预防性化疗不能完全防止葡萄胎恶变,所以化疗后仍需定期随访。

4. 预防性子宫切除

不作为常规处理。对于年龄大于 40 岁、有高危因素、无生育要求者可行全子宫切除术，但应保留卵巢。单纯子宫切除只能去除葡萄胎侵入子宫肌层局部的危险，而不能预防子宫外转移的发生，所以手术后仍需定期随访。

5. 清宫后处理

完全性葡萄胎发生子宫局部侵犯和(或)远处转移的几率约为15%和4%。部分性葡萄胎发生子宫局部侵犯的几率约为4%，一般不发生转移。作为高危人群，其随访有重要意义。通过定期随访，可早期发现滋养细胞肿瘤并及时处理。随访应包括以下内容：① HCG定量测定，第一次测定应在清宫后48h内，以后每周一次，直至连续3次正常，然后每个月一次持续至少半年，此后可每半年一次，共随访2年；② 每次随访时除必须做HCG测定外，应注意月经是否规则，有无异常阴道流血，有无咳嗽、咯血及其转移灶症状，并做妇科检查；③ 定期(如3～6个月)或出现HCG异常或有临床症状或体征时行B型超声、X线胸片或CT检查。

葡萄胎随访期间应避孕一年。避孕方法首选避孕套，也可选用口服避孕药，一般不选用宫内节育器，以免穿孔或混淆子宫出血的原因。再次妊娠后，应在早孕期间做B型超声和HCG测定，以明确是否正常妊娠。分娩后也需HCG随访直至阴性。

葡萄胎诊治流程，如图2-7-1所示。

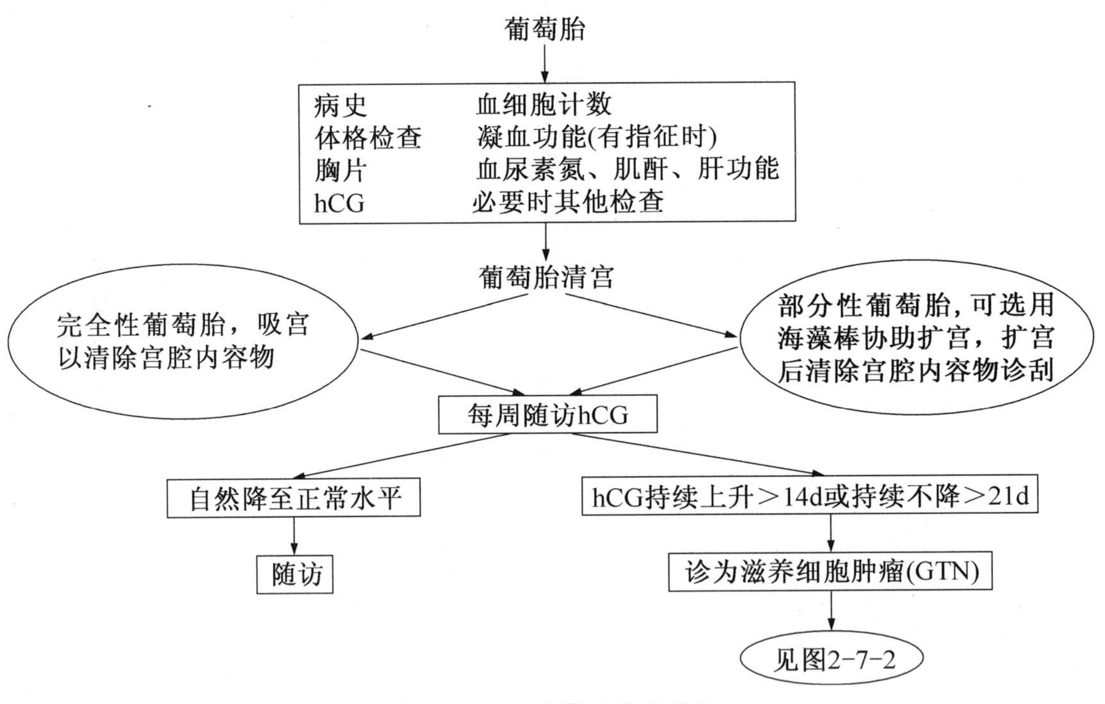

图2-7-1 葡萄胎诊治流程

第二节 妊娠滋养细胞肿瘤

一、概 述

妊娠滋养细胞肿瘤60%继发于葡萄胎，30%继发于流产，10%继发于足月妊娠或异位

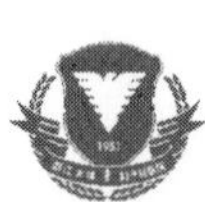

妊娠。继发于葡萄胎排空后半年以内的妊娠滋养细胞肿瘤的组织学诊断多数为侵蚀性葡萄胎(invasive mole),而一年以上者多数为绒癌(choriocarcinoma),半年至一年者,绒癌和侵蚀性葡萄胎均有可能,但一般来说时间间隔越长,绒癌可能性越大。继发于流产、足月妊娠、异位妊娠后者组织学诊断则应为绒癌。

二、临床表现

1. 阴道流血

在葡萄胎排空、流产或足月产后,有持续不规则阴道流血,量多少不定。也可表现为一段时间正常月经后再停经,然后再出现阴道流血。

2. 假孕症状

表现为乳房增大,乳头及乳晕着色,甚至有初乳样分泌,外阴、阴道、宫颈着色,生殖道质地变软。

3. 腹痛

一般并无腹痛,但当子宫病灶穿破浆膜层造成子宫穿孔,或子宫病灶坏死感染等可出现急性腹痛。黄素化囊肿发生扭转或破裂时,也可出现急腹痛。

4. 子宫复旧不全或不均匀性增大

常常在葡萄胎排空后、流产或产后4～6周子宫未恢复到正常大小,质地偏软。也可因肌层内病灶部位和大小的影响,表现为子宫不均匀性增大。

5. 卵巢黄素化囊肿

葡萄胎排空,两侧或一侧卵巢黄素化囊肿持续存在。

6. 转移症状

主要经血行播散,最常见的转移部位是肺,其次是阴道,以及盆腔、肝和脑等。各转移部位症状的共同特点是局部出血。

(1) 肺转移:通常表现为胸痛、咳嗽、咯血及呼吸困难。在少数情况下,可因肺动脉滋养细胞瘤栓形成造成急性肺梗死,出现肺动脉高压和急性肺功能衰竭。但当肺转移灶较小时也可无任何症状。

(2) 阴道转移:转移灶常位于阴道前壁,呈紫蓝色结节,破溃时引起不规则阴道流血甚至大出血。

(3) 肝转移:多同时伴有肺转移,表现为上腹部或肝区疼痛,若病灶穿破肝包膜可出现腹腔内出血。

(4) 脑转移:是绒癌主要的致死原因。一般同时伴有肺转移和(或)阴道转移。常见的症状主要有头痛、呕吐、不同程度的昏迷以及神经占位症状,如偏瘫、视觉障碍、失语等。

(5) 其他转移:绒癌的其他转移部位尚有脾、肾、膀胱、消化道、骨等,如发生出血,则出现相应症状。

三、诊　断

根据葡萄胎排空后或流产、足月分娩、异位妊娠后出现阴道流血和(或)转移灶及其相应症状和体征，应考虑 GTN 可能。滋养细胞肿瘤可以没有组织学诊断，而仅根据临床作出诊断，HCG 水平是临床诊断 GTN 的主要依据，影像学证据不是必要的。当有组织获得时，应做组织学诊断，若在子宫肌层内或子宫外转移灶组织中见到绒毛或退化的绒毛阴影，则诊断为侵蚀性葡萄胎；若仅见成片滋养细胞浸润及坏死出血，未见绒毛结构者，则诊断为绒癌。若原发灶和转移灶诊断不一致，只要在任一组织切片中见有绒毛结构，均诊断为侵蚀性葡萄胎。

1. 葡萄胎后滋养细胞肿瘤诊断：符合下列中的任何一项：

(1) 葡萄胎排空后四次测定血清 HCG 呈平台(＜±10%)，至少维持 3 周；

(2) 葡萄胎排空后连续三次测定血清 HCG 上升(＞10%)，并维持两周或两周以上；

(3) 葡萄胎排空后 HCG 水平持续异常达 6 个月或更长；

(4) 组织学诊断。

临床诊断时需注意排除妊娠物残留和再次妊娠。

2. 非葡萄胎妊娠后滋养细胞肿瘤诊断标准：符合下列中的任何一项：

(1) 流产、足月产、异位妊娠后 4 周以上，血 HCG 水平持续在高水平，或曾经一度下降后又上升，已排除妊娠物残留或排除再次妊娠；

(2) 组织学诊断。

3. 当低水平 HCG 升高时，应注意排除 HCG 试验假阳性。有条件的医疗单位可采用下列方法鉴别 HCG 假阳性：

(1) 尿液 HCG 试验：若血清 HCG＞50mIU/mL，而尿液阴性，可考虑假阳性；

(2) 血清稀释试验：若血清稀释试验无线性关系，则可能为异源性抗体干扰；

(3) 应用异源性抗体阻断剂：在 HCG 试验进行前，使用阻断剂预处理待测定血清，若结果为阴性，判断为异源性抗体导致的假阳性；

(4) 不同实验室、不同实验方法重复测定。

四、治疗前评估

在滋养细胞肿瘤诊断成立后，必须在治疗前对患者作全面评估。评估内容包括两个方面：第一，评估肿瘤的病程进展和病变范围，确定 GTN 的临床分期和预后评分，为治疗方案的制定提供依据；第二，评估一般状况及重要脏器功能状况，以估计患者对所制定的治疗方案的耐受力。

(一) 用于治疗前评估的手段和方法

1. 必要的检查手段和方法

(1) 仔细询问病情；

(2) 全面体格检查(包括妇科检查)，尤其注意阴道转移灶；

(3) 血、尿常规；

(4) 心电图；

(5) 肝肾功能；

(6) 血清 HCG 测定：必须测定其最高值；

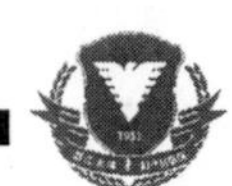

(7) 盆腔超声：注意测量子宫原发病灶和盆腔转移灶的大小和数目；

(8) 胸部 X 线摄片：阴性者应建议行肺 CT 检查，可能发现肺微小转移。对肺 X 线摄片阳性或阴道转移者或绒癌患者应选择颅脑及上腹部 CT 或 MRI，以除外肝、脑转移。肝功能检查异常的患者也应选择腹部超声或 CT 及 MRI 检查以除外肝转移。

2. 可选择的检查手段和方法

(1) 血清和脑脊液 HCG 测定有助于脑转移诊断，其比值在 20 以下时有脑转移可能，但由于血清 HCG 变化快于脑脊液，所以不能单凭一次测定便作出判断；

(2) 存在消化道出血症状时应选择消化道内镜检查或动脉造影；

(3) 存在血尿症状时应选择 IVP 和膀胱镜检查；

(4) 盆腔、肝等部位动脉造影，有助于子宫原发病灶和相关部位转移病灶的诊断；

(5) 腹腔镜检查有助于子宫病灶及盆、腹腔转移病灶的诊断。

(二) 临床分期标准

参照 2000 年 FIGO 审定并于 2002 年颁布的分期系统，包括解剖学分期(见表 2-7-2)和预后评分系统(见表 2-7-3)。

表 2-7-2 滋养细胞肿瘤解剖学分期(FIGO,2000 年)

分期	病变范围
Ⅰ期	病变局限于子宫
Ⅱ期	病变扩散，但仍局限于生殖器官(附件、阴道、阔韧带)
Ⅲ期	病变转移至肺，有或无生殖系统病变
Ⅳ期	所有其他转移

表 2-7-3 改良 FIGO 预后评分系统(FIGO,2000 年)

评　　分	0	1	2	4
年龄(岁)	<40	≥40	—	—
前次妊娠	葡萄胎	流产	足月产	—
距前次妊娠时间(月)	<4	4～<7	7～<13	≥13
治疗前血 HCG(IU/mL)	$<10^3$	10^3～$<10^4$	10^4～$<10^5$	$\geqslant 10^5$
最大肿瘤大小(包括子宫)	—	3～<5cm	≥5cm	—
转移部位	肺	脾、肾	肠道	肝、脑
转移病灶数目	—	1～4	5～8	>8
先前失败化疗	—	—	单药	两种或两种以上联合化疗

说明：① 总分≤6 分者为低危，≥7 分者为高危；② 诊断书写：例如一患者为肺转移，预后评分为 8 分，则该患者的诊断描述为妊娠滋养细胞肿瘤(Ⅲ：8)；③ 解剖学分期中的肺转移根据肺 CT 检查，评分系统中的肺部病灶以肺 X 线检查作为标准；④ 肝转移根据超声或 CT 检查为标准，脑转移根据 CT 或 MRI 检查为标准。

五、治疗原则及方案

治疗原则以化疗为主,辅以手术和放疗等其他治疗手段。治疗方案的选择根据 FIGO 分期、年龄、对生育的要求和经济情况综合考虑,实施分层或个体化治疗。

(一) 低危滋养细胞肿瘤的治疗

低危 GTN 治疗方案的选择主要取决于病人有无子宫外转移灶和保留生育功能的要求。若病人无子宫外转移灶且不要求保留生育功能,则首选推荐全子宫切除术和单一药物辅助治疗,双侧卵巢应予保留。辅助性化疗应在手术同时实施,采用单一药物化疗,HCG 正常后停止化疗。辅助性化疗一般不增加手术和化疗本身的并发症。

低危无转移且要求保留生育功能和低危有转移的患者则首选单一药物化疗。常用的一线单一化疗药物有 MTX 和 Act-D。停止化疗指征:HCG 正常后至少巩固化疗 1 疗程,对于 HCG 下降缓慢或病变范围广泛者,HCG 正常后可给予巩固化疗 2～3 疗程。

随访:治疗结束后应严密随访,第一年每月随访 1 次,1 年后每 3 个月 1 次直至第 3 年,以后每年 1 次共 5 年。随访内容同葡萄胎。随访期间应严格避孕一年。

(二) 高危滋养细胞肿瘤的治疗

治疗原则是以联合化疗为主、结合放疗和(或)手术等其他治疗的综合治疗。

1. 化疗

高危 GTN 化疗方案首先推荐 EMA-CO 方案。EMA-CO 方案初次治疗高危转移病例的完全缓解率及远期生存率均在 80%以上。根据现有报道,EMA-CO 耐受性较好,最常见的毒副反应为骨髓抑制,其次为肝肾毒性。由于 G-CSF 骨髓支持和预防性抗吐治疗的实施,EMA-CO 方案的计划化疗剂量强度已能得到保证。我国是 GTN 的高发地区,在治疗高危病例方面取得了丰富的经验,以 5-Fu 为主的联合化疗方案治疗高危和耐药 GTN 的完全缓解率已达 80%。此外,也可采用 BEP、EP 等方案。

2. 手术

主要作为辅助治疗。对控制大出血等各种并发症、消除耐药病灶、减少肿瘤负荷和缩短化疗疗程等方面有一定作用,在一些特定的情况下应用。

(1) 子宫切除:对于大病灶、耐药病灶或病灶穿孔出血者,应在化疗的基础上给予手术。手术范围为全子宫切除术,生育期年龄妇女应保留卵巢。对于有生育要求的年轻妇女,若血 HCG 水平不高、耐药病灶为单个及子宫外转移灶已控制,可考虑做病灶剔除术。

(2) 肺叶切除术:对于多次化疗未能吸收的孤立的耐药病灶,可考虑做肺叶切除。其指征为:① 全身情况良好;② 子宫原发病灶已控制;③ 无其他转移灶;④ 肺部转移灶孤立;⑤ HCG 接近正常。

3. 放射治疗

主要用于肝、脑转移和肺部耐药病灶的治疗,根据不同转移部位选择剂量。

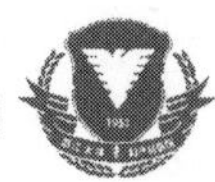

4. 停止化疗指征

首先推荐症状体征消失、肺转移灶消失(残存阴影除外)及 HCG 每周测定一次、连续 3 次阴性后再巩固 2～3 个疗程。在患者和家属充分知情的前提下,对有良好依从性的患者也可采用 FIGO 妇科肿瘤委员会推荐的停药指征:HCG 阴性后继续化疗 3 个疗程,其中第一疗程必须为联合化疗。

5. 随访

同低危妊娠滋养细胞肿瘤。

(三) 特殊转移部位的处理

GTN 主要经血液播散,转移发生早且广泛。最常见的转移部位是肺(80%),其次是阴道(30%)、盆腔(20%)、肝(10%)和脑(10%),另外尚可见脾、肾、消化道、膀胱、骨、皮肤等部位转移。全身性化疗是转移性 GTN 的主要的和基础的治疗方法,并且大多数病例通过全身化疗就可获得完全缓解。但根据不同转移部位的不同的临床特点,采用特殊治疗措施有助于提高疗效。

1. 肺转移

全身性化疗可使 90%以上的肺部病灶得到完全缓解。对少数局限于肺的一叶的耐药病灶,可考虑肺叶切除。为防止术中扩散,需于术前术后应用化疗。但肺叶切除的作用是有限的,只有严格掌握指征,才能取得预期效果。对多次化疗未能吸收的孤立、耐药病灶,也可考虑放射治疗,剂量一般为 40Gery,放疗对于直径<2cm 的病灶效果好,>2cm 的病灶效果差。

如肺转移破裂,发生血胸,可在全身性化疗的同时加用胸腔内注射 5-Fu(先抽出部分血液)。如发生大咳血,可静脉点滴垂体后叶素(20IU 加入 5%葡萄糖 500mL 中,滴速逐渐加大至患者出现轻度腹痛为止)使血管收缩。必要时止血后可考虑肺叶切除。如合并气胸,则需行胸腔抽气。在局部化疗的同时应给予全身化疗。

2. 阴道转移

阴道转移常发生在阴道前壁尿道周围。破溃后可引起大出血,也易致感染。一般采用全身化疗 1～2 个疗程后均可完全消失。如有较大的破溃出血,可在全身化疗的基础上,用纱布条压迫止血。也可采用选择性髂内动脉栓塞治疗阴道结节破溃大出血,该方法常适用于病灶位置较高位于穹窿部、合并盆腔严重病变或纱布填塞效果差的患者。

对较大的病灶也可给予局部化疗,方法主要为 5-Fu 250mg 病灶周围注射,并注意避开血管,每 2～3 日注射一次。

3. 脑转移

脑转移是 GTN 的主要致死原因,均继发于肺转移后。一般采用全身联合化疗的基础上给予放射治疗、局部化疗,必要时需急诊开颅手术。脑转移患者的预后与脑转移发生的时间有关,曾经治疗或正在治疗时出现脑转移的治疗效果往往不理想。

(1) 全身联合化疗:全身联合化疗方案首选 EMA-CO 方案或 5-Fu 为基础的联合方案。值得注意的是对于病情十分危急的脑转移患者,治疗初期应选择相对比较缓和的化疗方案,待病情有所缓解后再给予强烈的联合化疗。

(2) 放射治疗:应在全身化疗的同时,给予全脑放疗,其目的主要是杀灭肿瘤细胞和控

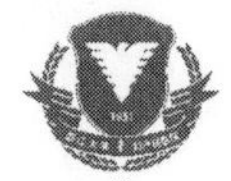

制病灶出血。剂量一般为25～30Grey。

(3) 开颅手术：急诊开颅手术一般适用于出现颅内压急剧升高或出现脑疝前期症状者，以降低颅内压、控制颅内出血。非急诊开颅手术一般用于化疗耐药孤立病灶的切除。

(4) 局部化疗：主要为鞘内化疗，常选择MTX，每疗程MTX总量50mg，一般为15、15、10、10mg分四次注射，每周两次。腰穿时需预防脑疝发生。

(5) 应急治疗：应急治疗也是一个重要部分。主要目的是控制症状，稳定病情，赢得时间使化疗药物有机会发挥充分作用。治疗包括以下几方面：

① 降低颅压：可以每4～6h给甘露醇1次(20%甘露醇250mL静脉快速点滴，半小时滴完)，持续2～3d，至症状缓解，然后逐步停药；也可静脉注射呋塞米(速尿)20mg和甘露醇每6h交替应用。

② 镇静止痛：肌注副醛6mL或地西泮(安定)15～20mg，以后酌情给以维持量，以控制反复抽搐等症状。若同时有头痛，也可用哌替啶100mg即刻肌注，2h后再用100mg缓慢静滴，共12h。

③ 控制液体摄入量，以免液体过多，增加颅内压，每日摄入量宜限制在2500mL之内，并忌用含钠的药物。所用葡萄糖液浓度也以10%(高渗)为宜。

④ 防止并发症如咬伤舌头、跌伤、吸入性肺炎以及褥疮等，急性期应有专人护理。

4. 肝转移

肝转移是GTN不良预后因素之一，死亡率极高。EMA-CO联合化疗是其主要和首选的治疗方案。GTN肝转移最大的危险是肝出血，尤其是在第一个疗程化疗期间。为了减少肝转移灶出血的发生率和致死率，可在全身化疗同时联合全肝放疗，剂量一般为20 Grey。发生大出血时，立即采用肝动脉血管栓塞止血是非常行之有效的。肝动脉插管化疗联合全身化疗，对肝转移瘤的治疗也有效，并有助于改善生存率。

(四) 耐药和复发GTN的处理

1. 耐药、复发GTN标准

(1) 耐药标准：目前尚无公认的耐药标准。一般认为，化疗过程中出现如下现象应考虑为耐药：经连续2个疗程化疗后，血清hCG未呈对数下降或呈平台状甚至上升，或影像学检查提示肿瘤病灶不缩小甚至增大或出现新的病灶。

(2) 复发标准：治疗后血清HCG连续3次阴性，影像学检查提示病灶消失3个月后出现血HCG升高(除外妊娠)或影像学检查发现新病灶则提示复发；若1年后出现上述情况为晚期复发；若3个月内出现上述情况则为持续性GTN。

2. 耐药、复发GTN治疗方案选择

低危患者对单药连续2个疗程化疗后出现耐药，可改为另一种单药化疗。若对两种单药化疗耐药则改为联合化疗，如EA和5-Fu+KSM方案。高危患者对初次化疗耐药的，原则上建议转至具有治疗GTN经验丰富的医疗单位处理，具体方案由治疗GTN丰富经验的专家们讨论决定。推荐的化疗方案有：EP-EMA、ICE(异环磷酰胺＋卡铂＋依托泊甙)、VIP(依托泊甙＋异环磷酰胺＋顺铂或卡铂)、TE/TP(泰素＋依托泊甙或泰素＋顺铂)、5-Fu+KSM+VP16(5-氟尿嘧啶＋更生霉素＋依托泊甙)、5-Fu+KSM+AT1258(5-氟尿嘧啶＋更生霉素＋消瘤芥)等。动脉灌注化疗可提高耐药/复发患者的疗效。

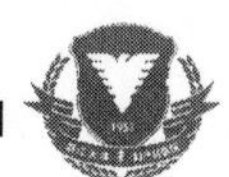

第三节 胎盘部位滋养细胞肿瘤

一、概 述

胎盘部位滋养细胞肿瘤(placental site trophoblastic tumor, PSTT)指起源于胎盘种植部位的一种特殊类型的滋养细胞肿瘤。临床罕见,多数不发生转移,预后良好。但少数病例可发生子宫外转移,预后不良。

二、临床表现

(1) 有各种妊娠史,包括正常妊娠、流产、异位妊娠和葡萄胎。
(2) 闭经后不规则阴道流血或月经过多。
(3) 常伴发肾病综合征。

三、诊断要点

确诊根据组织学检查,可通过刮宫标本作出组织学诊断,但要全面、准确判断瘤细胞侵入子宫肌层的深度和范围必须根据手术切除的子宫标本确诊。

血 HCG 水平多数阴性或轻度升高,血 HPL 水平一般为轻度升高。影像学检查均缺乏特异性,超声、MRI、CT 等检查可用于辅助诊断。

PSTT 可采用解剖学分期,但不适用高危评分,HCG 水平也不与肿瘤负荷、疾病转归相关。一般认为,当出现下列情况之一者为高危 PSTT,预后不良:
(1) 有丝分裂指数>5 个/10HPF;
(2) 距先前妊娠>2 年;
(3) 具有子宫外转移病灶。

四、治疗方案及原则

1. 手术

是首选的治疗方法,手术范围为全子宫切除术,对于非高危 PSTT 患者,手术后不必给予任何辅助治疗。

2. 化疗

主要作为高危患者子宫切除后的辅助治疗,推荐首选的化疗方案为 EMA-CO,实施化疗的疗程数同高危 GTN。

3. 保留生育功能治疗

对年轻、渴望生育、低危且病灶局限的 PSTT 患者的保留生育功能治疗,目前文献仅限于个例报道，不作首先推荐。在充分知情同意的前提下，可采用彻底刮宫、子宫病灶切除和(或)联合化疗等方法，保守性治疗后若出现持续性子宫病灶和HCG水平异常，则应考虑子宫切除术。

4. 随访

内容基本同滋养细胞肿瘤，但由于HCG水平常常不高，影像学检查更为重要。有条件的医疗单位可选择MRI。

PSTT诊治流程见图2－7－2所示。

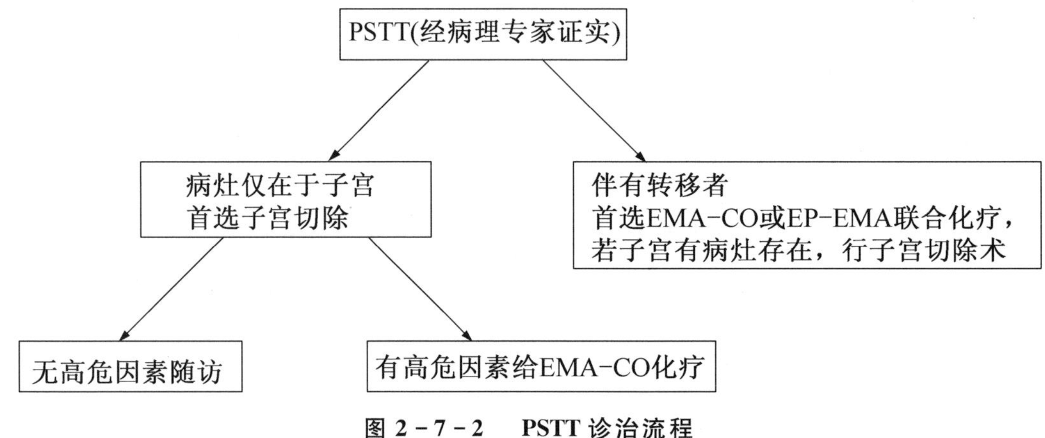

图2－7－2 PSTT诊治流程

第四节 滋养细胞肿瘤的化疗方案

一、单一药物化疗方案

目前常用的一线单药化疗药物及用法见表2－7－4。

表2－7－4 推荐常用单药化疗药物及其用法

药 物	剂量、给药途径、疗程天数	疗程间隔
MTX	0.4mg/(kg·d)肌内注射，连续5天	2周
Weekly MTX	50mg/m^{2}肌内注射	1周
MTX＋	1mg/(kg·d)肌内注射，第1,3,5,7天	2周
四氢叶酸(CF)	0.1mg/(kg·d)肌内注射，第2,4,6,8天(24h后用)	
MTX＋	250mg静脉滴注，维持12h	2周

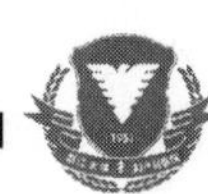

续 表

药 物	剂量、给药途径、疗程天数	疗程间隔
四氢叶酸(CF)	15mg，肌内注射 q12h，共 2～4 次(24h 后用)	
Act-D	10～12μg/(kg·d)静脉滴注，连续 5 天	2 周

注意事项：① ACTD 局部渗漏可造成皮肤坏死，务必单独使用一条静脉通路。一旦发生外渗，应以 100mg 可的松和 2mL 的 1%利多卡因局部皮肤注射；② 每个疗程化疗前一天均复查血常规、肝功能、肾功能；③ 由于作用于细胞 S 期的药物的维持血液浓度不足，“脉冲”方案的首次治疗失败率常高于单药连续用药 5d 方案。如 ACTD 连用 5d 方案的首次失败率为 8%，而 1.25mg/m^2 脉冲方案为 20%。

二、联合化疗方案

目前常用的一线联合化疗方案及用法如下：

1. EMA-CO 方案

第一部分 EMA：

第 1 天 VP16 100mg/m^2，静脉滴注。
Act-D 0.5mg，静脉注射。
MTX 100mg/m^2，静脉注射。
MTX 200mg/m^2，静脉滴注 12h。

第 2 天 VP16 100mg/m^2，静脉滴注。
Act-D 0.5mg，静脉注射。
四氢叶酸(CF)15mg，肌内注射。
(从静脉注射 MTX 开始算起 24h 给药，每 12h 1 次，共 2 次)。

第 3 天 四氢叶酸 15mg，肌内注射，每 12h 1 次，共 2 次。

第 4～7 天 休息(无化疗)。

第二部分 CO：

第 8 天 VCR 1.0mg/m^2，静脉注射。
CTX 600mg/m^2，静脉滴注。

注意事项：① 可使用 G-CSF，但须在第 2 天化疗后的 24h 开始用，而且须在后半部分化疗 CO(CTX+VCR)使用前的 24h 停用。

② 若肌酐>2.0，则应在化疗前将肌酐清除率改善至 50 以上。

③ 疗程间隔为 2 周。

④ 决定化疗需满足以下条件：WBC>3.0×10^9/L，粒细胞>1.5×10^9/L，血小板>100×10^9/L，3 级胃肠道感染和黏膜炎已治愈。若因毒性反应持续至疗程后半部分使化疗 CO 耽搁>6d，可直接进行下一疗程的前半部分(EMA)治疗。

2. 5-Fu+KSM 方案

5-Fu 25～26.5mg/(kg·d)，静脉滴注 8d。
KSM 6μg/(kg·d)，静脉滴注 8d。

疗程间隔为 3 周。

3. EP-EMA 方案

第一部分 EP：

第 1 天 顺铂 80mg/m^2 加入 0.9%生理盐水 1000mL 静脉注射，维持 12h；
VP16 100mg/m^2 加入 0.9%生理盐水 250mL 静脉注射，维持 1h。

第 2～7 天 休息（无化疗）。

第二部分 EMA：

方案及用法与 EMA-CO 方案中 EMA 相同，但第 2 天不用 ACTD 和 VP16。

疗程间隔为 2 周。

4. EA 方案

一线单药化疗失败后的补救方案。

VP16 100mg/m^2，静脉滴注，第 1～3 天。

Act-D 0.5mg，静脉注射，第 1～3 天。

疗程间隔为 1 周。

5. 滋养细胞肿瘤诊治流程

滋养细胞肿瘤(GTN)诊治流程如图 2－7－3 所示。高危 GTN 诊治流程见图 2－7－4 所示。

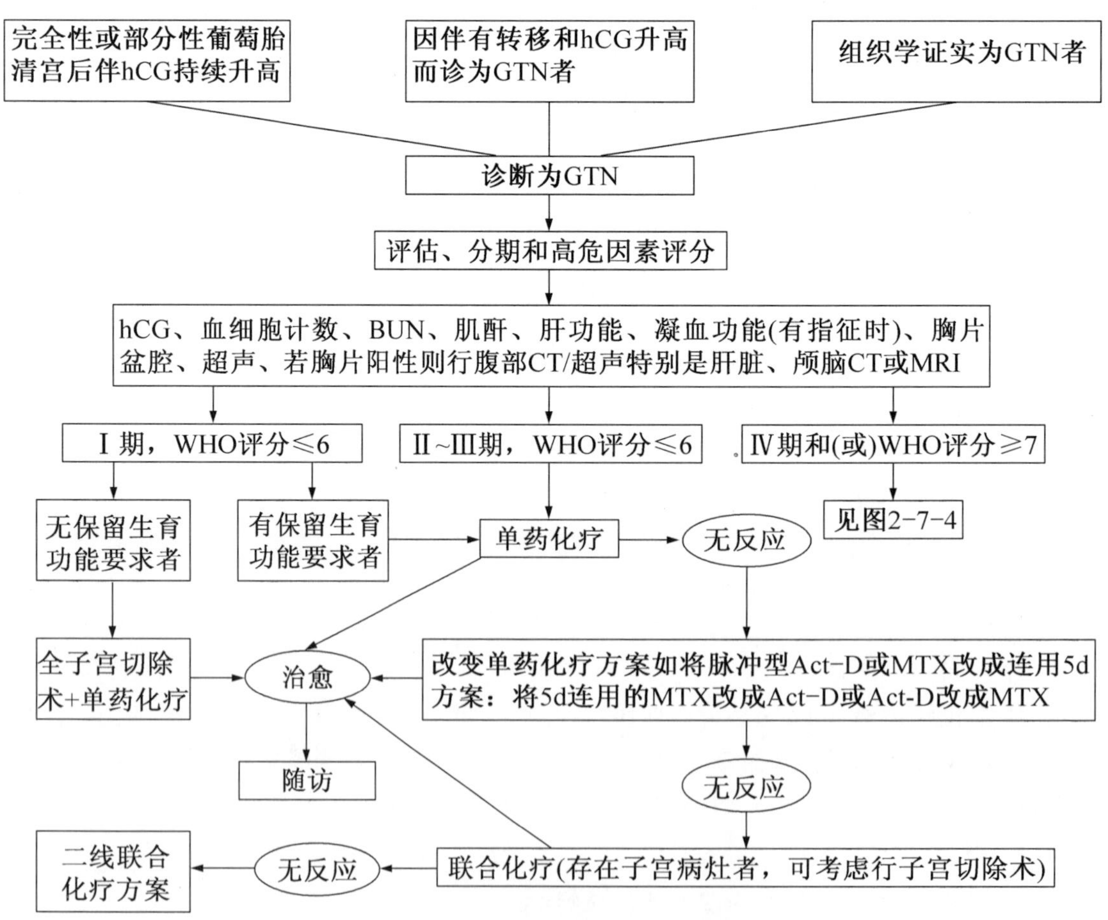

图 2－7－3 滋养细胞肿瘤(GTN)诊治流程

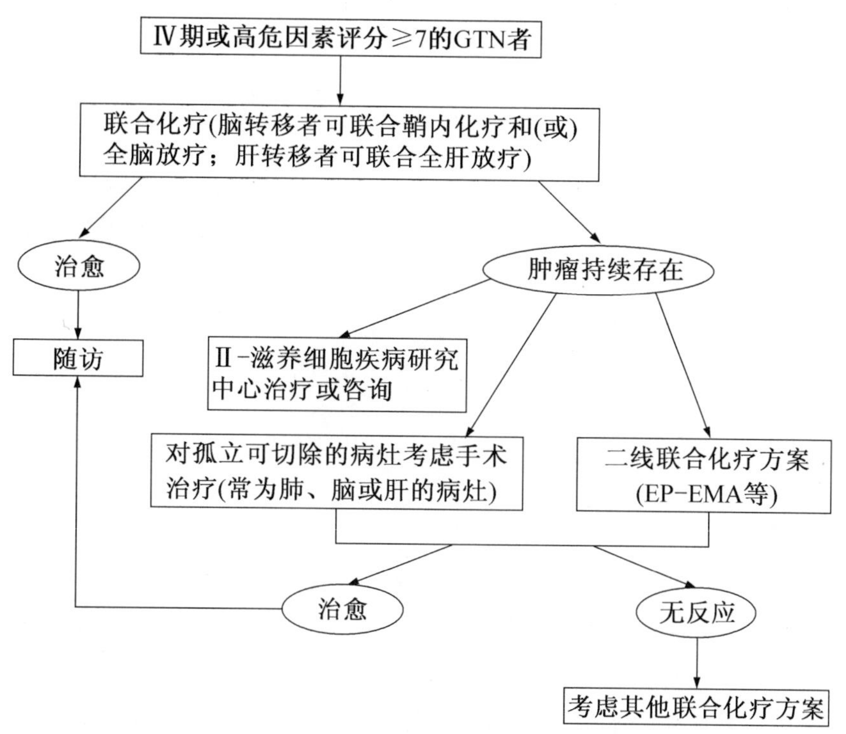

图 2-7-4 高危 GTN 诊治流程

（胡东晓 吕卫国）

【参考文献】

1. 宋鸿钊，杨秀玉，向阳. 滋养细胞肿瘤的诊断和治疗. 第 2 版. 北京：人民卫生出版社. 2004.

2. 丰有吉，沈铿. 妇产科学(供 8 年制及 7 年制临床医学等专业用). 北京：人民卫生出版社. 2005.

3. 曹泽毅. 妇科常见恶性肿瘤诊断与治疗规范. 北京：人民卫生出版社，2000.

4. 中国抗癌协会编. 新编常见恶性肿瘤诊治规范(妇科恶性肿瘤分册). 北京：北京医科大学中国协和医科大学联合出版社，1999.

5. Berkowitz RS, Goldstein DP. Gestational trophoblastic diesase. In: Berek JS. Novak's gynecology. 13th Edition. Philadelphia: Lippincott Williams & Wilkins, 2002: 1353-1373.

6. Benedet JL, Hacker NF, Ngan HYS, et al. Staging classifications and clinical practice guidelines of gynaecologic cancer. http://www.figo.org/content/PDF/staging-booklet.pdf.

7. Soper JT, Mutch DG, Schink JC, et al. Diagnosis and treatment of gestational trophoblastic disease: ACOG Practice Bulletin No. 53. Gynecol Oncol, 2004, 93(3): 575-585.

第八章

盆腔器官脱垂

一、概 述

盆腔脏器从其正常位置向前或向下移位称为盆腔脏器脱垂。盆腔器官脱垂(pelvic organ prolapse, POP)的整体发病率还未知,目前的研究几乎完全集中在已行手术治疗的病人中。在美国,一位妇女一生中因盆腔器官脱垂或尿失禁而行手术治疗的危险度估计为11%,其中约有1/3需再次手术。盆底解剖学结构的现代认识从垂直方向将盆底结构分为前(anterior)、中(middle)、后(posterior)三个腔室(compartment)。前盆腔包括阴道前壁、膀胱、尿道;中盆腔包括阴道顶部、子宫;后盆腔包括阴道后壁、直肠。从水平方向将阴道支持结构分为三个平面,第一平面为顶端支持,由骶韧带-子宫主韧带复合体垂直支持子宫、阴道上1/3;第二平面为水平支持,由耻骨宫颈筋膜附着于两侧腱弓形成白线和直肠阴道筋膜肛提肌中线,支持膀胱、阴道上2/3和直肠;第三平面为远端支持,耻骨宫颈筋膜体和直肠阴道筋膜远端延伸融合于会阴体,支持尿道远端。不同腔室和水平的脱垂相对独立又相互影响,这对盆腔脏器脱垂的诊治具有指导意义。

二、临床特征

(一) 脱垂可能产生的症状

(1) 阴道口有组织堵塞或有肿物脱出——阴道阴道壁突出。
(2) 盆腔压迫感或坠胀感。
(3) 腰骶部压迫感或疼痛——可能与脱垂程度并不相关。

(二) 相关症状

1. 主要的排尿症状
(1) 压力性尿失禁(包括既往有压力性尿失禁史,而随着脱垂程度增加该症状消失)。
(2) 尿急和(或)急迫性尿失禁。
(3) 混合性尿失禁。

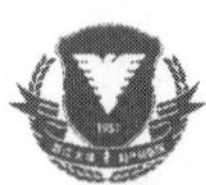

(4) 尿频。

① 排空困难,如排尿延迟或尿不净;

② 需要减轻脱垂以排空膀胱。

2. 主要的排便症状

(1) 便秘及过度用力排便。

(2) 为排便需要减轻脱垂程度或增加腹部、阴道或直肠压力。

(三) 体 征

(1) 妇科检查前,应嘱咐患者向下屏气或加腹压(咳嗽),判断子宫脱垂的严重程度,并予以分度。

(2) 注意子宫颈的长短,做宫颈细胞学检查。

(3) 如为重度子宫脱垂,可触摸子宫大小,将脱出的子宫还纳,做双合诊检查子宫两侧有无包块。

(4) 注意有无溃疡存在,其部位、大小、深浅、有无感染等。如溃疡可疑应立即行活检;外观良性的溃疡应密切观察,如果经治疗不好转则需活检。

(5) 将脱出子宫还纳,嘱患者在膀胱充盈时咳嗽,观察有无溢尿情况,即检查压力性尿失禁情况。

(6) 注意阴道前壁及后壁膨出程度。

(7) 肛门检查了解直肠疝囊与视诊是否吻合。

(8) 双合诊检查泌尿生殖裂隙宽松情况及肛提肌损伤和松弛程度。

三、辅助检查

(1) 泌尿系感染的筛查和残余尿的测定:对所有盆腔器官脱垂妇女都应进行(推荐)。

(2) 对有尿失禁症状的妇女通常有必要进行尿动力学检查,对明确诊断,减少术后并发症有重要意义(推荐)。

(3) 超声尿动力学:更直观地显示膀胱颈和尿道外括约肌的状态及后尿道和膀胱底的解剖位置,还能对尿动力学检查结果不能进行合理解释的尿失禁作进一步的观察(可选)。

(4) 排尿日记:对合并尿频、尿急及紧迫性尿失禁的妇女必须进行,它在病情的评价中起着关键的作用。有助于客观地了解患者的症状,同时还能确定症状的基线水平,便于以后评价疗效时用以对照(推荐)。

(5) 影像学检查:包括肛门内超声、肌电图、肛门内测压、MRI 和膀胱直肠造影术。只是用于研究,不作为常规使用(可选)。

四、诊 断

(1) 根据我国在 1981 年部分省、市、自治区“两病”科研协作组的意见,检查时以患者平卧用力向下屏气时子宫下降的程度，将子宫脱垂分为3度。

Ⅰ度 轻型：宫颈外口距处女膜缘<4cm，未达处女膜缘；

重型：宫颈外口已达处女膜缘，检查时在阴道口可见子宫颈。

Ⅱ度 轻型：宫颈脱出阴道口，宫体仍在阴道内；

重型：部分宫体脱出阴道口。

Ⅲ度 宫颈与宫体全部脱出阴道口外。

(2) 目前国外多用盆腔器官脱垂定量分期法(pelvic organ prolapse quantitation，POP-Q)，其客观、细致，有良好的可靠性和重复性，于1995年被国际尿控协会(International Continence Society，ICS)接受。此分期系统是分别利用阴道前壁、阴道顶端、阴道后壁上的2个解剖指示点与处女膜的关系来界定盆腔器官的脱垂程度。与处女膜平行以0表示，位于处女膜以上用负数表示，位于处女膜以下则用正数表示，阴道前壁上的2个点分别为Aa和Ba点。阴道顶端的2个点分别为C和D点，阴道后壁的Ap、Bp两点与阴道前壁Aa、Ba点是对应的(表2-8-1)。另外，包括阴裂的长度(gh)、会阴体的长度(pb)以及阴道的总长度(TVL)，测量值均为厘米表示。

阴裂的长度(gh)为尿道外口中线到处女膜后缘的中线距离。

会阴体的长度(pb)为阴裂的后端边缘到肛门中点距离。

阴道总长度(TVL)为总阴道长度。

表2-8-1 盆腔器官脱垂评估指示点(POP-Q)

指示点	内容描述	范 围
Aa	阴道前壁中线距处女膜3cm处，相当于尿道膀胱沟处	－3至＋3cm之间
Ba	阴道顶端或前穹窿到Aa点之间阴道前壁上段中的最远点	在无阴道脱垂时，此点于－3cm，在子宫切除术后阴道完全外翻时，此点将为＋TVL
C	宫颈或子宫切除后阴道顶端所处的最远端	－TVL至＋TVL之间
D	有宫颈时的后穹窿的位置，它提示了子宫骶骨韧带附着到近端宫颈后壁的水平	－TVL至＋TVL之间或空缺(子宫切除后)
Ap	阴道后壁中线距处女膜3cm处，Ap与Aa点相对应	－3至＋3cm之间
Bp	阴道顶端或后穹窿到Ap点之间阴道后壁上段中的最远点，Bp与Ap点相对应	在无阴道脱垂时，此点位于－3cm，在子宫切除术后阴道完全外翻时，此点将为＋TVL

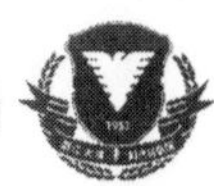

(3) 盆腔器官脱垂分度(POP-Q 分类法):见表 2-8-2。

表 2-8-2 盆腔器官脱垂分度(POP-Q 分类法)

分度	内 容
0	无脱垂,Aa、Ap、Ba、Bp 均在-3cm 处,C、D 两点在阴道总长度和阴道总长度-2cm 之间,即 C 或 D 点量化值<[TVL-2]cm
Ⅰ	脱垂最远端在处女膜平面上>1cm,即量化值<-1cm
Ⅱ	脱垂最远端在处女膜平面上<1cm,即量化值>-1cm,但<+1cm
Ⅲ	脱垂最远端超过处女膜平面>1cm,但<阴道总长度-2cm,即量化值>+1cm,但<[TVL-2]cm
Ⅳ	下生殖道呈全长外翻,脱垂最远端即宫颈或阴道残端脱垂超过阴道总长-2cm,即量化值>[TVL-2]cm

注:分期应在向下用力屏气时,以脱垂完全呈现出来时的最远端部位计算。应针对每个个体先用 3×3 表格量化描述,再进行分期。为了补偿阴道的伸展性及内在测量上的误差,在 0 和Ⅳ度中的 TVL 值允许有 2cm 的误差。

目前,在这个 POP-Q 评估系统中没有包括对阴道旁和阴道侧旁支持结构的评估。对于鉴别阴道旁支持组织缺乏还是其他阴道前壁支持作用异常的标准诊断系统现在还是一个空白。

手术前后分别询问病人泌尿系症状、肠道症状、性生活情况等症状,才能更精确地评价盆腔器管的功能及手术效果。

五、治 疗

(一) 治疗原则

治疗以安全、简单、有效及个体化为原则。症状性盆腔器官脱垂的治疗是经验性的,而非循证的。选择子宫托或手术治疗,在很大程度上是基于医生的经验以及患者的倾向性。没有关于子宫托与手术治疗的比较性研究。选择子宫托,很少有文献指导处理;而选择手术治疗也同样没有随机研究或是很好的病例调查来描述治疗的结果,以及哪种手术方式更有效。盆腔器官脱垂可以涉及阴道前壁(膀胱膨出、尿道膨出、阴道旁缺损)、阴道顶端(子宫脱垂或子宫切除后的阴道穹窿脱垂)、阴道后壁(肠疝、直肠膨出),或上述部位复合脱垂。关于盆腔器官脱垂的最佳治疗方案取决于患者的一般状况、症状、对生活质量的影响以及脱垂的程度。常用的方法有非手术治疗及手术治疗。

(二) 非手术疗法

POP-Q 分级Ⅰ、Ⅱ级或虽高于Ⅰ、Ⅱ级但并无症状的患者通常采用非手术疗法,因为许多轻、中度脱垂患者在很长时间内症状和病情并不会加重或发展。

1. 行为疗法

加强营养,适当安排休息和工作,避免重体力劳动,保持大便通畅,积极治疗慢性腹压

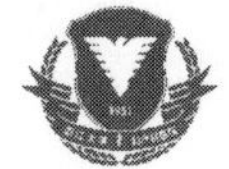

增加的疾病(推荐)。

2. 中药补中益气汤(丸)

有促进盆底肌张力恢复、缓解局部症状的作用(可选)。

3. 盆底肌肉锻炼

可增加盆底肌肉群的张力(推荐)。

盆底肌肉(肛提肌)锻炼:适用于国内分期轻度或 POP-Q 分期Ⅰ度和Ⅱ度的子宫脱垂者。嘱咐患者行收缩肛门运动,用力使盆底肌肉收缩后放松,每次 10～15min,每日 2～3 次,8～12 周为一疗程。

4. 放置子宫托或物理治疗

子宫托是一种支持子宫和阴道壁并使其维持在阴道内而不脱出的工具。常用的有喇叭形、环形和球形 3 种,适用于不同程度子宫脱垂和阴道前后壁脱垂者,但重度子宫脱垂伴盆底明显萎缩以及宫颈或阴道壁有炎症和溃疡者均不宜使用,经期和妊娠期停用。使用后每 3 个月复查。选择大小适中的子宫托,第一次使用子宫托应在医师指导下进行安置。白天使用,晚间取出,洗净备用。久置不取可发生子宫托嵌顿,甚至导致尿瘘或粪瘘(可选)。

(三) 手术治疗

手术治疗是治疗盆腔器官脱垂最有效的方法,尤其是 POP-Q 分级Ⅲ、Ⅳ级并伴有临床症状的患者,手术往往是唯一有效且最后的治疗手段(强烈推荐)。当前对盆腔器官脱垂的手术强调以整体理论为指导,针对特定缺陷进行特异性修补,以通过解剖的恢复,达到功能和症状改善的目的。手术目标是恢复解剖、功能,同时力争微创、高效、降低复发;手术途径有开腹、经会阴阴道、腹腔镜等,并配合用一些新型生物兼容性好的修补材料。常用术式如下:

1. 前盆腔缺陷的相关手术

(1) 阴道前壁修补或加用补片(Mesh)的阴道前壁修补术:对巨大的膀胱膨出,自身组织薄弱,或术后复发者可考虑采用自体筋膜或合成材料的补片协助加固阴道前壁的支持。

(2) 经阴道阴道旁修补术(vaginal paravaginal repair, VPVR):此术式对严重膀胱膨出并伴有明显的阴道旁缺陷者疗效高,复发率低,并已在临床较广泛应用。

(3) 对合并或有潜在压力性尿失禁(stress urinary incontinence,SUI)者,应同时对尿道膀胱接合部予以加固缝合或做经阴道尿道中段无张力悬吊术。

2. 中盆腔缺陷相关手术

(1) 骶棘韧带固定术(sacrospinous ligament fixation, SSLF):适用于盆腔支持组织松弛、子宫脱垂伴穹窿脱垂、子宫切除术后主骶韧带明显松弛、薄弱,无法支持盆底者。

(2) 子宫骶韧带高位悬吊术(high uterosacral ligament suspension, HUS)及骶韧带悬吊术(uterosacral ligament suspension,US):HUS 适用于中盆腔缺陷(子宫、穹窿脱垂),因基本不改变阴道轴向及容积,可与阴道前后壁修补同时进行,几乎适用于所有类型的 POP,优点为术后能获得足够的阴道深度和宽度,性生活满意度较高[3]。US 适用于阴道手术禁忌证和单纯肠膨出者。

(3) 经阴道后路悬吊带术(posterior intravaginal sling, PIVS):是近年十分常用的中盆腔缺陷微创术式,损伤阴部血管、神经机会少,疗效好,尤其适于不能耐受大手术的阴道穹窿脱垂者。

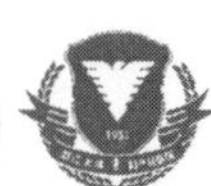

(4) 保留器官的修复手术：适用于年轻、希望保留生育功能的女性。

3. 后盆腔缺陷的相关手术

传统的阴道后壁修补术难以纠正可能存在的阴道旁或直肠旁缺陷；对重度、术后复发的直肠及阴道后壁膨出，可考虑在阴道后壁内加用补片修补以加强支持作用、减少直肠膨出，其远期效果有待临床证实。

4. 全盆腔重建手术

全盆腔重建手术(total pelvic reconstruction)是模拟重建前中后盆腔的支持结构，达到解剖学恢复的目的。围手术期情况和短期随访结果显示此种手术是安全的修补方式，但解剖和功能恢复效果有待于长期随访。

5. 阴道封闭术

阴道封闭术对已无性要求的老年妇女是良好的选择，主要优点是手术时间短、手术病率低、安全、有效、副损伤及手术风险小。此手术包括部分或全阴道封闭、部分或全阴道切除等术式。部分阴道封闭又称 LeFort 手术，自 1877 年发明以来，曾有多种改良术式，但基本原则是要保留一些阴道黏膜，在宫颈与外阴之间做成能使生殖道上端的分泌物流出的通道。全阴道切除及封闭指切除阴道壁处女膜缘以上和尿道外口下 0.5～2cm 以下的全部阴道黏膜。一般说来，无子宫者行全阴道切除或封闭，而有子宫者，则行部分阴道切除或封闭。同时行肛提肌折叠缝合加扩大的会阴体修补得到了多数人认可，认为这样可达到缩小阴裂、加强阴道关闭和减少脱垂复发的作用。这类手术并发症少，值得注意的是，术后 SUI 发生率 1%～9%，但是否需要同时治疗仍有争议。阴道封闭术对肠功能、生活质量的影响尚不清楚。

目前各种新术式，尚处于临床探索阶段，远期效果有待进一步观察。

六、预后与随访

除先天性盆底组织发育不良外，本病的预防更重于治疗。针对病因，要做好妇女青春期、月经期、孕期、产褥期及哺乳期“五期”保健。推行计划生育，提高助产技术，加强产后体操锻炼，产后避免重体力劳动。积极预防和治疗使腹压增加的疾病。

综上所述，我们认为可以将盆腔器官脱垂分为无症状脱垂和症状性脱垂两类，并拟定出相应的诊疗流程图，以供参考。

(一) 无症状脱垂诊疗流程图

无症状脱垂诊疗流程见图 2-8-1。

评价脱垂及其他盆底功能障碍症状(如尿失禁和排便功能异常)

↓

① 病史
② 体格检查并进行脱垂程度分级
③ 评价盆底肌肉功能
④ 如果存在其他症状，进行相应的检查

↓

⑤ 确认摄入水量足够,同时排尿习惯是正确的,调整饮食合适(如增加水和纤维摄入)
⑥ 调整排便习惯,以保证肠道里蠕动规律而不需过分用力
⑦ 如果可能,改变生活方式以避免过多的负重和用力,确保负重时身体机制正常
⑧ 建议降低体重和减少吸烟
⑨ 保证对伴发疾病进行有效的治疗以减少对盆底的影响
⑩ 如果盆底肌肉虚弱或协调性差,考虑预防性盆底肌肉功能恢复

图 2-8-1 无症状脱垂诊疗流程图

一般来说,对于无症状脱垂不主张积极治疗,外科手术尤为如此。相对于有症状(重度)脱垂者进行手术的良好预后,没有证据表明对于无症状(早期或轻度)脱垂实施手术能够改善预后。

(二)症状性脱垂诊疗流程图

症状性脱垂诊疗流程见图 2-8-2。

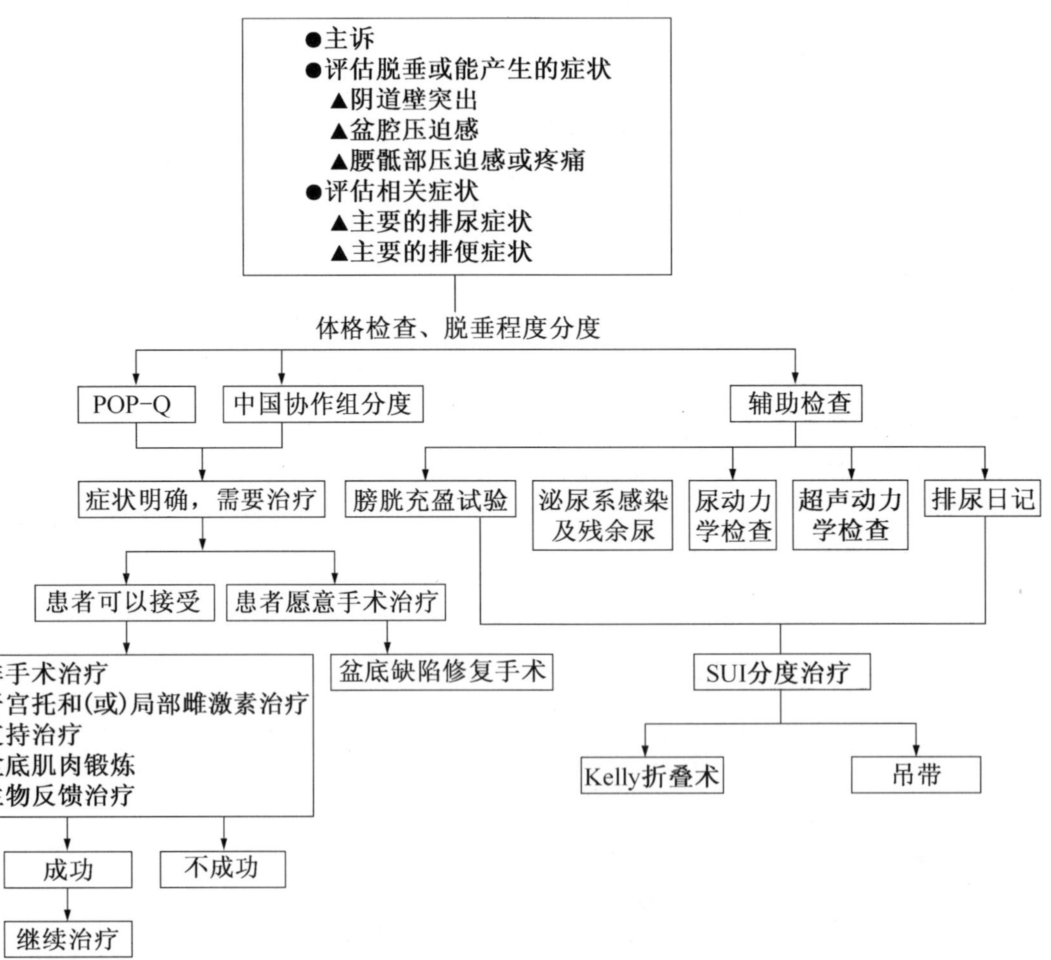

图 2-8-2 症状性脱垂诊疗流程图

(周坚红 金杭美)

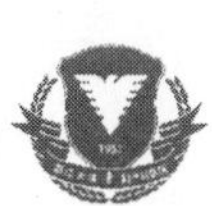

【参考文献】

1. Subak LL, Waetjen LE, van den Eeden S, et al. Cost of pelvic organ prolapse surgery in the Uniited States. Obstet Gynecol, 2001, 98: 646－651.

2. Shull BL, Benn SJ, Kuehl TJ. Surgical management of prolapse of the anterior vaginal segment: an analysis of support defects, operative morbidity, and anatomic outcome. Am J Obstet Gynecol, 1994, 171(6): 1429－1436.

3. Silva WA, Pauls RN, Segal JL, et al. Uterosacral ligament vault suspension: five-year outcomes. Obstet Gynecol, 2006, 108: 255－263.

4. Petro PE. New ambulatory surgical methods using an anatomical classification of urinary dysfunction improve stress, urge and abnormal emptying. Int Urogynecol J Pelvic Floor Dysfunct, 1997, 8(5): 270－277.

5. FitzGerald MP, Richter HE, Siddique S, et al. Colpecleisis: a review. Int Urogynecol J Pelvic Floor Dysfunct, 2006, 17: 261－271.

第三篇

生　殖

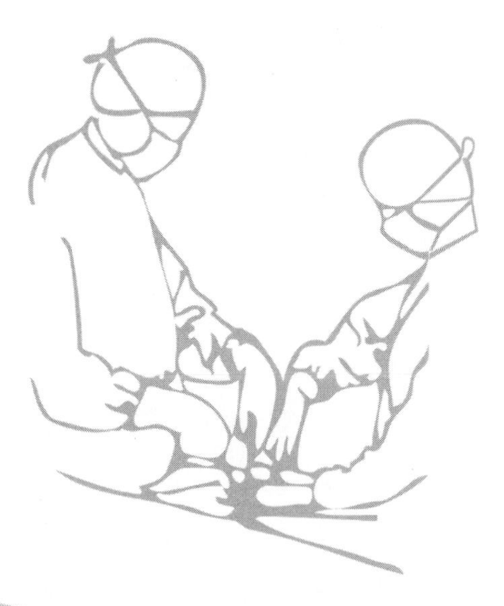

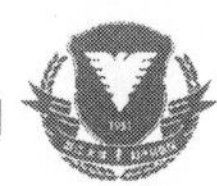

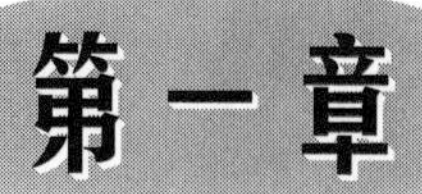

第一章

多囊卵巢综合征

一、概 述

多囊卵巢综合征(polycystic ovary syndrome, PCOS)是育龄妇女最常见的内分泌紊乱性疾病,发病率为5%~15%,占不孕患者的30%~40%。临床上多表现为月经异常、不孕、多毛、肥胖,往往伴有明显的胰岛素抵抗与高胰岛素血症和高雄激素血症,远期合并症如糖尿病、冠心病、子宫内膜癌等发生率也大大增加,其病因至今尚未阐明。

二、临床特征

PCOS症状多起病于青春期。

常见的临床表现有:

(1) 月经失调:为最主要症状,多表现为月经稀发或闭经、功能失调性子宫出血。

(2) 不孕:生育期妇女因排卵障碍导致不孕,占无排卵性不孕的75%。

(3) 多毛、痤疮:是高雄激素血症最常见表现。出现不同程度多毛,以性毛为主,阴毛浓密且呈男性型倾向,延及肛门、腹股沟或腹中线,也有上唇细须或乳晕周围有长毛出现等。油脂性皮肤及痤疮常见,与体内雄激素积聚刺激皮脂分泌旺盛有关。

(4) 肥胖:50%以上患者肥胖(体重指数≥25),且常呈腹部肥胖型(腰围/臀围≥0.80)。肥胖与胰岛素抵抗、雄激素过多、游离睾酮比例增加及瘦素抵抗有关。

(5) 黑棘皮症:阴唇、颈背部、腋下、乳房下和腹股沟等处皮肤皱褶部位出现灰褐色色素沉着,呈对称性,皮肤增厚,质地柔软。发生率约为5%。

三、辅助检查

(一) 基础体温测定

表现为单相型基础体温曲线。

（二）实验室检查

（1）血清雄激素：睾酮水平通常不超过正常范围上限2倍，脱氢表雄酮、硫酸脱氢表雄酮正常或轻度升高。

（2）血清FSH、LH：血清FSH偏低，LH升高，LH/FSH比值≥2～3。无排卵前LH峰值出现。肥胖患者由于瘦素等因素对中枢LH的抑制作用，LH/FSH比值也可在正常范围。

（3）血清雌激素：雌酮(E_1)升高，雌二醇(E_2)恒定于早卵泡期水平，$E_1/E_2>1$，高于正常周期。

（4）血清PRL：5%～30%的患者有轻度高PRL血症，通常超过正常值的50%以下，往往是短暂的，仅3%～7%的患者有持续性高PRL血症。

（5）尿17-酮类固醇：正常或轻度升高。正常时提示雄激素来源于卵巢，升高时提示肾上腺功能亢进。

（6）其他：腹部肥胖型患者，应检测空腹血糖及口服葡萄糖耐量试验(OGTT)，还应检测空腹胰岛素（正常值<20mU/L）及葡萄糖负荷后血清胰岛素（正常值<150mU/L）。

PCOS可疑者应常规检测生殖激素，采血时间没有周期要求，但需在激素治疗前。

（三）超声检查

见双侧卵巢增大，包膜回声增强，轮廓较光滑，间质增生回声增强；一侧或两侧卵巢各有12个以上直径为2～9mm无回声区，围绕卵巢边缘，呈车轮状排列，称为颈项征。连续检测未见主导卵泡发育及排卵迹象。

（四）腹腔镜检查

非必检项目，仅限于有其他指征时进行。镜下见单侧或双侧卵巢增大，包膜增厚，表面光滑，呈灰白色，有新生血管。包膜下显露多个卵泡，无排卵征象，无排卵孔、无血体。镜下取卵巢活组织检查可确诊。

（五）诊断性刮宫

非推荐项目。手术应选在月经前数日或月经来潮6h内进行，刮出的子宫内膜呈不同程度增殖改变，无分泌期变化。

四、诊　断

（一）PCOS的诊断目前采用欧洲人类生殖协会(ESHRE)和美国生殖医学协会(ASRM)于2003年在鹿特丹举行的PCOS国际研讨会修订的诊断标准

（1）稀少排卵或无排卵；

（2）高雄激素血症或高雄激素血症的临床表现；

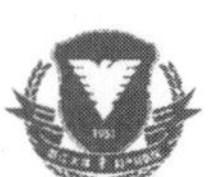

(3) 双侧卵巢多囊改变：双侧卵巢有 12 个或 12 个以上、直径在 2～9mm 的小卵泡和(或)卵巢体积增大＞10mL。

此三项中具备两项，并排除其他原因引起的高雄激素血症(先天性肾上腺皮质增生、分泌雄激素的肿瘤和库欣综合征)以及其他引起排卵障碍的疾病(高泌乳素血症、卵巢早衰和垂体或下丘脑性闭经和甲状腺功能异常等)即可诊断 PCOS。

(二) 对肥胖的 PCOS 患者应筛查有无代谢综合征，非肥胖的 PCOS 患者若有糖尿病的高危因素，也应行代谢综合征的筛查

代谢综合征的诊断标准为以下五个项目中具备三项或以上：
(1) 腰围＞88cm；
(2) 血压≥130/85mmHg；
(3) 血 TG≥150mg/dL；
(4) HDL-C＜50mg/dL；
(5) 空腹血糖 110～126mg/dL 和(或)OGTT2h 血糖 140～199mg/dL。

五、治 疗

(一) 治疗原则

PCOS 的治疗目标包括近期目标和远期目标。近期目标为调节月经周期、治疗多毛和痤疮、控制体重；不孕患者促进生育；远期目标为预防糖尿病、肥胖、心血管疾病等代谢综合征以及子宫内膜癌。

(二) 一般治疗

对肥胖型 PCOS 患者，应控制饮食和增加运动，控制体重和腰围，可增加抵抗敏感性，降低胰岛素、睾酮水平，从而恢复排卵及生育功能。如能减轻体重 5%～7%，可以使部分患者恢复排卵。

(三) 药物治疗

1. 调整月经周期

(1) 口服避孕药：为雌孕激素联合周期治疗，孕激素通过负反馈抑制垂体 LH 异常高分泌，减少卵巢产生雄激素，并可直接作用于子宫内膜，抑制子宫内膜过度增生和调节月经周期；雌激素可促进肝脏产生性激素结合球蛋白(SHBG)，导致游离睾酮减少。

适应证：① 不规则出血者需要药物止血；② 调整月经周期，防止子宫内膜增生和癌变；③ 治疗子宫内膜增生(包括单纯、复合、非典型)；④ 不需要生育的患者也可以用口服避孕药。

禁忌证：① 血高凝状态者；② 近期有深部静脉栓塞；③ 35 岁以上吸烟者。

药物选择及用法：选用雄激素活性较低的制剂，如妈富隆、敏定偶、达英-35。周期性服用，疗程一般3～6个月，可重复使用。

(2) 单一孕激素：可调整月经周期并保护子宫内膜，单用孕激素疗法对LH的过高分泌有抑制作用。亦可达到恢复排卵效果。

用法：月经后半期疗法：安宫黄体酮6mg/d，10d；治疗子宫内膜单纯性增生和复合性增生，安宫黄体酮10mg/d，10d；不典型增生者用高效孕激素。

2. 改善胰岛素抵抗

对肥胖或有胰岛素抵抗的患者常用胰岛素增敏剂，最常用二甲双胍。二甲双胍可抑制肝脏合成葡萄糖，增加肌肉组织对胰岛素的敏感性，通过降低血胰岛素纠正患者高雄激素状态，改善卵巢排卵功能，提高促排卵效果。

用法：500～1000mg，每日两次。

高胰岛素血症的程度能否作为二甲双胍有效性的预测指标尚有争议。

二甲双胍使用多久无效才能认为二甲双胍调整月经周期无效尚不清楚，一般认为是6个月。

3. 降低雄激素治疗

包括减少雄激素产生或阻断雄激素作用的药物治疗以及物理疗法。

(1) 药物治疗

① 环丙孕酮：为17-羟孕酮类衍生物，具有很强的抗雄激素作用，能抑制垂体促性腺激素的分泌，使体内睾酮水平降低；并有外周靶器官的抗雄激素作用(阻断雄激素与受体结合)；具有竞争性抑制双氢睾酮与雄激素的结合，使雄激素失去活性。口服避孕药能使多毛评分改善约33%。

② 胰岛素增敏剂对多毛评分的改善作用较少，二甲双胍改善多毛评分3%～15%。除非对其他治疗方法有禁忌，胰岛素增敏剂不作为多毛的初始治疗。

③ 安体舒通：可干扰雄激素合成并竞争雄激素受体。初始剂量50mg，每日两次，6～12个月可以增加剂量至100mg，每日两次，降低多毛评分40%，有效率50%。与口服避孕药合用，有效率达75%，降低多毛评分45%。

④ 糖皮质类固醇：适用于PCOS的雄激素过多为肾上腺来源或肾上腺和卵巢混合来源者。常用药物为地塞米松，每晚0.25mg，口服，能有效抑制脱氢表雄酮硫酸盐浓度。剂量不宜超过每日0.5mg，以免过度抑制垂体-肾上腺轴功能。

多毛患者的药物治疗以前，必须向患者讲明一个药物的治疗或者一个剂量必须使用6～12个月才能确定是否有效，药物并不是对所有患者都有效，而且治疗效果是不完全的。

(2) 物理疗法：包括拔、刮、用电针除毛以及激光治疗。

(四) 手术治疗

手术治疗是PCOS患者不孕治疗的另一种选择，适用于药物促排卵无效者。手术方式包括传统的卵巢楔形切除术和腹腔镜下双侧卵巢打孔术。

1. 卵巢楔形切除术

将双侧卵巢楔形各切除1/3可降低雄激素水平，减轻多毛症状。术后卵巢周围粘连发

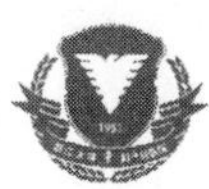

生率较高，易继发卵巢早衰，临床上已不再主张用该方法。

2. 腹腔镜下双侧卵巢打孔术(LOD)

随着腹腔镜技术的进展，微创手术可减少创伤及术后并发症，因而可用于难治性PCOS不孕患者的治疗。

(1) 腹腔镜下卵巢打孔术诱发排卵的可能机制：① 手术破坏了卵巢皮质及间质，使血清雄激素水平下降，降低了外周组织芳香化为雌酮的底物浓度，因而重建了下丘脑和垂体的反馈机制，使LH/FSH比值恢复正常，恢复正常的排卵功能；② 雄激素水平下降，解除了对卵巢颗粒细胞的抑制作用，卵泡得以正常发育；③ 术后循环中抑制素水平下降，解除了抑制素对FSH的抑制，LH/FSH比值下降。

(2) 腹腔镜下卵巢打孔术的优点：① 创伤小，康复快，费用低，可避免粘连性不孕；② 手术简单易掌握，术中视野清晰，尚可了解盆腔及输卵管是否正常；③ 对药物治疗无效的病例，打孔术有助于恢复自然排卵；④ 可降低以后药物促排卵治疗发生卵巢过度刺激综合征的发生。

腹腔镜下打孔术有单极、双极和激光打孔，可视卵巢体积大小烧灼8～15个孔，尽量释放出卵泡液，最后用生理盐水冲洗卵巢表面和腹腔，并吸净冲洗液。

腹腔镜下卵巢打孔数目多，有时疗效较好，但由于对卵巢损伤大，造成不可逆的继发卵巢功能减退从而形成卵巢早衰概率增加。

资料报道其有效性有较大的差异。术后50%～90%的患者恢复排卵。资料显示，术后妊娠率为40%甚至达到70%。

(五) PCOS不孕患者的治疗

1. 药物治疗前预处理

(1) 减轻体重和运动：约50%的PCOS患者肥胖($BMI>25kg/m^2$)，在促排卵周期中PCOS肥胖妇女较正常体重的PCOS妇女妊娠率低，流产率增加，而且需要更大剂量的促排卵药物，发生卵巢过度刺激及多胎妊娠的机会增加，周期取消率增加，减轻5%～10%的体重即能恢复排卵功能。

(2) 降低血胰岛素水平：约80%的PCOS肥胖妇女有高胰岛素血症，对于肥胖或有胰岛素抵抗的患者的一线治疗方案是改变生活方式及使用胰岛素增敏剂，如二甲双胍或罗格列酮。

(3) 降低血LH水平：达英-35及其他短效口服避孕药，一般3～6个月，当血中LH/FSH比例恢复正常时停用。

(4) 降低血雄激素水平：螺内酯、达英-35。

2. 药物促排卵治疗

PCOS促排卵治疗的目标是单个卵泡持续生长并恢复正常排卵。

(1) 氯米酚(Clomiphene citrate, CC)：是PCOS患者促排卵治疗的一线药物。

① 用法：在月经第2～5天起应用CC促排卵，妊娠率没有差异。

首次剂量为50mg/d×5d，1～2周期无效可加至100mg/d，最大剂量建议为150mg/d，最大剂量3周期无效，认为CC治疗抵抗。

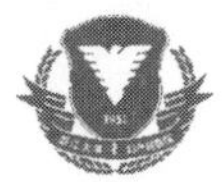

② 疗效：排卵率可达80%～90%，妊娠率达40%～50%，建议B超监测卵泡发育，检测LH水平，增加每个周期的有效性。如果排卵前卵泡>19mm而无LH峰，应给予HCG 10000U诱发排卵。

③ 对CC抵抗的处理：约有20%～25%的患者对氯米酚抵抗，可采取以下处理措施：

a. 通过减轻体重可以增加卵巢对CC促排卵的反应性，提高妊娠率。

b. 延长CC用药时间，即月经第3～9天用药，100～150mg/d。

c. 单用CC无效，DHEAS>2μg/mL，同时加用强的松或地塞米松。

d. 先采用先期治疗，即先口服达因-35 3～6个月，使LH、T水平下降，再给予CC。

e. 胰岛素抵抗患者结合或先使用胰岛素增敏剂。

f. 与HMG联合使用：CC 100mg 5d后，注射HMG 75U，每日一次或隔日一次，根据B超观察卵泡直径决定疗程，若卵泡直径达1.7～2.0cm，注射HCG 50000～10000U促排卵。

CC治疗3～6个排卵周期而未妊娠，建议改变治疗方案。用CC后75%的妊娠发生在最初的3个周期内。

(2) 促性腺激素

① 适应证：适用于CC治疗失败的无排卵不孕患者，包括CC抵抗者以及有排卵4～6个周期未孕者。

② 药物的选择：HMG、uFSH、HP-FSH、rFSH。

③ 常用方法：

a. 传统的递增方案：HMG 75U/d，每5～7d增加1/2剂量直至卵巢有反应，多胎妊娠及OHSS发生率高(不推荐)。

b. 低剂量递增方案：是目前PCOS患者最广泛应用的促排卵方案。逐步增加FSH水平，推荐每3～5d增加原剂量的10%～30%可以增加卵泡的数量。常用FSH 75U/d，持续5～7d，然后每周根据卵巢反应增加37.5U/d。单卵泡发育、排卵率和妊娠率与传统递增方案无明显差异。但低剂量递增方案用药较少，OHSS发生率低。

c. 低剂量递减方案：起始剂量FSH 150U，卵泡达1.0cm后根据卵泡监测结果每2～3d递减35～40U。周期妊娠率和递增方案无明显差异。多胎妊娠及OHSS发生率低。

d. 序贯低剂量方案：开始用低剂量递增方案，当卵泡达1.4cm时，HMG剂量减半至卵泡发育成熟。

④ 并发症：OHSS、多胎妊娠、异位妊娠、自然流产、先天畸形等，用药前应与患者沟通。

3. 体外受精-胚胎移植(ⅣF-ET)

(1) 适应证：对于应用6个月以上标准的促排卵周期治疗后有排卵但未妊娠的PCOS患者，或多种药物促排卵治疗及辅助治疗无排卵的患者，或同时存在其他IVF-ET指征，如盆腔粘连、输卵管阻塞、男性精液异常、盆腔子宫内膜异位症等。可以选择体外受精-胚胎移植辅助生育技术。对于难治性PCOS患者，IVF-ET是一种有效的治疗方法。

(2) 超促排卵方案：

① GnRH-a+FSH+HCG超长方案：适用于前期治疗过程中降LH、T不敏感，LH/

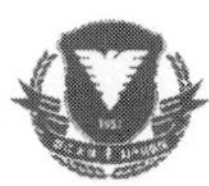

FSH≥2，双卵巢大量小卵泡的病例。

② GnRH-a＋FSH＋HCG 长方案：对前期治疗 LH 下降理想的病例。

③ OC＋GnRH-a＋FSH＋HCG 长方案：是目前最常用的方案，前一周期用 OC 治疗，15～18d 后加用 GnRH-a，可达到双重下降的效果。

(3) PCOS 患者超促排卵的特点：

① Gn 的难控性：卵泡发育所需 Gn 差异大，这是否因 PCOS 患者 FSH 受体存在多态性改变，而导致对外源性 FSH 刺激的敏感性改变尚有待进一步证实。

② OHSS 的难控性：由于个体卵泡优势化和群体卵泡发育的阈值相当接近，一旦卵泡发育启动，大量卵泡常呈爆发式生长，E_2 水平急剧升高，由于 OHSS 的高危倾向，导致周期取消率增加。

③ 低反应倾向：外源性 Gn 未达到卵泡生长的阈值、卵泡停止生长，甚至闭锁，可能导致子宫内膜突破性出血。

4. 未成熟卵体外成熟技术(in vitro maturation，IVM)

未成熟卵体外成熟技术是指在不用或少量应用促性腺激素超排卵的情况下，从患者卵巢中获取未成熟卵，或从手术离体的卵巢组织中直接分离未成熟卵泡，在体外经过适宜的条件进行体外成熟培养，使卵子成熟达到 MⅡ期并具备受精能力。

IVM 技术具有价格低廉、减少患者的经济负担，并可避免大量使用超促排卵药物产生的副作用以及防止发生 OHSS 的优点。IVM 为解决这些问题提供了一条可能的途径。由于该技术尚未成熟，目前只作为备选方案。

六、预后与随访

由于 PCOS 患者体内存在异常的激素环境，可能使其对与胰岛素及高胰岛素血症有关的几种疾病易感，这些疾病包括 2 型糖尿病、高血压、高血脂、心血管疾病、妊娠期糖尿病、妊娠高血压疾病及一些恶性疾病，如子宫内膜癌等。因此对 PCOS 患者需要长期随访。

(一) 预防代谢综合征

(1) 指导其生活及饮食，防止热量过剩和肥胖，持之以恒坚持适合个人的身体锻炼。对肥胖者，指导其减轻体重。停止吸烟。

(2) OGTT 5 年一次，空腹血脂 2～3 年一次。

(3) 妊娠者，孕早期应做糖耐量试验，26～28 周重复一次。

(4) 二甲双胍对高胰岛素血症的患者降低糖尿病和心血管疾病的发生极为有利，还可改善 PCOS 患者异常的脂代谢，可以使妊娠期糖尿病的发生降低 10 倍。

(二) 预防子宫内膜癌

(1) 坚持口服避孕药或周期性孕酮撤退性出血。

(2) 不过多应用促排卵药物。

(3) 对淋漓出血病人，应进行诊断性刮宫，以排除子宫内膜增生疾病，并注意子宫内膜增生的治疗。

（陆秀娥）

【参考文献】

1. 乐杰. 妇产科学. 北京：人民卫生出版社，2008：315－318.

2. 李美芝. 多囊卵巢综合征的诊断与治疗. 中华妇产科杂志，2002，37(7)：444－446.

3. 陈子江，李媛，等. 多囊卵巢综合征与辅助生殖的热点问题讨论. 现代妇产科进展，2004，13(4)：241－250.

4. 庄广伦. 多囊卵巢综合征的助孕策略. 中华妇产科杂志，2003，38(8)：484－486.

5. Roy Homburg. The management of infertility associated with polycystic ovary syndrome. Reprod Biol Endocrinol，2003，1：109.

第二章

输卵管性不孕

一、概 述

输卵管性不孕是指因输卵管结构和功能异常引起的不孕，包括输卵管炎症、子宫内膜异位症、各种可能影响输卵管的手术、输卵管周围的病变影响、输卵管发育异常等，其中输卵管炎是输卵管性不孕的最常见原因。输卵管性疾病导致的不孕约占女性不孕症的1/3，而其中输卵管积水引起的不孕又占输卵管性不孕的10％～30％。

二、临床特征

由于导致输卵管性不孕的原因不一，临床症状不同，既往可有生殖道炎症史、盆腔炎史、盆腔手术史、子宫内膜异位症史等。引起输卵管病变的常见原因有：

(1) 化脓性输卵管炎，多见于产后、流产后引起的生殖道逆行感染，或由化脓性阑尾炎引起的盆腔继发感染。

(2) 淋球菌性输卵管炎，逆行感染，是性传播性疾病之一。

(3) 结核性输卵管炎，是一种组织破坏性炎症，可伴有机体其他部位的结核病灶。

(4) 无菌性输卵管炎，多数为输卵管子宫内膜异位所致，伴有子宫内膜异位症相应的症状和体征。

(5) 支原体、衣原体性输卵管炎，常无明显的临床症状和体征。

三、辅助检查和诊断

1. 输卵管通液

操作简单，所用液体为生理盐水，也可加入抗生素和普鲁卡因等，以了解输卵管的通畅性。适用于HSG碘过敏的不孕患者的输卵管通畅性检查，也用于输卵管炎症的治疗。输卵管通畅性情况的诊断率约30％～40％，且宫腔病变难以正确判断。仅作为评价输卵管通畅性的初筛方法或输卵管修复手术后评估。注意事项：检查时间于月经净3～7d、无性生活史情况下进行。术前排除生殖道炎症，通液期间和通液术后7d内禁性生活。

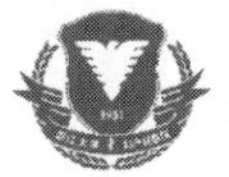

2. 子宫输卵管碘油造影

传统的子宫输卵管碘油造影(hysterosalpingography,HSG)为评价输卵管功能的最经典的筛查方法。该方法是利用造影剂注入宫腔和输卵管后摄片,显示宫腔及输卵管腔的形态。HSG不仅能明确输卵管是否通畅及阻塞的部位,而且还能了解宫腔内和输卵管腔内黏膜皱襞的病变。HSG对判断输卵管近端阻塞的准确率为70%,但对于输卵管周围粘连的准确性仅为11%。HSG下正常输卵管的走向有3种:① 两侧平伸或向上行;② 在宫角形成一弧形,然后向下;③ 在子宫两侧弯曲绕行。在注射造影剂后第二次摄片时显示盆腔内造影剂均匀弥散。HSG有较高的假阳性率,可能是由在HSG检查中输卵管痉挛以及子宫输卵管开口处宫腔侧的小息肉或较厚的子宫内膜造成的。HSG应作为评价输卵管通畅性的首选筛查方法,而对疑有盆腔炎或子宫内膜异位症等病变的妇女应将腹腔镜检查作为一线诊断手段。

3. 子宫输卵管超声造影

子宫输卵管超声造影(hysterosalpingo-contrastsonography,HyCoSy)是在超声监视下,通过向宫腔注入各种阴性或阳性造影剂,实时观察造影剂通过宫腔、输卵管时的流动及进入盆腔后的分布情况,以判断输卵管通畅性,同时还能观察子宫、卵巢及盆腔情况。HyCoSy所用造影剂一般分为两类:一类为阴性造影剂,如生理盐水;另一类为阳性造影剂,如过氧化氢、Echovist(一种由半乳糖制成的,能产生回声的微气泡造影剂)等。HyCoSy作为近年来一项新兴技术,在评价输卵管通畅性方面与HSG的准确性相似,同时在超声引导下还能综合评价盆腔脏器情况,特别是在观察子宫肌层组织、附件及卵泡成熟度上具有HSG无法比拟的优势,且无X线对人体的损害等特点,目前正逐步成为不孕症的一线检查手段。

4. 腹腔镜联合宫腔镜输卵管通液术

腹腔镜联合宫腔镜输卵管通液术(hysteroscopichydrotubation)一般在全身麻醉下进行。受检者在宫腔镜下观察到输卵管开口后插管,注入美蓝液,并在腹腔镜下观察美蓝液通过输卵管的情况,从而判断输卵管的通畅性。同时还能在腹腔镜直视下观察子宫、卵巢、输卵管的外形及其与周围组织有无粘连。目前,腹腔镜联合宫腔镜输卵管通液术已经被广泛认为是检测输卵管形态、通畅性及盆腔粘连的"金标准"方法。腹腔镜检查应作为不孕症患者,特别是疑有盆腔炎症或子宫内膜异位症患者的常规检查项目。

5. 经阴道注水腹腔镜(transvaginal hydrolaparoscopy,THL)检查

1988年,Cordts等将生理盐水作膨胀介质,于膀胱截石位,经后穹窿插入镜体,观察盆腔脏器情况,并将这项技术命名为THL。THL多在局部麻醉或静脉麻醉下操作,可在门诊完成。其主要适应证是检查不孕症妇女的盆腔情况。

6. 输卵管镜(salpingoscopy,falloposcopy)检查

输卵管镜是指用于检查输卵管腔的显微内窥镜,输卵管镜检查是目前唯一能对输卵管黏膜病变进行直接评价的方法,其准确性较传统技术高。Kefin等对输卵管黏膜病变程度制定了判断标准,依据输卵管通畅程度、上皮及异常血管的类型、粘连及扩张程度、输卵管腔内异物等一系列参数,进行评分(表3-2-1)。依据该评分系统,可对输卵管成形术和预测妊娠可能性进行前瞻性评价。应用输卵管镜的基本指征:不孕症妇女行HSG后疑有输卵管内粘连、阻塞,或对造影剂过敏、HSG为禁忌时应用。常见有两种输卵管镜类型:

(1) 经伞端输卵管镜(salpingoscopy),通过腹腔镜途径放置输卵管镜,观察伞端至壶腹

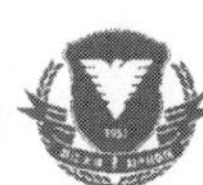

部、峡部结合处的输卵管黏膜情况。

(2) 经宫腔内输卵管开口输卵管镜(falloposcopy),又可分为两型:① 同轴型(coaxial method),主件包括输卵管镜和柔性宫腔镜,需宫腔镜显示子宫输卵管开口(UTO),在引导丝引导下插入输卵管镜,观察输卵管腔;② 线性外展导管系统(linear everting catheter system,LEC),由内、外层导管和末端可膨胀的气囊组成,通过该导管,无需宫腔镜,即可经宫颈向输卵管腔内置入输卵管镜体。

由于目前输卵管镜苍白图像的存在(发生率>7%),图像质量尚不理想,且输卵管镜需宫腔镜或导管引导,费用昂贵,技术上较难掌握,因而限制了其应用。国内目前尚无输卵管镜引进。

表 3-2-1 远端输卵管阻塞评分表

<table>
<tr><td>壶腹部</td><td colspan="2"></td><td><3cm</td><td>3.5cm</td><td>>5cm</td></tr>
<tr><td rowspan="2">远端直径</td><td colspan="2">左</td><td>1</td><td>4</td><td>6</td></tr>
<tr><td colspan="2">右</td><td>1</td><td>4</td><td>6</td></tr>
<tr><td rowspan="3">管壁
厚度</td><td colspan="2"></td><td>正常/薄</td><td>中度增厚或水肿</td><td>厚、硬</td></tr>
<tr><td colspan="2">左</td><td>1</td><td>4</td><td>6</td></tr>
<tr><td colspan="2">右</td><td>1</td><td>4</td><td>6</td></tr>
<tr><td rowspan="3">造口位置
黏膜褶皱</td><td colspan="2"></td><td>正常/褶皱>75%存在</td><td>35%～75%存在</td><td><35%存在</td></tr>
<tr><td colspan="2">左</td><td>1</td><td>4</td><td>6</td></tr>
<tr><td colspan="2">右</td><td>1</td><td>4</td><td>6</td></tr>
<tr><td rowspan="3">粘连
程度</td><td colspan="2"></td><td>无、微、轻</td><td>中</td><td>广泛</td></tr>
<tr><td colspan="2">左</td><td>1</td><td>4</td><td>6</td></tr>
<tr><td colspan="2">右</td><td>1</td><td>4</td><td>6</td></tr>
<tr><td rowspan="3">粘连
类型</td><td colspan="2"></td><td>无/疏松</td><td>中度致密</td><td>致密</td></tr>
<tr><td colspan="2">左</td><td>1</td><td>2</td><td>4</td></tr>
<tr><td colspan="2">右</td><td>1</td><td>2</td><td>4</td></tr>
<tr><td rowspan="5">手术预后
分类</td><td colspan="2"></td><td>左</td><td>右</td><td></td></tr>
<tr><td>微</td><td>0～5</td><td></td><td></td><td></td></tr>
<tr><td>轻</td><td>6～10</td><td></td><td></td><td></td></tr>
<tr><td>中</td><td>11～20</td><td></td><td></td><td></td></tr>
<tr><td>重</td><td>21～32</td><td></td><td></td><td></td></tr>
</table>

四、治 疗

(一) 治疗原则

复通输卵管,恢复输卵管拾卵功能和蠕动功能。复通无效者进行体外受精-胚胎移植

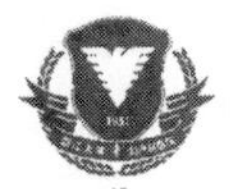

(IVF-ET)。输卵管复通有多种方法可供选择，如药物治疗、输卵管整形术或造口术、输卵管疏通术等，其治疗后的妊娠率主要取决于：① 输卵管积水的程度；② 输卵管壁的厚度及柔软度；③ 输卵管黏膜的破坏情况；④ 粘连的范围和致密度。究竟采用何种治疗方法更加适宜，应根据输卵管检查情况作出个体化选择。

（二）药物治疗

主要是输卵管药液注射，可结合中药治疗，口服或灌肠。输卵管注射药物包括抗生素、地塞米松 5mg、糜蛋白酶 4000IU、2%利多卡因 5mL、NS，药液总量 30～60mL。也可选用双氧水 20～30mL。于月经干净后 3～5d 行宫腔输卵管注药，每次间隔一周，每月 2～3 次，3 月为一疗程。注药压力 16～28kPa。药物注射过程：若阻力较大，液体无法注入，可停止注药，维持压力 5～10min，待下次月经干净后 3～5d 再次注入。注药后口服抗生素 1 周，禁性生活 2 周，禁盆浴。适用于 HSG 显示一侧或双侧输卵管不通者；不宜用于输卵管严重积水的不孕患者。若多次注射阻力大，应放弃药物注射治疗，改用其他治疗方法。

（三）手术治疗

输卵管手术修复治疗：输卵管近端阻塞可选用输卵管介入治疗、输卵管植入宫角部手术和输卵管吻合术；输卵管远端阻塞可进行粘连分离术、伞成形术和（或）造口术。

1. 输卵管近端阻塞的治疗

（1）输卵管介入治疗：最佳适应证是间质部至壶狭交界部阻塞；而输卵管积水、远端阻塞、盆腔严重粘连、结核性输卵管炎不宜行介入治疗。输卵管介入治疗的方法是在 X 线透视或 B 超影像监视下送入微导管，也可在宫腔镜下直接插管入宫角，再将导丝插入阻塞的输卵管内，遇阻力时轻轻施加压力，使导丝通过阻塞部位，达到疏通管腔的目的。目前较多采用选择性输卵管造影插管和宫腔镜下插管治疗。

（2）输卵管植入宫角部手术：适用于输卵管间质部及峡部阻塞患者，方法是借助手术放大镜或显微镜，采用精细的器械进行手术操作，切除闭塞段输卵管，将切除远端正常的输卵管种植入宫角部。

（3）输卵管吻合术：切除结扎后的疤痕组织或炎症阻塞部分，将两断端靠拢缝合达到输卵管再通。主要适用于输卵管结扎再通患者，而对输卵管炎症病人较少采用。

2. 输卵管远端阻塞的治疗

（1）输卵管修复治疗：多在腹腔镜下完成，根据输卵管远端阻塞评分采用输卵管粘连分离术、输卵管伞成形术和输卵管造口术。输卵管远端阻塞如仅有输卵管周围粘连，而输卵管内膜无炎症，行粘连松解即可恢复伞的原状；如果伞端粘连成结，则行造口术。输卵管阻塞手术修复后的妊娠率取决于阻塞输卵管的病变程度和手术方式。如输卵管破坏虽比较重，但范围未累及整个输卵管，尤其远端及其周围比较正常，复通后成功率较大；如输卵管破坏比较大、范围比较广，则成功率极低；严重的输卵管病变（如输卵管积水）手术治疗的结局往往令人失望。输卵管修复的适应证：输卵管黏膜存在≥1/2，或输卵管远端阻塞评分<10 分。手术后 3～5d 或第一次月经干净后 3～7d 行输卵管通液术。术后推荐COS+AIH。

盆腔粘连程度、粘连性质、积水输卵管的直径、输卵管内膜大体观、输卵管壁厚度是影

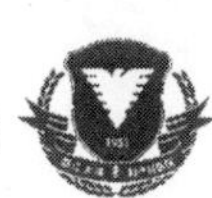

响输卵管手术后成功率的5个因素。其中输卵管管腔内膜情况和粘连程度是最重要的两个预后因素。阻塞输卵管管壁薄、输卵管内膜外观正常、粘连少、无固定粘连复通手术后效果较好;反之,如输卵管管壁厚、伞部黏膜少或无、粘连广泛固定则手术效果很差。90%妊娠发生于术后1年内,如术后2年未自然妊娠则以后再次妊娠可能性很小。因此,手术时应重视患者的年龄,结合术中具体情况,术后期待时间一般不超过1年或采用2～4个周期的促排卵和宫腔内人工授精等辅助生育措施,尽早促使妊娠。选择与上述预后因素相关的适宜病人是决定手术成功的关键,严重输卵管病变更适合行IVF-ET。

(2)输卵管切除:输卵管切除手术适应证:① 经HSG、输卵管镜和腹腔镜检查不适合做输卵管修复手术的严重的输卵管病变;② 输卵管积水不孕患者在行修复手术后未妊娠或再阻塞,不适合再做修复手术;③ 因积水多次行IVF-ET失败者。在超声下可见的积水输卵管是否都应行输卵管切除尚有争议性。

输卵管性不孕诊治流程,如图3-2-1所示。

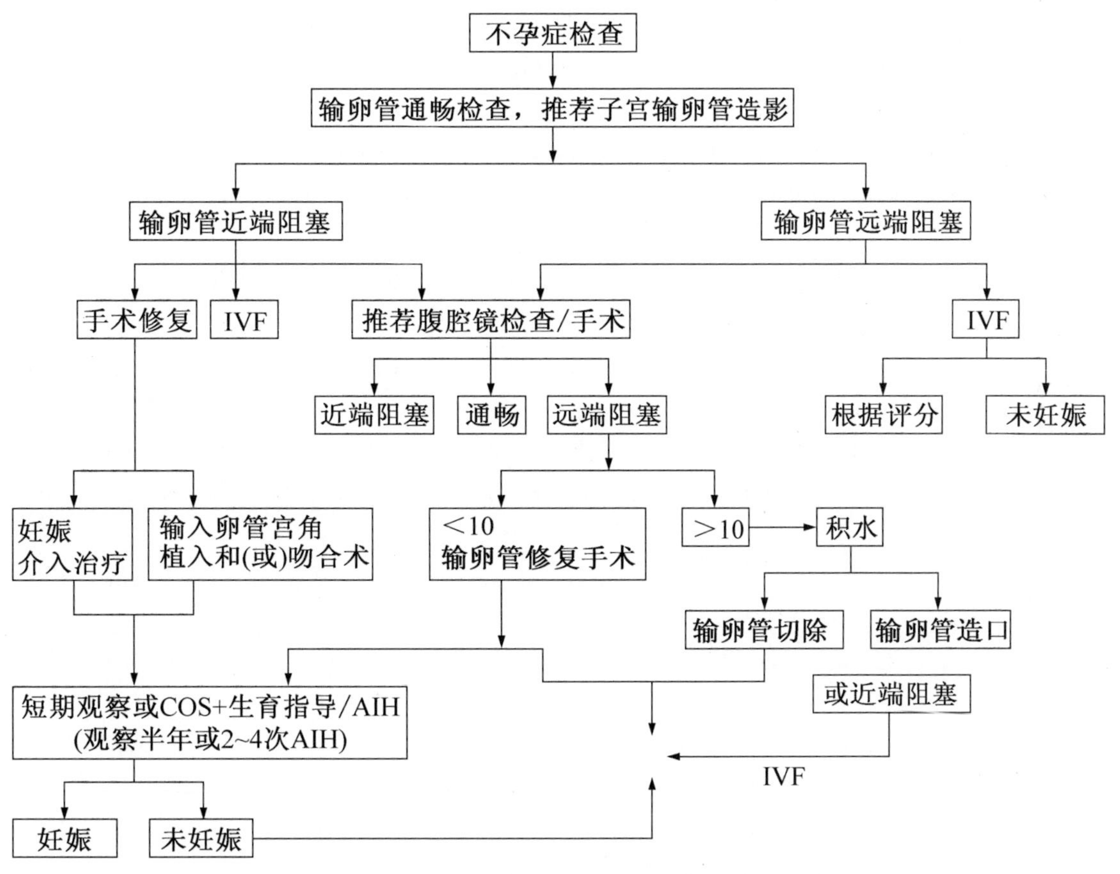

图3-2-1 输卵管性不孕诊治流程图

(四)体外受精-胚胎移植(IVF-ET)

IVF-ET克服输卵管性病变的机械性梗阻,对严重的不适宜行复通的输卵管病变患者,IVF-ET是一个有效的治疗手段。严重的输卵管病变尤其是输卵管积水不仅影响刺激周期

IVF-ET 的成功率，而且影响冻融胚胎移植的结局。对严重输卵管积水在 IVF 前推荐进行预处理。处理输卵管积水的方法包括应用药物治疗、输卵管积水液穿刺引流和输卵管积水的手术三种。以输卵管积水的手术预处理效果较肯定，手术包括输卵管切除、输卵管造口及输卵管近端阻断。在 IVF 前是否行输卵管切除应有选择性，对积水输卵管不能盲目行切除术。输卵管切除后是否影响卵巢功能尚有争议。输卵管切除时应尽可能靠近输卵管，最低限度损伤卵巢血供。鉴于积水输卵管手术切除对卵巢储备可能有潜在影响，对卵巢已有损害或卵巢储备已下降的患者，如年龄在 35 岁以上，FSH 升高、抑制素 b 下降，输卵管切除手术可能弊大于益，对这类输卵管积水患者行输卵管近端钳夹手术可能优于输卵管切除。

（高惠娟）

【参考文献】

1. Swart P, van Beurden M, Mol BWJ, et al. The accuracy of hysterosalpin-gography in the diagnosis of tubal pathology: a meta-analysis. Fertil Steril, 1995, 64(3): 486 - 491.

2. Woolcott R, Fisher S, Thomas J, et al. A randomized, prospective, controlled study of laparoscopic dye studies and selective salpingography as diagnostic tests of fallopian tube patency. Fertil Steril, 1999, 72(5): 879 - 884.

3. Papaioannou S, Afnan M, Girling AJ, et al. Diagnostic and therapeutic value of selective salpingography and tubal catheterization in an unselected infertility population. Fertil Steril, 2003, 79(3): 613 - 617.

4. Honore GM, Holden AEC, Schenken RS. Pathophysiology and management of proximal tubal blockage. Fertil Steril, 1999, 71: 785 - 795.

5. Boer-Meisel ME, Velde ER, Habbema JDF, et al. Predicting the pregnancy outcome in patient treated for hydrosalpinx: a prospective study. Fertil Steril, 1986, 45: 23 - 29.

6. Mage G, Pouly JL, Bouquet de Joliniere J, et al. A Preoperative classification to predict the intrauterine and ectopic preganacy rates after distal tubal microsurgery. Fertil Steril, 1986, 46: 807 - 810.

7. Penzias AS, Decherney AH. Is there ever a role for tubal surgery? Am J Obstet Gynecol, 1996, 174: 1218 - 1223.

8. Nackley AC, Muasher SJ. The significance of hydrosaipinx in *in vitro* fertilization. Fertil Steril, 1998, 69: 373 - 384.

9. Camus E, Poncelet C, Goffinet F, et al. Pregnancy rates after *in vitro* fertilization in cases of tubal infertility with and without hydrosalpi-nx: a meta-analysis of published comparative studies. Hum Reprod, 1999, 14: 1243 - 1249.

10. Taylor RC, Berkowitz J, McComb PF. Role of laparoscopic salpingostomy in the treatment of hydrosalpinx. Fertil Steril, 2001, 75: 594 - 600.

11. Salpingectomy for hydrosalpinx prior to *in vitro* fertilization. ASRM, Fertil Steril, 2006, 86(5): 5200 - 5201.

第四篇

计　　生

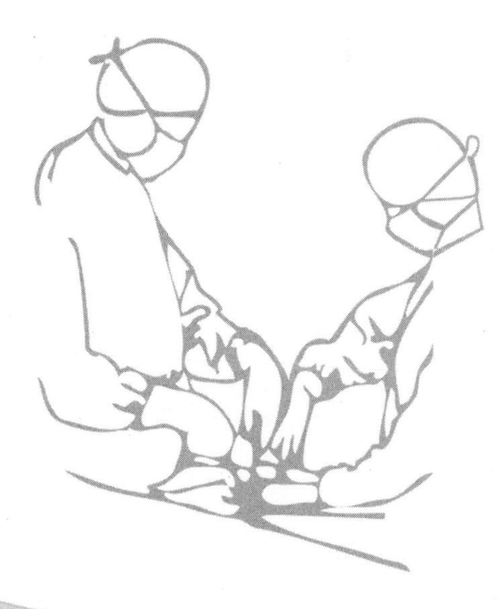

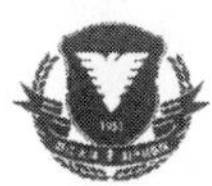

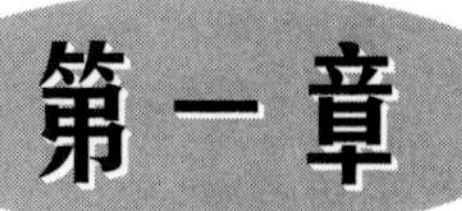

第一章 人工流产不全

一、概 述

妊娠14周以前采用负压吸引术或钳刮术终止妊娠后，阴道有持续性出血、或多量阴道出血、或阴道出血停止后又始阴道流血、或月经恢复后经量明显增多，排出物或再次刮出物为胚胎或其附属物，称为人工流产不全(incomplete induced abortion)。多与子宫过度倾屈，操作技术不熟练，多次人流手术史，绒毛蜕膜与子宫粘连，胚胎着床于子宫角部、峡部和剖宫产疤痕处，哺乳期妊娠，子宫畸形等有关。常需再次或多次清宫达到完全流产。

二、临床特征

(一) 病史特点

1. 近期有人工流产史。
2. 阴道流血：

(1) 人流后持续阴道流血达10d以上，流血量时多时少，有时见组织物排出；
(2) 术后阴道流血不多，一周内干净，但一段时间后又开始阴道流血，量多少不定；
(3) 术后无明显阴道流血，但下次月经来潮经量明显增多，经期明显延长；
以上应用抗生素和子宫收缩剂无效。

极少数人流术后无异常阴道流血和月经改变，仅在超声或宫腔镜检查发现异物，并经病理证实为妊娠残留物。

3. 阴道流血时间长、不洁流产史或不洁性生活史后，伴发热、下腹痛、腰酸、阴道分泌物臭味，应用抗生素和子宫收缩剂无明显疗效。

(二) 体 征

妇科检查子宫体略大或常大，质地软，有/无压痛，双侧附件有/无压痛，宫颈口松弛或张开，或见堵有组织物，宫颈口也可闭合。

（三）辅助检查

1. 实验室检查

(1) HCG 检测：人流术后 2 周尿 HCG 阳性，血 HCG 未降至正常水平；但血 HCG 正常并不能排除人流不全。（此为必须项目）

(2) 血常规、血凝、血型，肝、肾功能、STD 等为术前常规检查。

2. 影像学检查

(1) 超声检查（必须项目）：首选经阴道彩色多普勒超声检查，明确子宫大小、位置、形状、宫腔内膜线、宫腔和宫壁回声；宫腔残留物大小、位置及血流和频谱。人流不全宫腔内回声可呈多样化，典型表现为宫腔内不均质高/低回声团，其内可见血流信号，其相邻肌层内可见丰富血流信号，并显示类滋养层周围的低阻力型血流频谱。若合并子宫畸形如纵隔子宫、双角子宫等可选择三维 B 超检查。

(2) 盆腔 X 线摄片或 CT 检查：不作为常规检查，怀疑胎骨残留或合并宫内节育器残留、异位、嵌顿时应检查此项目。

（四）其他检查

(1) 宫腔镜检查：主要适用多次清宫不全、人流后时间长、残留组织机化粘连、残留物位于宫角部或合并纵隔子宫等畸形者，可定位组织物和（或）直视下清除残留物。

(2) 腹腔镜检查：非常规检查，对极少数残角子宫妊娠、宫角妊娠或人流不全不能排除子宫穿孔者，选择腹腔镜检查明确诊断，并可在监视下清宫和做子宫穿孔修补术等。

(3) 组织学检查（必须项目）：是人流不全的确诊方法，排出物或刮出物均需送病理检查，若见到绒毛或胚胎组织可确诊。

三、诊断要点

(1) 人流术后阴道持续或间断出血，时间＞10d，大量出血时，时间不一定，有时可排出组织物，用宫缩剂和抗生素无效。

(2) 可伴有发热、下腹坠痛、腰酸。

(3) 子宫体增大、质软，宫颈口松弛或组织物堵塞。

(4) 人流后 2 周尿 HCG 阳性，血 HCG 未降至正常水平。

(5) 超声检查提示子宫腔内组织物残留。

(6) 宫腔镜检查见子宫腔内组织物残留。

(7) 清宫术后组织物病理检查有绒毛或胚胎组织。

四、治疗原则和方案

（一）治疗原则

根据人流术后阴道出血多少、时间长短，有无合并感染和子宫畸形等采取相应措施，人

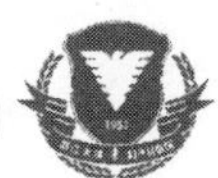

流不全常需再次或多次清宫达到完全流产，推荐非急诊清宫前药物预处理。

（二）药物治疗

推荐术前用药物预处理，可明显降低手术难度、减少手术并发症和提高再次清宫成功率。

（1）术前1～2h，米索前列醇400～600μg舌下含服。

（2）米非司酮片25mg bid，首剂加倍（共150mg）＋米索前列醇400～600μg，舌下含服。

（3）米非司酮片75mg bid×1d＋米索前列醇400～600μg，舌下含服。

（4）米非司酮片150mg 顿服＋米索前列醇400～600μg，舌下含服。

（5）给予抗生素2～3d。

（三）手术治疗

（1）人流术后出血明显多于月经量，按急诊处理，应立即清宫术（推荐在B超监视下），术前建立静脉通路，根据失血量补液，必要时输血。术中可以宫颈和（或）静脉给予催产素10～30IU，术后根据子宫复旧情况，给予催产素或米索前列醇。术后应用抗生素。

（2）人流术后出血多又伴感染者，在静脉应用广谱抗生素的同时，用卵圆钳将宫腔内大块组织物轻轻钳夹出，切忌搔刮宫腔。出血减少后继续应用抗生素（＞3d），控制感染后再行全面清宫。若感染严重，合并感染性休克，积极抗休克治疗（按感染性休克处理），病情稳定后再彻底清宫。

感染严重或合并盆腔脓肿形成者，在应用静脉广谱抗生素的同时，手术引流脓肿或经阴道B超引导下脓肿穿刺引流，局部可选用抗生素或0.5%PVP碘液反复冲洗脓腔。对严重子宫感染、子宫溃疡、子宫穿孔，经充分抗炎、缩宫、补液、输血等综合治疗后，病情不能控制者，考虑子宫切除术。

（3）人流术后出血不多，出血时间不长（＜14d），行B超监视下清宫术。

（4）阴道流血少，流血时间长（＞1月），推荐用宫腔镜检查，定位组织物后钳刮术。

（5）宫腔镜电切除术：对人流术后时间长（＞2月以上）、残留组织物机化粘连、子宫腔有粘连、子宫纵隔畸形、黏膜下肌瘤、宫内节育器嵌顿等，可选择宫腔镜检查＋宫腔镜下电切除术，同时处理宫腔病变。手术前准备和术后处理同宫腔镜手术。

（6）对人流不全合并子宫穿孔，手术中大量出血，特别是腹腔内出血，致血液动力学不稳定和（或）同时合并膀胱、肠管、大网膜血管损伤，推荐急诊处理，输液、输血等的同时做剖腹探查手术，术中与相关科医生一起治疗和修复损伤脏器，直视或徒手引导下清宫，术后加强抗炎和缩宫等治疗。

手术中出血不多，无腹腔内出血证据，血液动力学稳定，穿孔较大（吸管）和（或）怀疑合并大网膜、输卵管嵌顿，推荐腹腔镜检查，明确穿孔部位、大小和邻近脏器损伤是否后，腹腔镜监视下清宫术，清宫术毕予子宫穿孔部位修补术。若腹腔镜下修复有困难，及时中转经腹手术。

手术中探针穿孔，出血不多，无腹腔内出血证据，无膀胱和肠道损伤证据，血液动力学稳定，在充分做好进腹手术准备的条件下，可选择在B超引导和监视下，请经验丰富的高年资医生再做清宫手术，一般不应轻易再行常规清宫手术，以免加重子宫损伤和增加并发症。

（7）多次刮宫或术中宫腔粗糙感明显或宫腔电切割术后，推荐选用（雌孕激素序贯）人工周期治疗，加强抗炎治疗，以利子宫内膜修复和减少宫腔粘连发生。

（8）所有宫腔清除组织物均应送病理检查，以明确诊断。

五、术后随访

一般清宫术后休息 2 周左右，2 周后门诊复查，包括详细妇科检查、血 HCG，必要时 B 超检查。月经恢复后再复查一次。一般建议半年后考虑再妊娠。

六、预 防

（1）提高人流术者操作水平。

（2）充分认识、掌握高危人流手术的处理。

（3）手术中查清楚子宫位置，对过度前倾屈者可适当充盈膀胱，过度后倾屈者牵拉宫颈等予适当纠正。

（4）手术结束前，仔细检查子宫腔四周、宫角和宫底部。

（5）吸出物常规仔细检查，明确胚胎和附属物是否完整并与停经月份相符合。

（6）推荐 B 超引导和监视下人流术。

（7）推荐术前药物预处理。

（潘永苗 黄丽丽）

【参考文献】

1. 中华医学会编著. 临床诊疗指南（计划生育分册）. 北京：人民卫生出版社，2005.

2. Gemzell DK, Fiala C, Weeks A. Misoprostol: first-line therapy for incomplete miscarriage in the developing world. BJOG, 2007, 114: 1337－1339.

3. Blum J, Winikoff B, Gemzell DK, et al. Treatment of incomplete abortion and miscarriage with misoprostol. Int J Gynecol Obstet, 2007, 99: 186－189.

4. Weeks A, Alia G, Blum J, et al. A randomized trial of misoprostol compared with manual vacuum aspiration for incomplete abortion. Obstet Gynecol, 2005, 106: 540－547.

5. Westendorp IC, Ankum WM, Mol BW, et al. Prevalence of asherman's syndrome after secondary removal of placental remnants or a repeat curettage for incomplete abortion. Hum Repod, 1998, 13: 3347－3350.

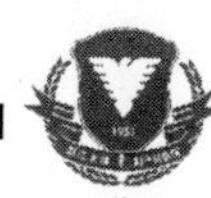

第二章

药物流产异常出血

一、概 述

以米非司酮配伍前列腺素类药物用于抗早孕的方法在全世界范围内得到了广泛的应用，是一种安全、有效的非手术终止妊娠的方法，获得了很好的临床效果。

药物流产出血天数存在极大的个体差异。阴道流血的最短时间为1～2d，极个别超过60d。国内有几个多中心几千例或万例以上的临床试验研究结果显示：早孕药物流产平均阴道出血（包括点滴状出血）时间为(13.9±8.3)d、(14.1±8.5)d、(15±9.15)d、(15±10)d不等。药物流产出血量多于月经量者约占25％～30％，有极少数妇女（不超过1％）发生大出血、继发性贫血和失血性休克。WHO的调查显示：药流后阴道出血时间过长和失血量过多仍是药流的主要缺点，且临床上至今未得到很好解决。

药物流产异常出血包括阴道出血时间延长和阴道出血量过多，甚至发生失血性休克。

出血时间延长——一般认为药物流产后阴道流血超过15d。

阴道出血量过多——药物流产阴道出血量短时间内≥月经量。

二、药物流产异常出血的原因

药流后阴道出血时间延长原因包括（以前4种原因居多）：

(1) 妊娠蜕膜或滋养叶组织残留。

(2) 凝血块在宫腔积存。

(3) 宫腔内感染或残留组织感染。

(4) 子宫收缩或复旧不良。

(5) 凝血功能障碍（药物流产前未查出）。

(6) 个体差异（年龄、孕次、产次、剖宫产史、子宫位置异常，如子宫强度后倾或后倾前屈位畸形子宫等）。

(7) 宫颈妊娠、子宫峡部妊娠药流前误诊。

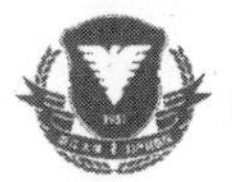

三、临床特征

(一) 病史特点

(1) 育龄期女性。
(2) 近期有药物流产史。

(二) 症 状

(1) 阴道流血时间延长：药物流产后阴道流血超过15d。
(2) 阴道流血量过多：药物流产阴道流血量短时间内≥月经量。
(3) 头晕,畏寒发热,胸闷心悸,腹痛腹胀,肛门坠胀等。

(三) 体 征

(1) 一般情况：可有精神软,贫血貌,体温升高,下腹部压痛。
(2) 妇科检查：外阴可有血迹,阴道内血液或血性分泌物,宫颈口松弛,有或无举痛,子宫体略大或正常大,质地软,有或无压痛,双侧附件有或无压痛。

四、辅助检查

(一) 实验室检查

(1) 血常规：血红蛋白下降,红细胞压积降低,白细胞可上升(也可正常)。
(2) 血HCG：血HCG下降缓慢或下降不明显(也可正常)。
(3) 尿HCG：阳性(也可阴性)。

(二) 影像学检查——B超检查(必须项目)

(1) 宫腔内见妊娠囊或不均质强回声,可有血流。
(2) 宫腔内未见妊娠物,妊娠囊着床于宫颈管或剖宫产切口疤痕处,考虑着床位置异常。

五、诊 断

育龄期女性近期有药物流产史,流产后阴道流血超过15d或阴道流血量短时间内≥200mL,可伴有头晕、畏寒发热、胸闷心悸、腹痛腹胀和肛门坠胀不适。体检：可有精神软、贫血貌、体温升高、下腹部压痛。外阴可有血迹,阴道内血液或血性分泌物,宫颈口松弛,有或无举痛,子宫体略大或正常大,质地软,有或无压痛,双侧附件有或无压痛。血红蛋白下降,血HCG下降缓慢或下降不明显。B超检查宫腔内见妊娠囊或不均质强回声。

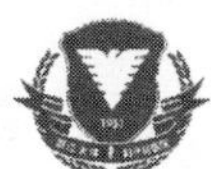

六、治 疗

治疗原则(刮出物常规做病理组织学检查)。

(一) 阴道流血时间延长者

(1) B超检查宫腔内不均质强回声＜1cm,充分知情情况下给予宫缩剂、抗生素、雌孕激素、中药等治疗,转经后复查B超。

(2) B超检查宫腔内不均质强回声＞1cm,应行刮宫术,术前术后给予抗生素和子宫收缩剂治疗。

(3) B超检查宫腔无残留,给予抗生素、止血剂和子宫收缩剂。

(4) 有贫血者纠正贫血。

(二) 阴道出血量过多者

(1) 需B超检查后(排除胚囊着床位置异常)及时采用刮宫术。

(2) 必要时在静脉输液条件下,抗休克急救治疗后行刮宫术。

(3) 刮宫术后予抗生素及子宫收缩剂治疗。

(三) 大出血、失血性休克者(处理原则是急救)

(1) 输血、扩容(补液、血浆、代血浆等),根据失血量多少决定输血量。

(2) 在输血补液条件下,迅速采取刮宫术。

(3) 刮宫术同时可给予子宫收缩剂,术后也应继续肌注子宫收缩剂2～3d。

(4) 对在输血扩容一定量后血压仍偏低处于休克状态者,应积极进行抗休克急救治疗。

(5) 吸氧。

(6) 应用抗生素治疗感染及控制炎症扩散或预防感染。

(7) 术后必要时纠正贫血治疗。

(四) 宫颈妊娠、子宫下段妊娠、剖宫产疤痕处妊娠者

(1) 如果阴道流血过多立即予碘仿纱条填塞宫腔,可选用子宫动脉栓塞术。

(2) 经上述处理仍有大出血者,行双侧髂内动脉结扎术或全子宫切除术。

七、预后与随访

(1) 予宫缩剂、抗生素、雌孕激素、中药等保守治疗者,转经后复查B超。如期间阴道流血达到或多于月经量,需刮宫术。

(2) 予刮宫者术后2周复查B超,转经后再次复查。

(3) 药物流产异常出血常见并发症为贫血、继发感染,经过药物、手术等积极处理后多不会发生严重的并发症及后遗症。据现有国内外文献报道,均公认现有药物流产方法是安

全的。研究表明,药物流产次数与孕期并发症的发生无明显相关。但药物流产者孕产期并发症,如胎盘粘连、产后出血、先兆流产、早产的发生率比无流产组明显增高。药物流产异常出血所引起的宫腔粘连以及盆腔炎症会影响今后的生育,但目前尚未有前瞻性资料报道对今后生育的确切影响。

（韦浪花　黄丽丽）

【参考文献】

1. Helena Honkanen, Gilda Piaggio, Helena von Hertzen, et al. WHO multinational study of three misoprostol regimens after mifepristone for early medical abortion. Ⅱ: Side effects and women's perception. Int J Gynecol Obstet, 2004, 111: 715－725.

2. 桑国卫,贺昌海,邵庆翔,等. 米非司酮配伍前列腺素终止早孕17523例的大规模引入性研究. 中国临床药学杂志, 1999, 15: 323.

3. Ulmann A, Silvester L, Chemama L, et al. Medical termination of early pregnancy with mifepristone folled by a prostaglandin analogue: study in 16396 women. Acta Obstet Gynecol Scan, 1991, 91: 278.

4. 韩向阳,孙敬霞,韩燕燕. 药物流产并发症的种类处理和预防,中国实用妇科与产科杂志, 2000, 16: 590－592.

5. 桑国卫,邵庆翔,乌毓明,等. 不同剂量米非司酮配伍卡孕栓终止早孕的Ⅲ期临床试验. 中华医学杂志, 1996, 76: 325.

6. 夏妮娜. 米非司酮配伍前列醇终止早孕对再次妊娠并发症的影响. 实用妇产科杂志, 1999, 15: 271.

第五篇

新生儿科

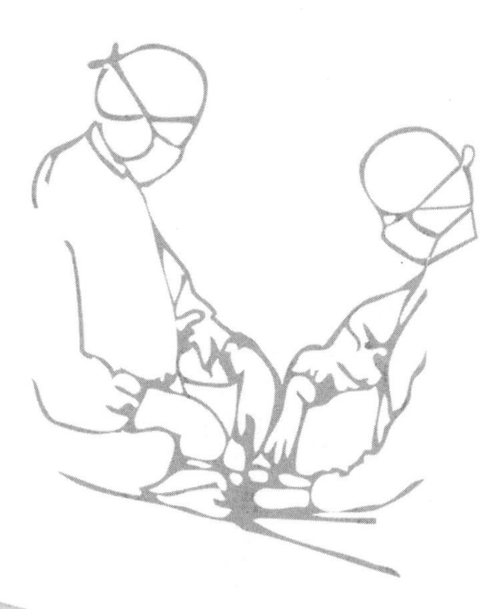

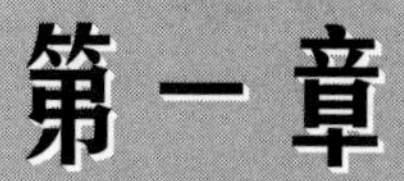

第一章

新生儿低血糖

一、概 述

新生儿低血糖症是新生儿期常见问题，多发生于早产儿/低体重儿、小于胎龄儿/大于胎龄儿、糖尿病母亲婴儿及新生儿窒息、呼吸窘迫、感染等。低血糖持续或反复惊厥发作可引起严重的中枢神经损伤，使脑细胞能量代谢障碍、脑细胞肿胀、软化、坏死，可导致智力低下、脑瘫等神经系统后遗症。重视高危新生儿低血糖的预防，加强血糖监测及诊治，能有效预防或降低脑损害风险。

二、临床特征

(1) 大多数低血糖新生儿无临床症状(比症状性低血糖多10～20倍)。

(2) 症状为非特异性，包括嗜睡、反应淡漠、苍白、多汗、哭声异常、呼吸暂停、激惹、颤抖、眼球震颤、肌张力异常和惊厥等。补葡萄糖后上述症状消失。

三、辅助检查

(一) 实验室检查

(1) 全血葡萄糖测定值降低。

(2) 检查血气分析、血电解质、红细胞压积、超敏CRP等，以排除其他疾病。

(二) 影像学检查

必要时头颅B超、CT、脑电图等检查，排除颅内病变。

四、诊 断

(一) 对低血糖高危新生儿常规血糖筛查是发现和诊断低血糖的主要方法

(1) 所有入NICU的高危新生儿应在生后1～2h常规血糖筛查1次。

(2) 糖尿病(或糖耐量异常)母亲其婴儿应测血糖 q1h×3 次,其他低血糖高危新生儿应测血糖 q3h×2 次。

(3) 新生儿住院期间若奶量不足 100mL/(kg·d)且接受静脉补液,应酌情 q8h 或 q12h 测血糖。当奶量≥100mL/(kg·d),且血糖监测 q12h 连续 2d≥2.6mmol/L,一般情况稳定,可停止常规血糖监测。

(二) 出现上述非特异性症状和体征时随时测血糖

(三) 不论胎龄和出生后天龄,低血糖诊断标准一律定为<2.6mmol/L(45mg/dL)

五、治　疗

(一) 治疗原则

(1) 应尽快纠正低血糖。

(2) 监测血糖 q1h,直至血糖连续 2 次≥2.6mmol/L。

(3) 查找和纠正低血糖原因,根据血糖调整输葡萄糖浓度和速度。

(4) 症状性低血糖时必须禁食,无症状性低血糖时鼓励尽早喂养。

(二) 药物治疗

1. 血糖<1.8mmol/L 时的治疗原则

(1) 立即建立静脉通路,给予 10%GS 2mL/kg 静推。若无法迅速建立静脉通路,先经胃管喂养 10%GS 2mL/kg,即用,然后尽快建立静脉通路。

(2) 维持静脉补液,开始时输糖量至少 4～8mg/(kg·min)。

(3) 开始静脉补糖或临时推注 10%GS 后 30min,应加测血糖一次。

① 若血糖仍然<1.8mmol/L,重复 10%GS 2mL/kg 静推,继续维持补液,酌情增加输糖量 8～10mg/(kg·min),30min 后再测血糖。

② 若血糖 1.8～2.6mmol/L,继续静脉补液,酌情增加输糖量。可加强喂养。测血糖 q1h 直到血糖连续 2 次≥2.6mmol/L。

(4) 一旦血糖连续 2 次≥2.6mmol/L,改测血糖 q8h。若连续 3 次(24h)血糖正常,按血糖恢复正常后的要求测血糖(见后)。

2. 血糖<2.6mmol/L,但≥1.8mmol/L 时的治疗原则

(1) 加强喂养(乳母或配方奶)。

(2) 若静脉补液,酌情增加输糖量。

(3) 测血糖 q1h:

① 若血糖<1.8mmol/L,按血糖<1.8mmol/L 处理,立即静脉补葡萄糖(见上)。

② 若血糖仍然<2.6mmol/L,但≥1.8mmol/L,加强喂养或酌情增加输糖量。若在 2h 内未恢复正常,必须静脉补葡萄糖或增加糖量。

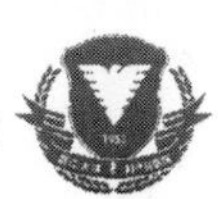

③ 若血糖连续2次≥2.6mmol/L，改测血糖q8h。若测血糖q8h至少3次(24h)正常，可改测血糖q12h。

3. 血糖恢复正常后的血糖监测

(1) 若新生儿奶量不足100mL/(kg·d)且接受静脉补液，必须测血糖q12h。

(2) 若新生儿奶量≥100mL/(kg·d)，且血糖监测q12h连续2d≥2.6mmol/L，且一般情况稳定，可停止常规血糖监测。

4. 顽固性低血糖的处理

正常新生儿在提供4～6mg/(kg·min)葡萄糖的情况下可满足代谢需要(相当于供奶4mL/kg q1h或8mL/kg q2h或12mL/kg q3h，或10%GS 3mL/(kg·h)，或以上两者结合。糖尿病母亲其婴儿常需糖6～8mg/(kg·min)。内分泌功能异常时，需糖量常>8mg/(kg·min)。因此，若新生儿存在顽固性低血糖(又称持续性低血糖和严重反复发作型低血糖)，即需糖量持续>8mg/(kg·min)，甚至>12mg/(kg·min)，应考虑内分泌功能异常。

(1) 查血胰岛素、胰高血糖素、皮质醇、生长激素、酮体等。

(2) 采用中心导管，提高葡萄糖浓度或加快补糖速度至16～20mg/(kg·min)。

(3) 静滴氢化考的松5～10mg/(kg·d)。

(4) 若婴儿能耐受喂养，应继续喂养。

(5) 儿童内分泌科会诊。

(吴明远)

【参考文献】

1. World Health Organisation. Hypoglycaemia of the newborn. Review of the literature. WHO/CHD/97. 1, available at http://www.who.int. 1997. Geneva, World Health Organisation.

2. Fetus and Newborn Committee, Canadian Paediatric Society (CPS). Screening guidelines for newborns at risk for low blood glucose. Paediatrics & Child Health, 2004, 9(10): 723-729.

3. Aynsley-Green A, Hussain K, Hall J, et al. Practical management of hyperinsulinism in infancy. Arch Dis Child Fetal Neonatal Ed, 2000, 82(2): F98-F107.

4. Brand PLP. What is the normal range of blood glucose concentration in healthy term newborns? Arch Dis Child Fetal Neonatal Ed, 2004, 89(4): F375-F375.

5. World Health Organization. Managing newborn problems: A guide for doctors, nurses, and midwives. Geneva: WHO, 2003.

6. Brand PLP, Molenaar NLD, Kaaijk C, et al. Neurodevelopmental outcome of hypoglycaemia in healthy, large for gestational age, term newborns. Arch Dis Child, 2005, 90(1): 78-81.

7. Cornblath M, Ichord R. Hypoglycemia in the neonate. Semin Perinatol, 2001, 24: 136-149.

8. Tyrrell VJ, Ambler GR, Yeow W-H, et al. Ten years' experience of persistent hyperinsulinaemic hypoglycaemia of infancy. J Paediatr Child Health, 2001, 37: 483-488.

第二章

新生儿呼吸窘迫综合征

一、概　述

新生儿呼吸窘迫综合征(neonatal respiratory distress syndrome,NRDS)是指肺泡表面活性物质产生/释放缺乏或不足,导致进行性呼吸窘迫。主要发生在早产儿,临床以进行性呼吸困难为主要表现,病理以出现嗜伊红透明膜和肺不张为特征,故又名肺透明膜病(hyaline membrane disease,HMD)。

二、临床特征

(一)症　状

(1)呼吸窘迫症状可在生后立即出现,在生后6h内逐渐加重,最迟在12h内出现症状。临床症状一般在生后48h左右最为严重,但也有少部分在生后12h内最严重。

(2)生后早期可见尿量减少,伴周围性水肿,约生后48h开始尿量增加,临床症状改善。

(3)呼吸暂停一般为呼吸衰竭晚期表现,若在生后6h内发生,需考虑感染可能。

(二)体　征

(1)气促、吸气性凹陷、呼气性呻吟、鼻翼扇动、氧需要量增加。

(2)若未及时对症处理,可出现青紫,甚至苍白、肌张力降低等。

(3)由于呼吸窘迫及吞咽障碍,生后早期可见咽部分泌物或口吐白沫。

(4)两肺呼吸音降低,吸气时可闻及细湿啰音。

(三)其　他

(1)患婴多为胎龄不足35周的早产儿,发病率随胎龄降低而增高,但近足月早产儿和足月新生儿也可能发病。

(2)男性婴儿、剖宫产、围生期窒息、多胎、母亲糖尿病以及产前未使用糖皮质激素等为RDS高危因素。

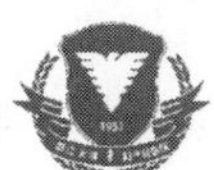

三、辅助检查

(一) 实验室检查

(1) 血气分析显示 pH、PaO_2 降低，$PaCO_2$ 升高，碱缺失增加。
(2) 咽或气管吸出液磷脂酰甘油(PG)测定阴性，胃液泡沫试验阴性。

(二) 影像学检查

肺容量缩小，两肺充气不足致透亮度降低，内有弥漫性网状细小颗粒样阴影和支气管充气征。严重者全肺一致性密度增高使心影及膈显示不清，称“白肺”。但影像学表现有时与临床 RDS 严重度不一定成正比。

四、诊　断

(1) 新生儿尤其早产儿出生后出现进行性呼吸困难症状，两肺呼吸音降低。
(2) 血气分析显示低氧血症及高碳酸血症。
(3) 胸片有上述 RDS 特征。
(4) 需鉴别疾病：包括先天性肺炎、湿肺、气胸、膈疝等。口咽部有大量分泌物时应排除食道闭锁/食道气管瘘。

五、治　疗

(一) 治疗原则

(1) 加强基础护理及生命体征监护，维持正常体温(维持腋温 36.1～37℃)和腹壁皮温 36～36.5℃。相对湿度应为 60%～80%。保持正确体位并在必要时吸引气道分泌物以保持呼吸道通畅。
(2) 肺表面活性物质替代疗法(见下)并提供恰当的呼吸支持。
(3) 提供恰当的营养支持。早期提供静脉内营养，病情稳定后尽早开始肠内营养，逐渐过渡至完全肠内营养。加强感染预防和治疗，防治并发症发生。
(4) 若血压降低伴组织灌流不良，应积极治疗。若有条件，可采用 Doppler 超声检查体循环血流动力学，有利于判断低血压原因及指导治疗。

(二) 药物治疗

1. 肺表面活性物质(PS)替代治疗

患有 RDS 或存在 RDS 高危因素时，只要条件允许，建议常规使用 PS，可有效降低新生儿死亡率和气漏发生率。不论预防用药或治疗用药，推荐剂量为一次量 100～200mg/kg。

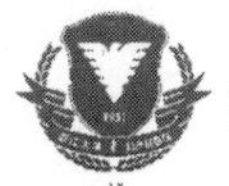

(1) 预防性用药：对所有胎龄不足27周的超未成熟儿，应常规在出生后15min内预防性应用PS。对胎龄27周及以上，但不足30周(即27、28、29周)的早产儿，若存在以下高危因素1～2项以上，应考虑预防性使用PS：① 围产期窒息，尤其在产房内需要气管插管者；② 母亲产前未使用糖皮质激素；③ 男婴；④ 剖宫产；⑤ 双胎或多胎；⑥ 母亲糖尿病。

(2) 治疗性用药：若事先未曾使用PS的早产儿(不考虑胎龄)出现需氧量增加，或出生后进行性呼吸困难，考虑为RDS者，应早期治疗性应用PS。所有需要辅助通气的RDS患儿均应早期治疗性用药。

(3) 再次用药：若RDS症状继续加重，如持续氧依赖或需要使用人工呼吸机，或CPAP(PEEP至少6cmH_2O)或呼吸机支持(MAP＞7cmH_2O)情况下需氧浓度＞30%～50%，应考虑再次使用PS，以降低气胸发生率并可能降低死亡率。

再次用药的总次数一般≤3次，总剂量一般≤600mg/kg。给药时限一般在出生后72h内。给药间隔时间一般为前次给药后4～6h，最早可提前至2h。

(4) 用药后拔管问题：若婴儿其他情况稳定，应在使用PS后立即或尽早拔管，以尽量缩短人工通气时间。

2. 抗生素治疗

对RDS早产儿应考虑存在感染的可能性，必要时作血培养，根据婴儿围产期具体情况预防性使用抗生素。使用抗生素48～72h后视情况决定是否停药。

3. 液体和营养管理

(1) 首日液体量一般应为70～80mL/(kg·d)，保温箱内湿度维持于60%～80%以上。

(2) 对各天龄患儿液体及电解质补充应个体化，使婴儿每天保持生理性体重下降2.5%～4%(总体重下降不超过15%)，避免按固定模式补液。

(3) 开始几天应限制钠摄入，排尿后补钠，同时密切监测液体平衡和血电解质水平。

(4) 应早期静脉内营养，补充蛋白质、热量以及脂肪，有利于提高存活率。

(5) RDS病情稳定后早期微量喂养，可缩短住院时间。

4. 扩容剂及血管活性物质的使用

(1) 低血压时首选以10mL/kg NS扩容，以排除低血容量。

(2) 若扩容剂无法提高血压，使用多巴胺(dopamine)2～20μg/(kg·min)。

(3) 若使用最大剂量多巴胺后仍无法提高血压，加用多巴酚丁胺(dobutamine)5～10μg/(kg·min)或肾上腺素(epinephrine)0.01～1μg/(kg·min)。

(4) 对于采用常规疗法失败的顽固性低血压，应使用氢化考的松(hydrocortisone)1mg/kg q8h。

5. 消炎痛治疗动脉导管未闭问题

(1) 预防性应用消炎痛可降低PDA和严重IVH发生率，但长期预后并无差异，故尚不能作为治疗常规进行推荐。

(2) 通过对临床症状及心超结果的评价，决定个体化的PDA治疗方案(预防性用药或者治疗性用药或者手术结扎)。消炎痛和布洛芬治疗PDA同样有效，可根据当地情况选择。

(三) 氧疗指南

(1) 对于接受氧疗的早产儿，氧饱和度不得超过95%，有利于降低ROP和BPD的

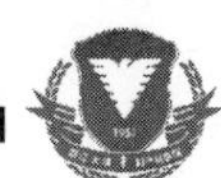

发生。

(2) 使用PS后应尽快降低FIO_2，以避免高氧血症发生，因后者可能与Ⅰ度和Ⅱ度IVH有关。

(3) 肌注维生素A(但需要每周注射3次，持续4周)，有利于减少BPD。本科目前建议早产儿RDS时，出生后可尽早经口给伊可新500U/d。

(四) CPAP指南

(1) 对于所有存在RDS危险的早产儿，如胎龄<30周而无需机械通气的早产儿，均可在开始时常规使用CPAP，然后根据临床状况决定进一步处理。

(2) 对于RDS病人，应首选CPAP＋早期治疗性应用PS，以降低机械通气概率。

(3) 对于刚拔管后使用NCPAP的早产儿，PEEP压力设定至少为6cmH_2O，可减少再次插管概率。

(五) 机械通气策略

(1) 若婴儿存在呼吸衰竭，使用机械通气可提高生存率。

(2) 所有机械通气模式均可导致肺损伤，因此，应在病人状况允许情况下，尽早撤离机械通气，尽可能缩短机械通气时间。

(3) 应避免低碳酸血症的发生，因低碳酸血症与BPD和PVL的发生有关。

(4) 建议在拔管后改用NCPAP，可减少再次插管的概率。

(吴明远)

【参考文献】

1. American Academy of Pediatrics/American College of Obstetrics and Gynecology. Guidelines for Perinatal Care. 5th ed. Washington: American Academy of Pediatrics, 2002.

2. Askie LM, Henderson-Smart DJ, Irwig L, et al. Oxygen-saturation targets and outcomes in extremely preterm infants. N Engl J Med,2003,349(10): 959－967.

3. Attar MA, Donn SM. Mechanisms of ventilator-induced lung injury in premature infants. Semin Neonatol,2002,7(5): 353－360.

4. Bell EF, Acarregui MJ. Restricted versus liberal water intake for preventing morbidity and mortality in preterm infants. Cochrane Database Syst Rev,2001,(3): CD000503.

5. Ho JJ, Henderson-Smart DJ, Davis PG. Early versus delayed initiation of continuous distending pressure for respiratory distress syndrome in preterm infants. Cochrane Database Syst Rev,2002,(2): CD002975.

6. Kamlin CO, O'Donnell CP, Davis PG, et al. Oxygen saturation in healthy infants immediately after birth. J Pediatr,2006,148(5): 585－589.

7. Kattwinkel J, Bloom BT, Delmore P, et al. High-versus low-threshold surfactant retreatment for neonatal respi-ratorydistress syndrome. Pediatrics,2000,106: 282－288.

8. Kennedy KA, Tyson JE, Chamnanvanikij S. Early versus delayed initiation of progressive enteral feedings for parenterally fed low birth weight or preterm infants. Cochrane

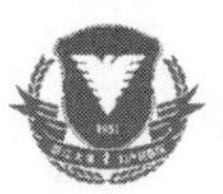

Database Syst Rev, 2000, (2): CD001970.

9. Knight DB. The treatment of patent ductus arteriosus in preterm infants. A review and overview of randomized trials. Semin Neonatol, 2001, 6(1): 63 - 73.

10. Osborn DA, Evans N. Early volume expansion for pre-vention of morbidity and mortality in very preterm infants. Cochrane Database Syst Rev, 2004, (2): CD002055.

11. Sandri F, Ancora G, Lanzoni A, et al. Prophylactic nasal continuous positive airways pressure in newborns of 28—31 weeks gestation: multicentre randomised controlled clinical trial. Arch Dis Child Fetal Neonatal Ed, 2004, 89(5): F394 - 398.

12. Soll RF. Multiple versus single dose natural surfactant extract for severe neonatal respiratory distress syn-drome. Cochrane Database Syst Rev, 2000, (2): CD000141.

13. Soll RF. Prophylactic natural surfactant extract for pre-venting morbidity and mortality in preterm infants. Cochrane Database Syst Rev, 2000, (2): CD000511.

14. Subramaniam P, Henderson-Smart DJ, Davis PG. Pro-phylactic nasal continuous positive airways pressure for preventing morbidity and mortality in very preterm infants. Cochrane Database Syst Rev, 2005, (2): CD001243.

15. Sweet D, Bevilacqua G, Carnielli V, et al. European consensus guidelines on the management of neonatal respiratory distress syndrome. J Peinat Med, 2007, 35: 175 - 186.

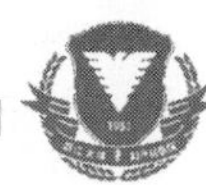

第三章

早产儿慢性肺疾病

一、概 述

由新生儿期呼吸系统疾病导致慢性肺部病变，临床表现为慢性氧依赖的状况，称为慢性肺疾病（chronic lung disease，CLD），又称支气管肺发育不良（bronchopulmonary dysplasia，BPD）。经典的BPD最常发生于机械通气的早产儿[1]，但近年来随着肺表面活性物质（PS）和通气策略的改进，无机械通气史的早产儿CLD逐渐增多。CLD是导致早产儿发病率和死亡率增高以及住院时间延长的重要原因。

二、临床特征

（一）症 状

气促、呼吸困难。

（二）体 征

发绀、三凹征、肺部干湿啰音。

三、辅助检查

（一）实验室检查

血气分析示低氧血症及高碳酸血症。

（二）影像学检查

肺部X线可表现为肺过度充气和肺纹理轮廓模糊，偶见小泡状影；轻型病变X线常无明显改变，或仅见磨玻璃状改变。[2]

四、诊断标准

目前尚无统一标准，以下标准供参考：

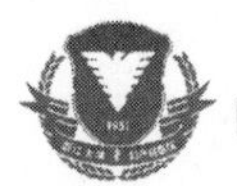

(1) 患儿氧依赖持续至出生后28d以上。

(2) 氧依赖在胎龄<32周的患儿持续至矫正胎龄(PMA)36周,≥32周的患儿持续至出生后56d[3~5]。

分度[3~5]:

轻度:依赖氧浓度21%。

中度:依赖氧浓度22%~29%。

重度:依赖氧浓度≥30%或持续气道正压通气或机械辅助通气。

五、治 疗

(一) 治疗原则

慢性肺疾病目前尚无特异治疗方法,以支持治疗为主,包括各种形式的呼吸支持治疗、提供良好的基础护理和充足的营养、各种并发症的预防和治疗,必要时给予激素、利尿剂、支气管扩张剂等治疗。

(二) 药物治疗

1. 肾上腺皮质激素治疗

皮质激素具有抗炎,减轻肺水肿,扩张支气管,激活β-肾上腺素受体,促进肺表面活性物质合成,促进动脉导管关闭[6]。但其使用指征仍存在争议。综合最新随机对照试验结果[7,8],推荐如表5-3-1所示激素治疗方案。

表5-3-1 CLD推荐治疗方案

	推 荐	评 论
目标人群	机械辅助通气的超低出生体重儿,尤其是生后10~14d仍需CPAP支持或氧依赖者	疗效胜于风险;治疗需个体化
时间	中早期激素治疗(生后10~14d)	早期:不利于神经系统发育 晚期:无益
药物	地塞米松	其他:无详细研究资料
途径	静脉	吸入法:仅适于有喘鸣或支气管肺发育异常者
剂量	0.1~0.2mg/(kg·d)开始	0.15mg/(kg·d)促进拔管
疗程	3~10d	10d减量过程

2. 泮利尿剂治疗

综合目前证据,对CLD患儿采用泮利尿剂治疗仍缺乏明确的治疗剂量及临床疗效的肯定。但对短期减轻肺水肿、改善肺顺应性和症状有利[9]。一般推荐在需要较高浓度氧气

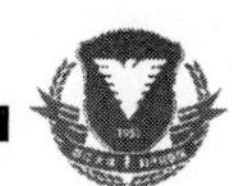

或伴有心力衰竭的患儿使用。推荐 McCann 等的方案：呋塞米（速尿）1mg/kg，q12h×7d；常规静脉或口服补充氯化钾，维持血清钾水平＞3.5mmol/L、血清氯水平 ＞95mmol/L，液体量限制在 100～150mL/(kg·d)[10]。

3. 支气管扩张剂吸入治疗

吸入支气管扩张剂（包括 β_2 受体激动剂和抗组胺药物）可短期改善肺功能，但能否预防病情加重或改善远期预后尚不清楚。建议仅在有可逆性气道梗阻症状或病情加重情况下考虑使用。

4. 增加能量补充

各种提高能量补充的方法，包括喂养高能量奶、提高静脉营养等在 CLD 患儿的生长、呼吸情况的改善、水肿的消除和对泮利尿剂的需求方面没有差异[11]。

5. 抗感染治疗

解脲支原体（UU）感染可能是导致 CLD 的原因之一。随机对照实验表明：对 UU 检测阳性的早产儿采用红霉素治疗在预防 CLD 和降低死亡率方面没有差异[12]。但对机械通气的早产儿采用阿奇霉素治疗的随机对照实验显示：治疗组患儿需使用激素治疗的概率降低，撤机时间提前[13]。

其他致病菌所致肺部感染也促进 CLD 的发生和发展，对于明确的肺部感染，必须积极抗感染治疗。

（三）呼吸支持治疗

根据慢性肺疾病不同时期的肺功能状况，提供恰当的呼吸支持治疗。

六、预后与随访

病程通常数月甚至数年之久，大部分病例经过不同时期后可逐渐撤机或停氧。病程中常因反复继发性呼吸道感染或症状性动脉导管未闭（PDA）致心力衰竭而使病情加重甚至死亡。严重肺损伤者由于进行性呼吸衰竭、肺动脉高压而死亡。由于慢性缺氧、能量消耗增加，患儿常营养不良。这些患儿在青春期和成人期均存在不同程度的呼吸系统症状和肺功能受损，提示此疾病可导致终身后果[14]。

定期门诊随访，第 1 次为出院后 1 个月，以后为第 4，8，12 个月时。对需氧的患儿可每 1～2月随访 1 次，直至不再需氧。对边远地区就诊不方便者可电话随访。随访内容包括喂养情况、呼吸状况、药物使用就诊情况及生长指数。

（孙 革）

【参考文献】

1. Northway WH，JR.，Rosan RC，Porter DY. Pulmonary disease following respirator therapy of hyaline-membrane disease. Bronchopulmonary dysplasia. N Engl J Med，1967，276：357－368.

2. Allen J，Zwerdling R，Ehrenkranz R，et al. Statement on the care of the child with

chronic lung disease of infancy and childhood. Am J Respir Crit Care Med, 2003, 168: 356 -396.

3. Bancalari E, Abdenour GE, Feller R et al. Bronchopulmonary dysplasia: clinical presentation. J Pediatr,1979,95: 819 - 823.

4. Jobe AH and Bancalari E. Bronchopulmonary dysplasia. Am J Respir Crit Care Med, 2001,163: 1723 - 1729.

5. Baraldi E, Filippone M. Chronic lung disease after premature birth. N Engl J Med, 2007,357: 1946 - 1955.

6. Haddad HM, Hsia DY and Gellis SS. Studies on respiratory rate in the newborn; its use in the evaluation of respiratory distress in infants of diabetic mothers. Pediatrics,1956,17: 204 - 213.

7. Doyle LW, Davis PG, Morley CJ, et al. Low-dose dexamethasone facilitates extubation among chronically ventilator-dependent infants: a multicenter, Pediatrics, 2006, 117(1): 75～83.

8. Sankar MJ, Deorari AK. Postnatal corticosteroids for chronic lung disease (CLD). Indian Pediatr,2007,44: 531 - 539.

9. Kao LC, Warburton D, Sargent CW, et al. Furosemide acutely decreases airways resistance in chronic bronchopulmonary dysplasia. J Pediatr,1983,103: 624 -629.

10. McCann EM, Lewis K, Deming DD, et al. Controlled trial of furosemide therapy in infants with chronic lung disease. J Pediatr,1985,106: 957 - 962.

11. Lai NM, Rajadurai SV and Tan KH. Increased energy intake for preterm infants with (or developing) bronchopulmonary dysplasia/ chronic lung disease. Cochrane Database Syst Rev,2006,(3): CD005093.

12. Mabanta CG, Pryhuber GS, Weinberg GA, et al. Erythromycin for the prevention of chronic lung disease in intubated preterm infants at risk for, or colonized or infected with Ureaplasma urealyticum. Cochrane Database Syst Rev,2003(4),CD003744.

13. Ballard HO, Anstead MI and Shook LA. Azithromycin in the extremely low birth weight infant for the prevention of bronchopulmonary dysplasia: a pilot study. Respir Res, 2007,8: 41.

14. O'Shea TM, Nageswaran S, Hiatt DC, et al. Follow-up care for infants with chronic lung disease: a randomized comparison of community-and center-based models. Pediatrics, 2007,119: e947 - e957.

第六篇

外　　科

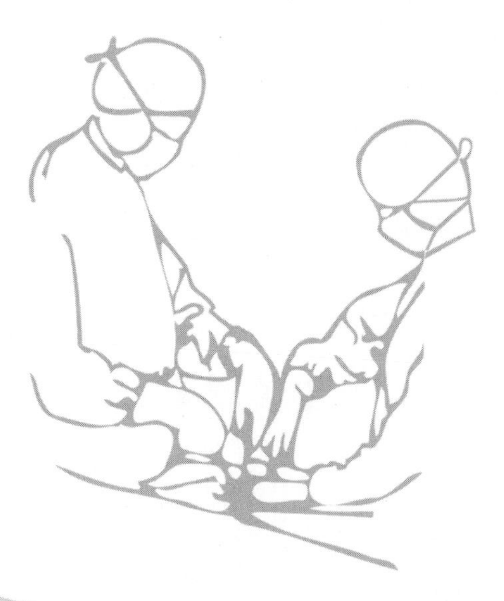

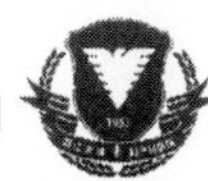

乳 腺 癌

一、概 述

乳腺癌是妇女最常见的恶性肿瘤之一，近年来其发病率逐渐增高，在许多国家和地区列恶性肿瘤发病率的首位。在美国其发病率已达120/10万，出生至死亡的一生中每8位妇女有1位罹患乳腺癌。据美国癌症学会2009年公布的数字，2009年美国预计新增乳腺癌192370例，约占女性新增恶性肿瘤的27%，居第一位，预计因乳腺癌死亡40170例，约占肿瘤死亡的15%，仅次于肺癌居第二位[1]。在我国尚无发病率的确切报告，但北京、上海及杭州的统计资料表明，这三大城市女性乳腺癌的发病率已分别达45.21/10万、46.91/10万和30.05/10万，并以平均每年3%～4%的速度急剧增长，且有年轻化的趋势[2~4]。另一方面，在发达国家乳腺癌的死亡率已呈下降趋势，这主要归功于肿瘤的早期发现及综合治疗的改进，其与乳腺癌的规范化诊治的研究和应用密不可分，而我国乳腺癌的死亡率仍呈上升趋势，提示我们采用规范化的诊疗方案对提高乳腺癌治疗水平意义重大。

乳腺癌诊治的指南和共识，国际上较权威的有NIH(美国)、NCCN(美国)、St. Gallen(欧洲、北美)、ASCO会议(亚洲)等，对乳腺癌辅助治疗的个体化处理有重大指导意义。中国抗癌协会乳腺癌专业委员会也于2009年发表了《中国抗癌协会乳腺癌诊治指南与规范(2008版)》。但随着医学发展的日新月异及各地诊疗技术水平的差异，在乳腺癌的临床诊治工作中对于不少难点、疑点、热点问题仍存在一定分歧与差别，需广大医务工作者不断探讨和改进。

二、临床特征

(一) 病史特点

乳腺癌好发于40～50岁时及绝经后5～10年内的女性，近年来有年轻化的趋势。无痛性乳房肿块是乳腺癌的主要临床表现，少数则以乳头溢液、乳头Paget病等为首发症状，常见于乳房外上象限，其次为内上象限，肿块常质硬、边界欠清，在乳房内不易推动，病情进展常与周围组织粘连、固定，出现卫星结节、酒窝征、橘皮样变，乳头凹陷，或肿瘤破溃形成溃疡；常伴引流区域淋巴结肿大，并可出现相应的远处转移症状。

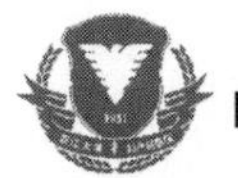

乳腺癌的高危因素包括：

(1) 有乳腺癌家族史，尤其 BRCA1 和 BRCA2 基因突变携带者；

(2) 乳腺导管上皮增生性疾病或小叶肿瘤病史者；

(3) 一侧乳腺癌经治疗后者；

(4) 未婚、未育或高龄初产者；

(5) 月经初潮较早或绝经较晚者；

(6) 曾患子宫内膜癌、卵巢癌或功能性子宫出血者；

(7) 长期接触放射性、化工原料及有毒物品者；

(8) 营养过剩、肥胖、脂肪饮食，可加强或延长雌激素对乳腺上皮细胞的刺激，从而增加发病机会。

(二) 症 状

最早表现为患侧乳房出现质硬、单发的小肿块，少数以乳头溢液、乳头 Paget 病为首发症状，多系患者无意中发现而就医；早期常无明显自觉症状，继续发展可伴有程度不等的乳房疼痛，肿块进行性生长，晚期肿瘤破溃时形成有恶臭、出血的溃疡；远处转移至肺、骨、肝时可出现胸闷、气急、干咳或骨痛、肝肿大、黄疸等相应症状。

(三) 体 征

乳房腺体内触及单一或多个质硬结节，与周围组织分解欠清楚，在乳房内不易推动；乳头可见凹陷或糜烂、溢液(常呈血性)；晚期肿块与皮肤及深部组织粘连、固定于胸壁而不易推动，可出现多个卫星结节；肿块侵犯 Cooper's 韧带时出现局部皮肤凹陷(酒窝征)，侵犯皮肤时呈“橘皮样变”，坏死破溃时形成溃疡。

早期转移的淋巴结局限在腋窝，可活动；晚期则融合、固定，锁骨上淋巴结肿大。淋巴回流受阻时出现手臂水肿。

三、辅助检查

(一) 实验室检查

肿瘤标志物中，随病期增高 CA153 阳性率升高，是乳腺癌复发监测的最佳指标，部分患者 CEA 也可见升高；生殖内分泌激素测定可用以确定绝经状况；血常规、血生化(包括血脂)、凝血功能等常无明显改变，但可协助判定全身情况及手术前条件；＞65 岁且合并高血压、糖尿病者尚需肺功能、心功能(心脏二维超声/24h 动态心电图)等相关检查协助了解全身情况。

(二) 影像学检查

1. 乳腺超声

乳腺超声是乳腺癌诊断的最基本方法，其鉴别良恶性肿瘤的准确率可达 85％～90％，尤其适用于鉴别囊性与实质性肿瘤。在超声影像下癌肿呈现为形状不规则、内部回声不均的低回声区。超声检查无损伤性,可多次重复进行对比和随访。

2. 乳腺钼靶与乳导管造影

作为可疑癌肿患者的必查项目。X线下癌肿呈边缘不规则的高密度肿块影,并多伴有泥沙样钙化、毛刺等特征性表现。乳导管造影可提供乳头溢液患者乳管内有无占位及病变范围等资料。

3. 乳房MRI与CT检查

MRI可对多数良恶性病变作出较准确的判断,常作为有保乳意愿、肿块多发(尤其双侧多发)患者的必查项目[5]。MRI和CT还可用于不能触及的乳腺病变的活检定位,了解病变周围结构改变等。随着MRI技术的发展,特别是高场强MR设备、乳腺表面线圈及压脂技术的应用,磁共振的信噪比有了很大提高,并且减少了运动伪影。MRI可以获得没有重叠的3mm厚的影像,可有效地发现小病灶。因此,MRI已经成为诊断乳腺疾病的重要工具。

4. 骨扫描(ECT)

ECT有助于骨转移的初步诊断,为一些特殊/分期较晚患者必须检查的筛查项目,包括:

(1) 存在骨痛或活动障碍、病理性骨折、脊髓压迫及脊神经压迫症状;

(2) 肿瘤大于5.0cm;

(3) 高钙血症;

(4) 血清碱性磷酸酶升高。

5. 胸、腰椎X线片及CT、MRI

对于合并骨痛、头痛等临床症状且ECT筛查怀疑有相应部位转移者需选用。

6. 正电子发射计算机体层成像(PET-CT)检查

PET-CT有助于乳腺癌的分期、治疗计划的制定及评价肿瘤对治疗的反应、鉴别良恶性病变与发现隐匿性病灶等。

(三) 病理学检查

病理学检查是明确诊断及危险度评估的关键,包括细胞学检查(针吸细胞学检查、乳头溢液细胞学检查、乳头刮片细胞学检查)、组织学检查(粗针/空心针活检、Mammotome活检及切除活检)、乳腺癌预后/预测指标(HER-2/neu、Ki67、p53等)以及乳腺癌分子分型的检查。

1. 细胞学检查

对有乳头溢液的病例,应行溢液涂片细胞学检查,对存在乳头糜烂、可疑乳头Paget病者应做糜烂部位的刮片或印片检查。但其准确性低(阳性率仅50%左右)。

2. 组织学检查

(1) 粗针/空心针穿刺活检:适用于获取新辅助化疗前患者的诊断与预后数据指标或影像学异常的亚临床乳腺病灶的诊断,可在X线或B超影像学引导下进行。准确率可达97.4%[6]。

(2) Mammotome系统穿刺活检：除以上适应证外，具有取材量大、对局部细小病变可以同时予以切除的优点。但检查费用较高。

(3) 术中快速冰冻病理检查：可以使活检与治疗一期完成，并可帮助确定手术方式及手术范围、判断切缘状况，对保乳手术者常规使用(明确各切缘是否足够)。但仍存在一定假阳性和假阴性结果。

3. 乳腺癌分子分型

Perou等[7]根据不同的分子特征(ER、PR、HER-2状态等)将乳腺癌分成不同亚群并表现出截然不同的临床预后。认为乳腺癌大致由4～5个亚群组成，即Luminal亚型(ER/PR+)、HER-2+(ER-，PR-，HER-2+)、Basal-like (ER-，PR-，HER-2-)和Normal-like等，而ER/PR+又分成Luminal A (HER-2-)和Luminal B(HER-2+)。

四、诊　断

对乳腺癌的诊断采取上述临床体检、影像学及病理学相结合的方法进行(图6-1-1)。

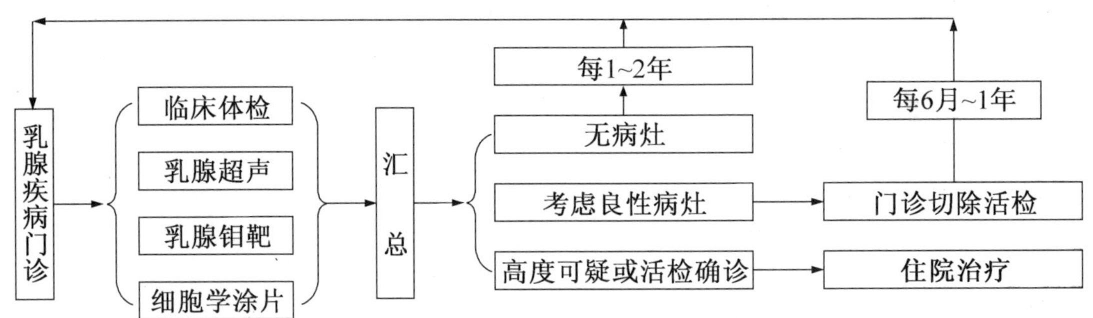

图6-1-1　乳腺癌门诊诊断流程图

(一) 乳腺癌的临床分期与TNM分期

参照《美国癌症联合委员会(AJCC)乳腺癌TNM分期(第六版，2003年)》进行，见附录1所示。

(二) 乳腺癌的组织学分型及分级

参照2003版WHO乳腺和女性生殖器官肿瘤的病理学分类与分级标准或我国常见恶性肿瘤诊治规范的分类标准[8,9]进行，见附录2所示。

五、治　疗

(一) 治疗原则

乳腺癌的治疗需根据患者一般状况、病理分型、分级、分期、激素受体及HER-2基因表达状况等有计划合理地综合应用现有各种治疗手段，包括手术、放疗、化疗、内分泌治疗及

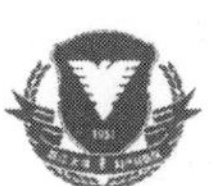

生物靶向治疗等，以达到提高治愈率、延长生存期限、改善生活质量、减轻疾病或治疗相关的痛苦，并合理应用医疗资源的目的，即规范化的乳腺癌综合治疗。

乳腺癌的治疗目标因病期不同而有所不同，早期者以手术为主，0 期、Ⅰ期、Ⅱ期及Ⅲ期的治疗目的是尽可能地治愈，Ⅳ期则为姑息治疗。在此前提下，需遵循分期治疗、避免治疗过度或治疗不足，以及个体化治疗、局部与全身并重、根据循证医学证据选择治疗方案的原则。

对于乳腺癌术后辅助全身治疗的选择，参照 2007 年 St. Gallen 会议共识，根据乳腺癌预后指标进行术后复发转移危险度评估(表 6－1－1)，确定全身治疗具体组合方案(表 6－1－2)。

表 6－1－1 乳腺癌术后复发风险程度的分组

<table>
<tr><th rowspan="2">危险度</th><th colspan="2">判别要点</th></tr>
<tr><th>转移淋巴结数目</th><th>其 他</th></tr>
<tr><td>低度</td><td rowspan="2">阴性</td><td>同时具备以下 6 条：① 标本中病灶大小(pT) ≤2cm；② 组织学分级 1 级；③ 瘤周脉管未见肿瘤侵犯；④ ER 和(或)PR 表达；⑤ Her-2/neu 基因没有过度表达或扩增；⑥ 年龄≥35 岁</td></tr>
<tr><td rowspan="2">中度</td><td>以下 6 条至少存在 1 条：① 标本中病灶大小(pT) > 2cm；② 或分级 2～3 级；③ 或有瘤周脉管肿瘤侵犯；④ ER 和 PR 表达缺失；⑤ 或 Her-2 基因过度表达或扩增；⑥ 或年龄<35 岁</td></tr>
<tr><td rowspan="2">1～3 个阳性</td><td>未见 Her-2 基因过度表达和扩增且 ER 和(或)PR 表达</td></tr>
<tr><td rowspan="2">高度</td><td>Her-2 基因过度表达或扩增或 ER 和 PR 表达缺失</td></tr>
<tr><td>≥4 个阳性</td><td></td></tr>
</table>

表 6－1－2 乳腺癌术后全身辅助治疗的选择

危险级别	内分泌治疗高反应[*]	内分泌治疗不完全反应[**]	内分泌治疗无反应[***]
低危	内分泌治疗用或不用	内分泌治疗	不用内分泌治疗
中危[#]	内分泌治疗，或内分泌治疗＋化疗	内分泌治疗＋化疗	化疗
高危[#]	内分泌治疗＋化疗	内分泌治疗＋化疗	化疗

[*] 多数肿瘤细胞中 ER 和 PR 同时高表达；

[**] 激素受体表达低或 ER、PR 有一项无表达；

[***] 无法测出激素受体表达。

[#] 对 Her-2 阳性者均建议用 transtuzuma 辅助治疗(Her-2 的测定必须是经由严格质量把关的免疫组化或 FISH 法、CISH 法)。

1. 乳腺原位癌

乳腺原位癌是临床分期为 0 期的乳腺癌，根据其组织学起源的不同分为导管内癌和小叶原位癌。

(1) 导管内癌(DCIS) 主要采取局部治疗措施。局部切除加全乳放疗是目前最常用的治疗方案,病变广泛者需行全乳切除(加或不加乳房重建),全乳切除也可作为局部切除术治疗失败后的补救措施。DCIS 无需化疗,但对 ER/PgR 阳性者应口服至少 5 年他莫昔芬或第三代芳香化酶抑制剂(绝经后患者),以降低复发和第二原发乳腺癌的风险。

(2) 小叶原位癌(LCIS)可以采取局部切除。鉴于小叶原位癌易复发及对侧再发,需对患者进行严密随访,并应用他莫昔芬或第三代芳香化酶抑制剂以降低浸润性癌的发生率。

2. 可手术治疗的浸润性乳腺癌

可手术治疗的浸润性乳腺癌包括临床分期为Ⅰ期、Ⅱ期和部分Ⅲ期(T3N1M0)的乳腺癌。采取手术为主,辅助化疗、放疗、内分泌治疗及生物靶向治疗的综合治疗方案。

手术具体可分为保留乳房手术加根治性放射治疗(包括新辅助化疗后的保乳手术)及乳癌根治术、乳癌改良根治术加或不加乳房重建等三种方式。再根据术后复发风险危险度分组,确定具体全身治疗组合方案。

3. 局部晚期乳腺癌(LABC)

局部晚期乳腺癌定义为原发病灶直径大于 5cm(T3)或有皮肤和胸壁粘连固定(T4)和(或)区域的腋淋巴结互相融合(N2)的乳腺癌,主要是指ⅢA 期(T0～2N2 或 T3N1～2)和ⅢB 期(T4Nx 或 TxN3)的乳腺癌[10]。

除少数病例(T3N0～1M0)外,均无立即手术的指征。应尽早开展全身性的治疗以杀灭细小隐匿的远处转移灶,同时使原发病灶缩小,提高手术切除率。通常采取 2～4 个疗程标准剂量的新辅助化疗,对化疗敏感者,可再行乳腺癌根治术或改良根治术,术后再用 2～4 个疗程的辅助化疗;对化疗不敏感甚至病情进展者,应立即行根治术并根据具体情况进行区域淋巴结清扫,术后再予以二线化疗方案。推荐含蒽环类的 CEF 或含紫杉醇类的 TEC 联合化疗方案,对不能承受化疗(如年龄>70 岁)者,可试行术前内分泌治疗降期;所有患者均应辅助放疗,并根据免疫组化结果行内分泌治疗及赫赛汀生物靶向治疗。对新辅助治疗期间病情进展者,也可采用姑息性放疗以增强局部控制。

4. 转移性或复发性乳腺癌

转移性或复发性乳腺癌为临床Ⅳ期的乳腺癌。其治疗手段包括内分泌治疗、化疗、放疗和手术治疗等,以尽量延长生存期限、改善生活质量。

(1) 只有局部病灶者,可采取再次手术或对局部区域放疗,再加以全身化疗或内分泌治疗、生物靶向治疗的方法处理。

(2) 全身性病变者,根据具体情况使用化疗或内分泌治疗、生物靶向治疗,但对某些特殊部位的转移,如脑转移、骨转移、脊髓压迫等则以放疗为首选。

(二) 乳腺癌的手术治疗

乳腺癌手术治疗的适应证主要包括临床分期 0、Ⅰ期、Ⅱ期及部分Ⅲ期能实施手术的患者,部分局部晚期乳腺癌经新辅助治疗降期后,也可纳入手术治疗的范畴。

乳腺癌手术治疗禁忌证包括:

(1) 晚期癌,尤其年老体弱者;

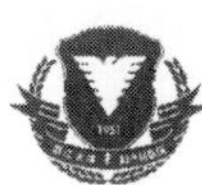

(2) 严重消耗状态、呈恶液质者；

(3) 合并重要脏器严重疾病无法耐受手术者；

(4) 有下列情况之一者，不宜首选乳腺癌的根治性手术：① 乳房皮肤橘皮样变已超过乳房面积的1/2；② 乳房皮肤出现卫星结节；③ 癌肿已侵犯胸壁；④ 患侧上肢水肿；⑤ 炎性乳腺癌；⑥ 已有胸骨旁淋巴结或锁骨上淋巴结或其他远处转移者；⑦ 同时存在下述两项或两项以上情况者：肿瘤破溃；橘皮样变占全乳房面积1/3以内；癌肿与胸肌粘连固定；腋淋巴结最大直径超过2.5cm；腋淋巴结彼此融合或与皮肤深部组织粘连。

1. 原位癌：主要采取局部切除治疗

无论导管内癌抑或小叶原位癌，均应强调切缘阴性，否则需扩大切除范围，若仍不能达到切缘阴性则应采取单纯乳房切除术。对多中心或粉刺型导管内癌则首选乳房切除术，对肿块大于3.0cm或有微小浸润灶的导管内癌应同时行Ⅰ群腋淋巴结清扫术，在临床或术中发现有可疑淋巴结转移时必须行腋窝淋巴结清扫术。但不建议预防性乳房切除的方法来避免小叶原位癌可能出现的复发风险。

2. 浸润性乳腺癌的保乳手术治疗

早期乳腺癌患者接受保留乳房治疗和全乳切除治疗后生存率以及发生远处转移的概率相似，但术后局部复发率保乳治疗较同样病期的乳癌全乳切除治疗有所升高，5年局部复发率前者约5%～7%（含第二原发乳腺癌），后者约3%～5%，前者较后者约每年增加0.5%的复发风险。一旦出现患侧乳房复发，患者可接受补充全乳切除术，仍可获得很好的疗效。但保乳治疗对原乳房的外形和美观度仍会有不同程度的影响，且需根据具体情况确定具体术式，可能术中中转为全乳切除术式。保乳手术治疗的适宜人群，需满足下列要求：

(1) 确定患者本人充分了解乳腺切除治疗与保乳治疗的特点和区别，且具有明确的保乳意愿，依从性良好，能顺从后续放疗等治疗。

(2) 一般适合临床Ⅰ期、Ⅱ期中肿瘤最大直径＜3cm和临床无明显腋淋巴结转移的乳腺癌患者。若有特别需要，对直径＞3cm和Ⅲ期患者经术前化疗降期后也可以慎重考虑（一般不推荐）。

(3) 乳房有适当体积，术后能够保持外观效果。

保乳治疗的绝对禁忌证包括：

(1) 既往接受过患侧乳腺或胸壁放疗。

(2) 合并活动性结缔组织病，尤其是硬皮病和系统性红斑狼疮患者。

(3) 妊娠、哺乳期患者（哺乳期患者在终止哺乳后可考虑）。

(4) 分布在两个以上象限的多中心或多灶性病灶。

(5) 肿瘤经局部广泛切除后切缘阳性，再次切除后仍不能保证病理切缘阴性者。

保乳治疗的相对禁忌证有：

(1) 肿瘤位于乳房中央区，即乳晕及乳晕旁2.0cm环形范围内，包括乳头Paget病（该类患者若行保乳治疗，术后需行乳头重建术）。

(2) 直径＞3cm（根据肿瘤占乳房的比例来衡量，对肿瘤直径3～5cm且愿保乳治疗者，可经术前化疗使肿瘤缩小后再考虑保乳治疗；对肿块＞5cm者，不建议保乳）。

(3) 乳腺钼靶摄片显示弥散的恶性或可疑恶性的微小钙化灶，需保证病灶得以完全切除。

保乳手术原则：

(1) 术前准备：充分的乳房影像学评估，包括双侧乳腺X线、乳房超声(有条件者可做患侧乳房MRI检查)；有明确的保乳意愿；签署知情同意书。

(2) 切除原发灶：包括肿块切除、乳腺区段切除和象限切除，保证肿瘤边界距切缘达1～2cm，保证手术切缘阴性；术前已行活检者，活检穿刺针道、活检残腔以及活检切口皮肤疤痕应包括在切除范围内；术中对乳房原发灶手术切除的标本进行上下、内外、前后等方向的标记并经快速冰冻病检证实切缘阴性；浸润性乳腺癌需行腋窝淋巴结清扫术，乳腺导管内癌可不清扫腋窝淋巴结，但应根据前哨淋巴结活检结果决定；术后必须全乳放射治疗，并需根据病理检查结果决定术后进一步的化疗、内分泌治疗及生物靶向治疗措施。

(3) 与综合治疗的时间配合：保乳术后必须加行放射治疗，并配合必要的全身治疗，例如化疗和(或)内分泌治疗；切缘阴性患者需在辅助化疗完成后2～4周内开始术后放疗，无辅助化疗指征的患者可在术后8周以内开始放疗。辅助内分泌治疗和靶向治疗可以在放疗期间开始，也可以在放疗结束后开始。病灶位于左侧乳房患者若同期使用Herceptin需严密监测左心室射血分数。

3. 全乳切除的乳癌根治性手术

主要包括单纯乳房切除(需根据前哨淋巴结活检结果确定)、乳癌根治术及乳癌改良根治术等几种术式。全乳切除术后，可以采用一期乳房重建来提供美容效果，乳房重建包括自体组织重建(TRAM皮瓣、DIEP皮瓣等)和植入物重建两种，尚需注意掌握其适应证，包括对体形、重建组织量、带蒂皮瓣血供的估计及后续治疗的影响等衡量。

(三) 乳腺癌的化学治疗

1. 乳腺癌的术后辅助化疗

乳腺癌是一种全身性疾病，化疗可以杀灭可能已经隐藏在远隔部位的微小转移灶，而手术或者放疗等局部治疗手段无法对其起到治疗作用。乳腺癌的术后辅助化疗的目的是降低肿瘤复发率，提高总生存率。但化疗均存在一定的不良反应，严重时甚至危及生命，需权衡利弊、慎重选择。

乳腺癌术后辅助化疗的禁忌证包括：

(1) 妊娠妇女，尤其是妊娠早中期妇女；

(2) 年老体衰(大于70岁)且伴有严重内脏器质性病变患者。有鉴于此，每次化疗前后均应常规检测血常规、肝肾功能及心电图；对年纪大于65岁或合并高血压病、心脏病、糖尿病等基础疾病者，首次化疗前及整个化疗结束前需另加动态心电图、超声心动图以了解心功能并评估全身条件，并作相应处理。

乳腺癌术后辅助化疗方案推荐含蒽环类或蒽环类与紫杉类的联合方案：

(1) 以蒽环类为主的方案，例如CAF、A(E)C、CE120F、FE100C方案(C：环磷酰胺、A：多柔比星、E：表柔比星、F：氟尿嘧啶)。

(2) 蒽环类与紫杉类联合方案，例如TAC(T：多西他赛)。

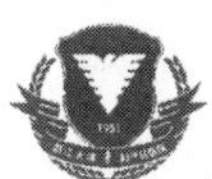

(3) 蒽环类与紫杉类序贯方案，例如 AC→T/P(P：紫杉醇)或 FEC→T。

(4) 不含蒽环类的联合化疗方案，适用于老年、低风险、蒽环类禁忌或不能耐受的患者，常用的有 CMF 方案(C：环磷酰胺、M：甲氨蝶呤、F：氟尿嘧啶)。

注：虽然吡喃阿霉素(THP)在欧美少有大组的循证医学资料，但在我国日常临床实践中，用同等剂量的吡喃阿霉素代替多柔比星也是可行的，THP 推荐剂量 40～50mg/m^2。

化疗疗程数为 6～8 周期，若无特殊情况，不建议减少化疗的周期数。

根据患者的具体情况和初始治疗后的不良反应，可以适当调整化疗药物的剂量强度，但一般不得低于推荐剂量的 85%。使用含紫杉醇方案时建议预防性使用粒细胞集落刺激因子(化疗后第 2 天始)以减少粒细胞降低带来的风险。

辅助化疗不与内分泌治疗或放疗同时进行，建议化疗结束后再开始进行内分泌治疗及放疗。化疗时需注意化疗药物的给药顺序、输注时间和剂量强度，严格按照药品说明和配伍禁忌使用。

2. 乳腺癌的新辅助化疗

新辅助化疗的目的是降低肿瘤负荷和及早控制远处转移灶，使原来不能手术和不宜手术的病人在化疗后变为可以手术；同时新辅助化疗还是可靠的体内药敏试验，可为术后辅助化疗提供指导，若能达到病理完全缓解，则可能提高远期生存率。新辅助化疗客观有效率可达 80%，但仍有 20%左右患者对新辅助化疗初始治疗方案不敏感，该部分患者行新辅助化疗将会延误局部治疗时机，故若 2 周期化疗后肿瘤无变化或反而增大，则需要及时更换化疗方案或采用其他疗法。在接受有效的新辅助化疗之后，即便临床上肿瘤完全消失，也必须接受既定的后续治疗，包括手术治疗，并根据手术后病理结果决定进一步辅助治疗的方案。

(1) 新辅助化疗的适应证：① 一般适合临床Ⅱ、Ⅲ期的乳腺癌患者。新辅助化疗是局部晚期乳腺癌或炎性乳腺癌的规范疗法，但Ⅳ期患者的化疗为姑息解救治疗手段，而非新辅助治疗适应证。② 对隐匿性乳腺癌行新辅助化疗是可行的。

(2) 新辅助化疗的禁忌证包括：① 未经组织病理学确诊的乳腺癌(推荐得到 ER、PgR、Her-2/neu 等免疫组化指标，不推荐将细胞学检查作为病理诊断标准)；② 妊娠妇女，尤其是在妊娠早、中期发生乳腺癌的必须终止妊娠；③ 年老体衰且伴有严重心、肺等器质性病变，预期无法耐受化疗者。

(3) 新辅助化疗的治疗前准备：① 常规检查，如血常规、肝肾功能、心电图、胸片、肝脏超声等，局部晚期乳腺癌或炎性乳腺癌患者还需加做全身骨扫描、胸部 CT。合并心脏疾病者行必要的心功能检查(如心超 LVEF)。② 病灶基线测定：精确测量查体所见乳腺原发灶和腋窝肿大淋巴结的最长径(多个肿块时取其最长径之和)，及乳房超声、乳腺 X 线下肿瘤的最长径(有条件者可作 MRI 评估)。③ 术前必须对乳腺原发灶行粗针/空芯针或 Mammotome 系统穿刺活检，明确组织学诊断及免疫组化检查(隐匿性乳腺癌除外)。④ 肿大的区域淋巴结是否为乳腺癌转移，也须穿刺得到病理证实。如果阳性，即使新辅助化疗有效，后续手术治疗时也不宜仅作前哨淋巴结活检。⑤ 育龄妇女应妊娠试验阴性或嘱避孕。⑥ 告知化疗的不良反应，签署化疗知情同意书。

新辅助化疗宜选择含蒽环类或蒽环类与紫杉类的联合化疗方案。疗效评估选择在化疗第1个周期的最后一天进行体检，初步了解化疗的治疗反应，如果病灶明确增大，则应考虑早期进展的可能；再在化疗第2个周期的最后一天，进行体检和影像学检查，全面评价乳腺原发灶和腋窝淋巴结转移灶对化疗的反应，评价结果按照RECIST标准或WHO标准（详见附录3）分为缓解（CR）、部分缓解（PR）、稳定（SD）和进展（PD）。无效的患者建议更改化疗方案重新进入评价程序，或改变总体治疗计划，改用手术、放疗或者其他全身治疗措施。对CR或者PR的患者的处理，目前尚有争议，一般根据个体情况而有以下选择：① 直接手术；② 若患者坚决要求，也可以根据个体情况而选择继续2～4个周期的相同方案（总计4～6个周期）化疗后，评估化疗的效果并手术；③ 若采用AC→T或P方案，则继续2个周期的AC，然后更换为4个周期的T或P方案后，再次评估化疗的效果及手术。

乳腺癌经新辅助化疗降期后可根据个体情况选择根治术、改良根治术、保留乳房手术。术后标本送病理检查时需标明原病灶部位，以便病理医生取材检查。化疗后病理完全缓解（pCR）定义为：新辅助化疗后，在乳腺原发灶和腋窝淋巴结均无浸润性癌组织残留。[11]

经新辅助化疗降期手术后乳腺癌患者的进一步治疗，需根据术前化疗的周期数、疗效以及术后病理检查结果，继续选择相同化疗方案，前后总的疗程数为6～8次；若术前化疗效果差或发现疾病危险度较术前评估更严重时，应更换新的更有效的化疗方案。无论化疗反应如何，都应当根据新辅助化疗前的肿瘤临床分期及活检所得的病理结果，来决定是否需要术后辅助放疗以及辅助放疗的范围，并参照乳腺癌术后辅助全身治疗原则决定进一步的辅助内分泌治疗与分子靶向治疗方案。残存肿瘤的组织学分型、分级以及ER、PgR、Her-2等免疫组化结果仅供参考（例如术前ER阳性而术后ER阴性者仍应视为ER阳性的乳腺癌，反之亦然）。

（四）乳腺癌的内分泌治疗

1. 内分泌治疗的适应证

乳腺癌辅助内分泌治疗的目的是降低肿瘤复发率，提高总生存率，但内分泌治疗后同样存在一定的不良反应及风险。内分泌治疗限于激素受体（ER和（或）PgR）阳性的患者。内分泌治疗前需详细了解有无诸如高血脂、高（低）血钙、骨质疏松、眼底及视网膜疾病、肝肾功能异常及出凝血功能异常等与毒副作用相关的基础疾病，并做相应处置。

2. 内分泌治疗与其他辅助治疗的次序

因化疗与辅助内分泌治疗同时应用可能会降低整体疗效，故应在化疗之后再使用内分泌治疗，但内分泌治疗可以和放射治疗以及Herceptin治疗同时应用。

3. 绝经前患者辅助内分泌治疗方案与注意事项（绝经标准见附录4）

（1）他莫昔芬10mg bid ×5年。治疗期间注意避孕，并每半年至一年行1次妇科检查，通过B超了解子宫内膜厚度，长期服药后子宫内膜厚度持续性升高者可施行诊断性刮宫判断停药指征。

（2）卵巢去势推荐用于下列绝经前患者：① 高度风险且化疗后未导致闭经的患者，可同时与他莫昔芬联合应用；或卵巢去势后与第三代芳香化酶抑制剂联合应用，但目前尚无充分证据显示其优于卵巢去势与他莫昔芬的联合；② 不愿意接受辅助化疗的中度风险患者,可同时与他莫昔芬联合应用;③ 对他莫昔芬有禁忌者。

(3) 卵巢去势包括手术切除卵巢、卵巢放射及药物去势(GnRHa)。若采用药物性卵巢去势,目前推荐的治疗时间是2~3年。单GnRHa的疗效与CMF化疗相似。对存在妇科疾患手术指征(如巨大/多发子宫肌瘤、卵巢囊肿)且接近围绝经期的患者,建议妇科手术的同时行卵巢手术去势,然后应用第三代芳香化酶抑制剂以获取更大的治疗效果。

4. 绝经后患者辅助内分泌治疗的方案及注意事项

(1) 推荐所有绝经后的ER和(或)PgR阳性患者首选第三代芳香化酶抑制剂作为辅助内分泌治疗,尤其是具备以下因素的患者:① 高度复发风险患者;② Her-2/neu过度表达的患者;③ 对他莫昔芬有禁忌的患者,或使用他莫昔芬期间出现中、重度不良反应的患者;④ 他莫昔芬20mg/d ×5年后的高度风险患者。但对具体药物需根据患者全身情况,如有无合并高血脂、脂肪肝、高血液黏滞度及骨质疏松而选择。

(2) 芳香化酶抑制剂可以从一开始就应用5年来曲唑(Letrozol)/阿那曲唑(Anastrozol),或者在他莫昔芬治疗2~3年后再转用3~2年依西美(Exemestane)/阿那曲唑(Anastrozol),亦或在他莫昔芬用满5年之后的高度风险患者再继续应用5年来曲唑(Letrozol)。

(3) 对低危险度、经济条件差者,可选用他莫昔芬或其他雌激素受体调节剂,例如托瑞米芬,并定期复查。

(4) 治疗前需做充分全身评估,包括肝功能、肝脏超声/CT、血脂、血液黏滞度、骨密度,必要时摄片明确骨质疏松情况,以便更好地选择哪一类芳香化酶抑制剂,且在治疗期间应每3月~半年行1次全面检查评估。

(5) 绝经前患者内分泌治疗过程中,因月经状态改变可能引起治疗调整,流程如图6-1-2所示。

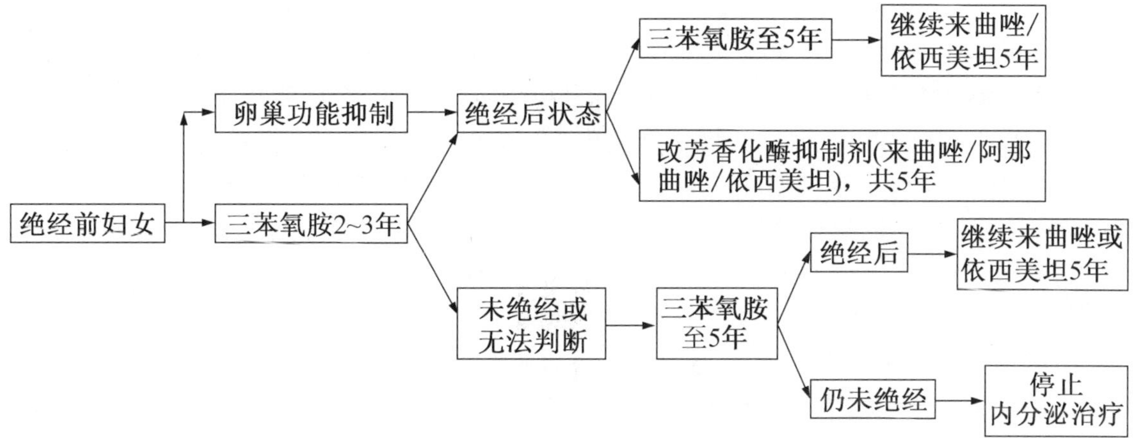

图6-1-2 绝经前患者内分泌治疗过程中出现月经状态改变的治疗调整流程

(五) 放射治疗

1. 放射治疗在乳腺癌治疗中的主要目的

(1) 保乳术后的根治性放疗,可降低约2/3的局部复发率、且照射技术直接影响乳房的美容效果和生存质量。

(2) Ⅰ、Ⅱ期患者术后选择性放疗胸壁及区域淋巴结，可有效降低局部复发及提高生存率。

(3) 放疗是局部晚期乳腺癌综合治疗的必须手段之一，也是局部复发者的补救性治疗措施。

(4) 转移性乳腺癌患者的姑息性治疗，如骨转移止痛、预防病理性骨折及脊髓压迫，脑转移者降颅内压、缓解转移灶引起的神经定位症状，胸壁破溃灶的止血等，以改善生存质量、延长生存期。

2. 放射治疗的禁忌证

(1) 胶原血管性疾病，尤其是系统性红斑狼疮及硬皮病；

(2) 曾接受过胸壁或纵隔放疗者；

(3) 妊娠期患者；

(4) 全身情况差，心功能不能耐受放疗者；

(5) 对于保乳手术者，癌灶为多中心性或广泛导管内癌成分而反复切除后切缘仍阳性者，也不宜行保乳加放疗。

3. 早期可手术乳腺癌术后放射治疗指征

(1) 原发肿瘤≥5cm；

(2) 伴胸肌筋膜侵犯；

(3) 腋淋巴结转移数≥4 枚；

(4) 切缘阳性；

(5) 腋淋巴结转移数 1～3 枚，以及存在脉管内癌栓者，也可考虑选择性放疗。

(六) 生物靶向治疗

大约 30%的乳腺癌患者 HER-2 基因过表达。乳腺癌的生物靶向治疗适用于 Her-2/neu 基因过表达的各期可手术乳腺癌，对于 Her-2/neu 基因过表达者采用 1～2 年 Herceptin 辅助治疗可以降低乳腺癌的复发。Herceptin 是一种生物靶向制剂，经 10 年以上的临床应用证实其毒副作用少，但当其与蒽环类药物联合应用时会增加充血性心力衰竭的机会。

使用 Herceptin 前需有效确认 Her-2/neu 基因高表达状态。Her-2/neu 基因高表达是指：免疫组化法(IHC)3＋，或荧光原位杂交法(FISH)阳性，或者色素原位杂交法(CISH)阳性。建议对 Her-2IHC 法 2＋的患者进一步 FISH 或 CISH 明确是否有基因扩增，再确定能否使用 Herceptin 治疗，以达到更大的治疗获益。但 FISH 法 Her－2/neu 基因检测费用较昂贵，Herceptin 价格更是高昂，且目前需自费处理。

生物靶向治疗相对禁忌证有：

(1) 治疗前左室射血分数(LVEF)＜50%；

(2) 同期正在进行蒽环类药物化疗。治疗前需行心功能检查(心脏超声、24h 动态心电图)，了解以往对心血管有影响的用药情况并签署治疗知情同意书。

Herceptin 6mg/kg(首剂 8mg/kg)每 3 周方案，推荐的治疗时间为 1～2 年。与蒽环类化疗应前后阶段序贯应用；与非蒽环类化疗、内分泌治疗或放疗都可以同期应用。治疗期间应每 4～6 个月监测 1 次 LVEF。治疗中若出现 LVEF 低于 50%，则应暂停治疗，并跟踪

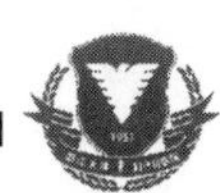

监测 LVEF 结果，直至恢复 50%以上方可继续用药。若不恢复或继续恶化或出现心衰症状则应当终止 Herceptin 治疗。

六、乳腺癌的监测与随访

经过综合治疗，乳腺原位癌的 10 年生存率可达 98%，早期乳腺癌的 5 年生存率也可达 85%，10 年生存率达 75%左右，并能使可手术的局部晚期乳腺癌获得 85%～95%的局部控制率，10 年总生存率保持在 40%～45%[12]，但尽管如此，仍有相当部分患者在治疗后不可避免地出现复发转移，且一旦发生即无法治愈。因此，仍需强调根据 WHO 癌症“三级”预防的原则来进行严格监测，重点做到早期发现、早期治疗，最终提高治愈率。

（一）乳腺癌的门诊普查及筛查方法

鉴于我国尚没有规范统一的普查格式，以及近年 WHO 项目下俄罗斯与我国上海两项大规模随机对照试验结果提示乳房自查并不能降低普查人群乳腺癌病死率的结论，乳腺癌的二级预防方法仍存在较大分歧[13～17]。结合我国妇女自身特点（乳房体积小，但腺体致密，X 线检查效果差），建议女性普查应以专科临床检查为主，乳腺 B 超及钼靶检查为辅，必要时结合穿刺细胞学（或 Mammotome 系统微创切除）活检法进行有效筛查。近红外线扫描不作为乳腺癌筛查方法。

1. 一般妇女普查

(1) 40 岁≤一般女性：每 1～3 年 1 次乳腺临床检查和 B 超。

(2) 40 岁≤ 女性≤ 60 岁：每年 1 次临床体检和 B 超，并每 1～2 年进行一次乳腺 X 线检查[14,15]。

(3) 60 岁≤ 女性≤69 岁：每 1～2 年 1 次临床体检和 B 超及乳腺 X 线检查。

(4) 向初次乳腺疾病门诊妇女传授每月 1 次乳腺自我检查的方法，绝经前的妇女建议选择月经来潮后 7～10d 进行。

(5) 鉴于乳腺癌的发病存在年轻化趋势，建议 35 岁以上初次乳腺疾病门诊妇女均行乳腺钼靶和超声联合检查作为基准的乳房影像学对比资料[5]，钼靶片影像建议按美国放射学会乳腺影像报告和数据系统(BI-RADS)进行分级[18]。不建议对 35 岁以下、无明确乳腺癌高危因素，或临床体检未发现异常的妇女进行乳腺 X 线检查。

2. 高危因素人群

(1) 定义：有明显的乳腺癌遗传倾向者、BRCA1/2 基因突变携带者以及曾有组织学诊断的乳腺不典型增生和小叶原位癌患者。

(2) 不论年龄都建议在专业医师指导下，接受每半年～1 年一次的乳腺临床体检及乳腺超声检查，必要时可缩短上述检查的时间间隔及结合乳腺 X 线检查，并增加乳腺 MRI 检查（作为乳腺 X 线检查、乳腺临床体检或乳腺超声检查发现的疑似病例的补充检查措施）。常规乳腺 X 线检查的射线剂量低，不会危害妇女健康，但应教育妇女不要过度频繁检查，乳腺钼靶仅作为高度可疑者的必查项目，两次检查的时间间隔不宜短于 6 个月。建议向高危妇女传授每月 1 次乳腺自我检查的方法。

（二）乳腺癌术后及化疗等治疗后复发转移的监测和复查处理

1. 临床体检

术后3年内，每3～4个月一次；3～5年内至少每半年一次；5年以上至少每年一次。

2. 实验室及影像学检查

(1) 在辅助放/化疗结束后6个月内开始，至少每半年一次肝功能（包括碱性磷酸酶）、血钙、CA153的检测及超声检查，包括对侧乳腺（保乳者两侧）及双侧腋下、锁骨上下淋巴结扫查以及肝脏、盆腔脏器的超声检查，胸部CT及头颅MRI检查（每年一次）。

(2) 进行内分泌治疗者需注意药物副作用监测，注意临床症状，并每3～6个月一次进行血脂、血液黏滞度的检测及肝脏与盆腔B超、骨密度的检测。

(3) 每年1次双侧乳房X线检查，有条件者可行乳房MRI检查。

3. 可疑复发或者第二原发的病灶，可行空芯针活检、Mammotome系统穿刺切除活检或者手术活检以明确诊断；对远处转移者建议相应X线、CT、MRI及PET-CT检查明确。

4. 指导继续进行患侧上肢的功能锻炼以减少水肿等后遗症。

（陈益定 龙景培）

【参考文献】

1. Jemal A, Siegel R, Ward E, et al. Cancer statistics. CA Cancer J Clin, 2009,59(4): 225 - 249.

2. 王启俊，祝伟星，邢秀梅. 北京城区女性乳腺癌发病死亡和生存情况20年监测分析. 中华肿瘤杂志，2006，28(3)：208 - 210.

3. 胡嫣平，王永德. 上海市普陀区女性乳腺癌的流行现状和趋势研究. 健康教育与健康促进，2007,1：11 - 13.

4. 陈仁华，方顺源，刘庆敏，等. 杭州市2004—2005年恶性肿瘤发病状况分析. 中国肿瘤杂志，2007,16(5)：304 - 305.

5. 郭勇，蔡幼铨. 乳腺良恶性肿瘤的MRI鉴别诊断. 中国医学影像学杂志，2004,12(2)：139 - 141.

6. 余小蒙，王卫东，张长淮，等. 对乳腺肿物针吸细胞学诊断标准的探讨——951例细胞学与组织学的对照分析. 中华病理学杂志，2002,31(1)：26 - 29.

7. Perou CM, Srlie T, Eisen MB, et al. Molecular portraits of human breast tumours. Nature, 2000,406(6797): 747 - 52.

8. World Health Organization Classification of Tumours, Pathology & Genetics, Tumours of the Breast and Female Genital Organs. Edited by Fattaneh A. Tavassoli, Peter Devilee. IARC Press, Lyon, 2003.

9. 刘复生. 中国肿瘤病理学分类. 北京：科学技术文献出版社，2001：397 - 442.

10. Fisher EB, Wang J, Bryant J, et al. Pathobiology of preoperative chemotherapy: findings from the National Surgical Adjuvant Breast and Bowel (NSABP) protocol B - 18. Cancer, 2002, 95: 681 - 695.

11. Shimizu C, Ando M, Kouno T, et al. Current trends and controversies over pre-operative chemotherapy for women with operable breast cancer. Jpn J Clin Oncol, 2007, 37(1): 1 - 8.

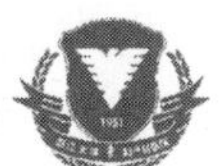

12. 沈镇宙，邵志敏. 乳腺肿瘤学. 上海：上海科学技术出版社，2005：199－218.

13. 高道利，David B Thomas，Roberta M Ray，等. 上海 26 万妇女乳房自我检查随机试验. 中华肿瘤杂志，2005，27(6)：350－354.

14. Semiglazov VF，Moiseenko VM，Manikhas AG，et al. The role of breast self-examiniation in early breast cancer detection：results of the 5-years USSR/WHO randomized study in Leningrad. Vopr Onkol，1999，45：265－271.

15. 李树玲. 我国乳腺癌防治策略探讨. 乳腺病杂志，2004，2：1－3.

16. Fletcher SW，Elmore JG. Mammopraphic screening for breast cancer. N Engl J Med，2003，348：1672－1680.

17. Elmore JG，Armstrong K，Lehman CD，et al. Screening for breast cancer. JAMA，2005，293：1245－1256.

18. American College of Radiology（ACR）Breast Imaging Reporting and Data System Atlas（BI-RADS Atlas）. Reston，Va. American College of Radiology，2003.

附录 1　美国癌症联合委员会(AJCC)乳腺癌 TNM 分期(第六版，2003 年)

（一）原发肿瘤(T)

原发肿瘤(T)的临床分期标准定义与病理分期标准一致。体检测得的肿瘤大小用 T1、T2 或 T3 表示。如果是用其他方法，如乳腺 X 线片或病理学测量得到的，可用 T1 的亚分类。记录肿瘤大小应精确到 0.1cm。

TX：原发肿瘤无法评估；

T0：没有原发肿瘤证据；

Tis：原位癌；

Tis（DCIS）：导管原位癌；

Tis（LCIS）：小叶原位癌；

Tis（Paget's）：乳头 Paget 病，不伴有肿块。

注：伴有肿块的 Paget 病按肿瘤大小分类。

T1：肿瘤最大直径≤2cm；

T1mic：微小浸润癌，最大直径≤0.1cm；

注：如果有多个微浸润灶，则按最大浸润灶分类，不能将各个微浸润灶相加；如果有多个较大浸润灶时，应将其注明。

T1a：肿瘤最大直径＞0.1cm，但≤0.5cm；

T1b：肿瘤最大直径＞0.5cm，但≤1cm；

T1c：肿瘤最大直径＞1cm，但≤2cm；

T2：肿瘤最大直径＞2cm，但≤5cm；

T3：肿瘤最大直径＞5cm；

T4：不论肿瘤大小，直接侵犯胸壁(a)或皮肤(b)，如下所述：

T4a：侵犯胸壁，不包括胸肌；

T4b：患侧乳腺皮肤水肿(包括橘皮样变)、溃破或限于同侧乳房皮肤的卫星结节；

T4c：T4a与T4b并存；

T4d：炎性乳腺癌。

(二) 区域淋巴结(N)

1. 临床分期

NX：区域淋巴结无法评估(如已被切除)；

N0：无区域淋巴结转移；

N1：同侧腋窝淋巴结转移，可活动；

N2：同侧腋窝淋巴结转移，固定或相互融合；或虽然缺乏同侧腋窝淋巴结转移的临床证据，但有临床证据显示有同侧内乳淋巴结转移；

N2a：同侧腋窝淋巴结转移，互相融合或与其他组织固定；

N2b：仅有临床证据显示有同侧内乳淋巴结转移，而无腋窝淋巴结转移的临床证据；

N3：同侧锁骨下淋巴结转移伴或不伴腋窝淋巴结转移；或有临床证据显示同侧内乳淋巴结转移和腋窝淋巴结转移；或同侧锁骨上淋巴结转移，伴或不伴腋窝或内乳淋巴结转移。

N3a：同侧锁骨下淋巴结转移；

N3b：同侧内乳淋巴结及腋窝淋巴结转移；

N3c：同侧锁骨上淋巴结转移。

“临床证据”的定义为：影像学检查(除外淋巴显像)或体检发现，或大体病理标本即可见的异常。

2. 病理学分期(pN)

pNX：区域淋巴结无法评估(如已被切除，或未行病理学检查)；

pN0：无组织学显示的区域淋巴结转移，未对孤立肿瘤细胞(isolated tumor cell，ITC)行进一步检查。

注：ITC指单个肿瘤细胞，或直径不超过0.2mm的细胞团，通常需要由免疫组织化学(IHC)或分子生物学方法检测，有时也可经HE染色证实。ITCs通常不具有增殖或间质反应等恶性特征。

pN0(i－)：组织学检查区域淋巴结无转移，IHC技术检查阴性；

pN0(i＋)：组织学检查区域淋巴结无转移，IHC技术检查阳性，但ITC簇细胞直径不超过0.2mm；

pN0(mol－)：组织学检查区域淋巴结无转移，分子生物学方法(RT-PCR)测定阴性；

pN0(mol＋)：组织学检查区域淋巴结无转移，分子生物学方法(RT-PCR)测定阳性。

a：pN分类以腋窝淋巴结切除或合并前哨淋巴结活检为基础。如果仅施行前哨淋巴结活检，未行腋窝淋巴结切除，则应特别标示：(sn)代表前哨淋巴结，如pN0(i＋)(sn)；

b：RT-PCR：逆转录/多聚酶链反应。

pN1：1～3个腋窝淋巴结转移，和(或)通过前哨淋巴结活检，显微镜下发现内乳淋巴结转移，但无临床证据；

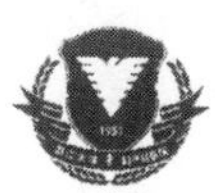

pN1mi：微小转移(>0.2mm，<2.0mm)；

pN1a：1～3 个腋窝淋巴结转移；

pN1b：通过前哨淋巴结活检，发现内乳淋巴结微小转移，但无临床证据；

pN1c：1～3 个腋窝淋巴结转移以及通过前哨淋巴结活检发现内乳淋巴结微小转移，但无临床证据(如果阳性腋窝淋巴结> 3 个，内乳淋巴结转移被归为 pN3b 以反映肿瘤负荷增加)；

pN2：4～9 个腋窝淋巴结转移，或内乳淋巴结转移，但腋窝淋巴结无转移。

pN2a：4～9 个腋窝淋巴结转移(至少一个转移病灶>2.0mm)；

pN2b：临床证据显示内乳淋巴结转移，但腋窝淋巴结无转移；

pN3：≥10 个腋窝淋巴结转移，或锁骨下淋巴结转移，或临床证据显示同侧内乳淋巴结转移，同时有 1 个或更多腋窝淋巴结阳性；或多于 3 个腋窝淋巴结转移伴内乳淋巴结临床阴性但有镜下转移；或同侧锁骨上淋巴结转移；

pN3a：≥10 个腋窝淋巴结转移(至少一个直径>2.0mm)，或锁骨下淋巴结转移；

pN3b：临床证据显示同侧内乳淋巴结转移，同时有 1 个或更多腋窝淋巴结阳性；或多于 3 个腋窝淋巴结转移，同时前哨淋巴结活检发现内乳淋巴结有镜下转移，但无临床证据；

pN3c：同侧锁骨上淋巴结转移。

注："临床证据"的定义为：影像学检查(除外淋巴显像)或临床体检异常；"无临床证据"的定义为：影像学检查(除外淋巴显像)或临床体检未发现异常。

(三) 远处转移(M)

MX：远处转移无法评估；

M0：无远处转移；

M1：有远处转移。

(四) 临床分期

附录表 1 临床分期

阶段	T 阶段	N 阶段	M 阶段
0	Tis	N0	M0
Ⅰ	T1	N0	M0
ⅡA	T0	N1	M0
	T1	N1	M0
	T2	N0	M0
ⅡB	T2	N1	M0
	T3	N0	M0
ⅢA	T0	N2	M0
	T1	N2	M0
	T2	N2	M0
	T3	N1～2	M0

续　表

阶段	T 阶段	N 阶段	M 阶段
ⅢB	T4	N0～2	M0
ⅢC	任何 T	N3	M0
Ⅳ	任何 T	任何 N	M1

注：① 如果患者诊断时无疾病进展的证据，也未接受术前化疗，术后 4 个月内进行影像学检查发现远处转移证据，则其分期可以修改。② T1 包括 T1mic。

附录 2　乳腺癌组织学分类与分级

（一）乳腺癌组织学分类

1．非浸润性癌

乳腺癌的早期阶段，当癌瘤局限在乳腺导管或腺泡内，未见突破其基底膜时称非浸润性癌。

（1）导管内癌：癌细胞局限于导管内，未突破管壁基底膜。多发生于中小导管，较大导管少见，一般为多中心散在性分布。

（2）小叶原位癌：发生于小叶导管及末梢导管上皮细胞的癌，多见于绝经前妇女，发病年龄较一般乳腺癌早 5～10 年。小叶增大，管、泡增多，明显变粗，充满无极性的癌细胞。小叶原位癌发展缓慢，预后良好。

2．早期浸润性癌

（1）小叶癌早期浸润：癌组织突破管壁基底膜，开始向小叶间质浸润，但仍局限于小叶范围内。

（2）导管癌早期浸润：导管内癌的癌细胞突破管壁基底膜，开始生芽，向间质浸润。

3．浸润性特殊型癌

（1）乳头状癌：发生于大乳管的上皮细胞，癌实质以有纤维脉管束或无纤维脉管束的乳头状结构为主者，可分为非浸润性与浸润性乳头状癌。其浸润往往出现于乳头增生的基底部。

（2）髓样癌伴有大量淋巴细胞浸润：切面常有坏死和出血，镜下可见大片癌细胞间质中有大量淋巴细胞及浆细胞浸润。以癌周边部更明显，一般认为是机体对肿瘤产生的抵抗。

（3）小管癌：发生于导管或小导管上皮细胞，是恶性度较低的一种，预后良好。

（4）腺样囊性癌：由基底细胞样细胞形成大小、形态不一的片块或小染，内有数目不等、大小较一致的圆形腔隙。腔面及细胞片块周边可见肌上皮细胞。

（5）大汗腺样癌：癌细胞胞浆丰富，嗜酸，有时可见顶浆突起，胞核轻度到中度异型，形成腺管、腺泡或小乳头结构。

（6）黏液腺癌：发生于乳腺导管上皮黏液腺化生的基础上，多见于近绝经期或绝经后

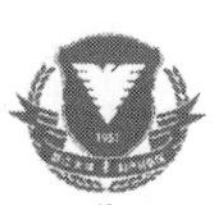

的妇女，尤以 60 岁以上妇女多见。癌实质中，上皮黏液成分占半数以上。黏液绝大部分在细胞外，形成黏液湖，偶见在细胞内，呈印戒样细胞。

(7) 鳞状细胞癌：来源于鳞状上皮化生的乳腺导管上皮。癌实质全部为典型的鳞状细胞癌，即可见细胞间桥和角化。若其他型癌发生部分鳞状上皮化生，则不在此列。

(8) 乳头派杰氏病：又称乳头湿疹样癌，Paget(1874)首先描述此病。其镜下瘤细胞形态体积大，胞浆丰富淡染，常呈空泡状，核较大，明显不规则，偶见核分裂象。

4. 浸润性非特殊型癌

(1) 浸润性小叶癌：小叶癌明显向小叶外浸润，包括小细胞型浸润癌。

(2) 浸润性导管癌：导管癌明显浸润间质，但浸润部分不超过癌实质一半。若超过一半，则以浸润性癌的主要形态命名。

(3) 硬癌：癌细胞排列成细条索或零散分布，很少形成腺样结构，纤维间质成分占 2/3 以上，且致密。

(4) 髓样癌：癌巢呈片状或团块状密集，可有腺样结构，癌实质占 2/3 以上，间质可有少量淋巴细胞及浆细胞。

(5) 单纯癌：介于硬癌与髓样癌之间，即癌实质与纤维间质成分比例近似。癌细胞主要形成不规则的实性条索或小染，也可有腺样结构。

(6) 腺癌：癌细胞大小尚一致，胞浆丰富，可有分泌，核深染，核分裂象多见，癌细胞呈腺管样排列，层次多，极性紊乱，缺少基底膜，在间质中呈浸润性生长，癌细胞亦可呈条索片块排列，腺管样排列占 1/2 以上。

5. 其他罕见癌

(1) 分泌型癌：癌细胞淡染，排列成条索、腺样或巢状，有显著的分泌现象。癌细胞内和腺样腔隙中有耐淀粉酶 PAS 阳性物质。

(2) 富脂质癌(分泌脂质癌)：癌细胞大，胞质透明或呈泡沫状，脂肪染色呈强阳性。胞核不规则，核仁显著。癌细胞排列方式不定，可伴有导管内癌或小叶原位癌成分。

(3) 腺纤维瘤癌变：腺纤维瘤内的腺上皮细胞部分或全部呈恶性状态，可表现为导管内癌或小叶原位癌，也可进一步发展为浸润性癌。应排除其他型癌侵犯腺纤维瘤。

(4) 乳头状瘤病癌变：乳头状瘤病的病变区内出现灶性癌组织区，且两者在形态上有过渡性改变。癌变区常表现为导管内癌。

(5) 伴化生的癌：乳腺癌组织中，偶见各种化生性改变，如部分腺上皮形成扁平细胞，间质中出现骨、软骨成分等。这些肿瘤仍归原来的组织类型，但需注明化生成分。

(二) 乳腺癌组织学分级

乳腺癌的组织学分级主要从以下 3 个方面进行评估：① 腺管形成的程度；② 细胞核的多形性；③ 核分裂计数。

附录表 2 乳腺癌组织学分级标准

A. WHO 分级标准	B. 我国常见恶性肿瘤诊治规范的分级标准
1. 腺管形成 ① >75%为 1 分。 ② 10%~75%为 2 分。 ③ <10%为 3 分。 2. 核的多形性 ① 核小、规则、形态一致为 1 分。 ② 核的形状、大小有中等度的变化为 2 分。 ③ 核的形状、大小有明显变化为 3 分。 3. 核分裂数(×400) ① 0~5/10HPF 为 1 分。 ② 6~10/10HPF 为 2 分。 ③ >11/10HPF 为 3 分。	1. 腺管形成 ① 有多数明显腺管为 1 分。 ② 有中度分化腺管为 2 分。 ③ 细胞呈实性片块或条索状生长为 3 分。 2. 细胞核大小、形状及染色质不规则 ① 细胞核大小、形状及染色质一致为 1 分。 ② 细胞核中度不规则为 2 分。 ③ 细胞核明显多形性为 3 分。 3. 染色质增多及核分裂相(×400) ① 1/10HPF 为 1 分。 ② 2~3/10HPF 为 2 分。 ③ >3/10HPF 为 3 分。

注：各标准的 3 项指标所确定的分数相加，3~5 分为Ⅰ级(分化好)，6~7 分为Ⅱ级(中等分化)，8~9 分为Ⅲ级(分化差)。

附录 3 实体肿瘤的疗效评价标准 (Response Evaluation Criteria in Solid Tumors，RECIST)

(一) 肿瘤病灶的测量

1. 肿瘤病灶基线的定义

肿瘤病灶基线分为：① 可测量病灶：病灶直径≥20mm 或螺旋 CT ≥10mm 用常规技术可以精确测量的病灶。② 不可测量病灶：所有其他病变(包括小病灶，即常规技术长径<20mm 或螺旋 CT <10mm) 包括骨病灶、脑膜病变、腹水、胸水、心包积液、炎症乳腺癌、皮肤或肺的癌性淋巴管炎、影像学不能确诊和随诊的腹部肿块和囊性病灶。

2. 测量方法

基线和随诊应用同样的技术和方法评估病灶。① 临床表浅病灶如有可扪及的淋巴结或皮肤结节可作为可测量病灶，皮肤病灶应用有标尺大小的彩色照片。② 胸部 X 片：有清晰明确的病灶可作为可测量病灶，但最好用 CT 扫描。③ CT 和 MRI：对于可测量的目标病灶评价疗效，CT 和 MRI 是目前最好的并可重复随诊的方法。对于胸、腹和盆腔，CT 和 MRI 用 10mm 或更薄的层面扫描，螺旋 CT 用 5mm 层面连续扫描，而头颈部及特殊部位要用特殊的方案。④ 超声检查：当研究的 End point 是客观肿瘤疗效时，超声波不能用于测量肿瘤病灶，仅可用于测量表浅可扪及的淋巴结、皮下结节和甲状腺结节，亦可用于确认临床查体后浅表病灶的完全消失。⑤ 内窥镜和腹腔镜：作为客观肿瘤疗效评价至今尚未广泛充分的应用，仅在有争议的病灶或有明确验证目的的高水平的研究中心中应用。这种方法取得的活检标本可证实病理组织上的 CR。⑥ 肿瘤标志物：不能单独应用判断疗效。但治疗前肿瘤标志物高于正常水平时，临床评价 CR 时，所有的标志物需恢复正常。疾病进展

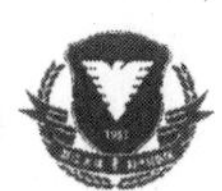

的要求是肿瘤标志物的增加必须伴有可见病灶进展。⑦ 细胞学和病理组织学：在少数病例，细胞学和病理组织学可用于鉴别 CR 和 PR，区分治疗后的良性病变还是残存的恶性病变。治疗中出现的任何渗出，需细胞学区别肿瘤的缓解、稳定及进展。

（二）肿瘤缓解的评价

1. 肿瘤病灶基线的评价

要确立基线的全部肿瘤负荷，对此在其后的测量中进行比较，可测量的目标病灶至少有一个，如是有限的弧立的病灶需组织病理学证实。① 可测量的目标病灶：应代表所有累及的器官，每个脏器最多 5 个病灶，全部病灶总数最多 10 个作为目标病灶，并在基线时测量并记录。目标病灶应根据病灶长径大小和可准确重复测量性来选择。所有目标病灶的长度总和，作为有效缓解记录的参考基线。② 非目标病灶：所有其他病灶应作为非目标病灶并在基线上记录，不需测量的病灶在随诊期间要注意其存在或消失。总疗效评价见附录表 3 所示；WHO 与 RECIST 疗效评价标准比较见附录表 4 所示。

2. 缓解的标准

（1）目标病灶的评价

CR：所有目标病灶消失。

PR：基线病灶长径总和缩小 ≥30％。

PD：基线病灶长径总和增加 ≥ 20％或出现新病灶。

SD：基线病灶长径总和有缩小但未达 PR 或有增加但未达 PD。

（2）非目标病灶的评价

CR：所有非目标病灶消失和肿瘤标志物水平正常。

SD：一个或多个非目标病灶和（或）肿瘤标志物高于正常持续存在。

PD：出现一个或多个新病灶或（和）存在非目标病灶进展。

附录表 3　总疗效评价

目标病灶	非目标病灶	新病灶	总疗效
CR	CR	无	CR
CR	未达 CR/SD	无	PR
PR	无 PD	无	PR
SD	无 PD	无	SD
PD	任何	有/无	PD
任何	PD	有/无	PD
任何	任何	有	PD

附录表 4 WHO 与 RECIST 疗效评价标准比较

疗 效	WHO （两个最大垂直径乘积变化）	RECIST （最长径总和变化）
CR	全部病灶消失维持 4 周	全部病灶消失维持 4 周
PR	缩小 50%维持 4 周	缩小 30%维持 4 周
SD	非 PR/PD	非 PR/PD
PD	增加 25% 病灶增加前非 CR/PR/SD	增加 20% 病灶增加前非 CR/PR/SD

附录 4 绝经的定义

绝经一般是指月经永久性终止，提示卵巢合成的雌激素持续性减少。应用芳香化酶抑制剂的患者必须是绝经后妇女。凡满足以下任意一条者，都可以认为达到绝经状态：

（1）双侧卵巢切除术后。

（2）年龄≥60 岁。

（3）年龄<60 岁，自然停经≥12 个月，在近一年内未接受化疗或药物性卵巢去势的情况下，FSH 及雌二醇水平在绝经后范围内。但是，正在或 1 年内接受过化疗或者药物性卵巢功能抑制治疗（例如 LHRH 类似物或激动剂）的患者不能准确判断其月经状态。

（4）如果正在服用他莫昔芬或托瑞米芬，年龄<60 岁，FSH 及雌二醇水平在绝经后范围内的。

（参考美国国家综合癌症网（National Comprehensive Cancer Network）乳腺癌指南 V1.2010。）

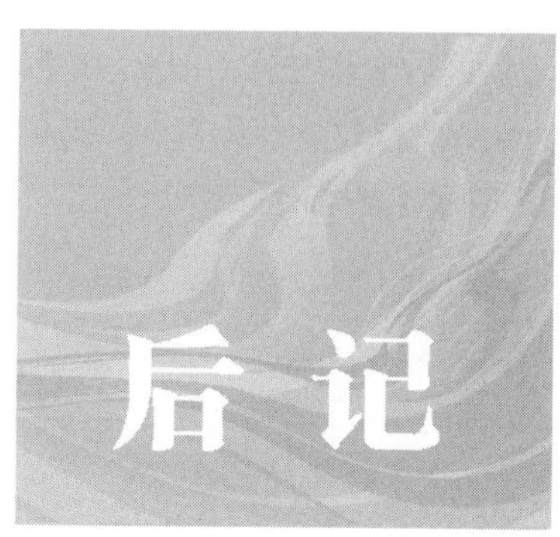

临床实践指南起源于20世纪80年代的医学运动，是循证医学资源的重要组成部分，是具有一定权威性和实践意义的临床指导意见，其目的在于提高医疗质量、改善临床结局并使临床决策透明化。本指南正是基于这样的目的，我们总结了国内外妇产科有关的临床经验，加上我们自己的一些临床实践，整理成书加以出版，愿能对广大妇产科工作者和其他专业人士有所帮助。

在编写过程中我们参考了国内外的大量文献，无法一一列举，在此，对文献的作者表示衷心的感谢。

因我们才疏学浅，加上医学科学突飞猛进，书中难免会出现差错或疏漏，恳请广大读者批评指正，不胜感谢！

编　者

2010年6月

图书在版编目(CIP)数据

妇产科常见疾病诊治指南．上篇/徐键主编．—杭州：浙江大学出版社，2010.8

ISBN 978-7-308-07762-0

Ⅰ.①妇… Ⅱ.①徐… Ⅲ.①妇产科病：常见病—诊疗—指南 Ⅳ.①R71-62

中国版本图书馆 CIP 数据核字(2010)第 123391 号

妇产科常见疾病诊治指南(上篇)

名誉主编　黄荷凤　谢　幸　林　俊

主编　徐　键

策　　划　曾建林

责任编辑　阮海潮　严少洁

封面设计　俞亚彤

出版发行　浙江大学出版社

（杭州市天目山路 148 号　邮政编码 310007）

（网址：http://www.zjupress.com）

排　　版　杭州大漠照排印刷有限公司

印　　刷　德清县第二印刷厂

开　　本　889mm×1194mm　1/16

印　　张　13.25

字　　数　339 千

版 印 次　2010 年 8 月第 1 版　2010 年 8 月第 1 次印刷

书　　号　ISBN 978-7-308-07762-0

定　　价　65.00 元

浙江大学出版社发行部邮购电话（0571）88925591